James
**Herausforderndes Verhalten
bei Menschen mit Demenz**

Verlag Hans Huber
Programmbereich Pflege

Beirat Wissenschaft
Angelika Abt-Zegelin, Dortmund
Doris Schaeffer, Bielefeld

Beirat Ausbildung und Praxis
Jürgen Osterbrink, Salzburg
Christine Sowinski, Köln
Franz Wagner, Berlin

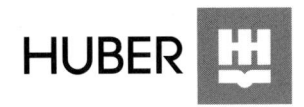

Ian Andrew James

Herausforderndes Verhalten bei Menschen mit Demenz

Einschätzen, verstehen und behandeln

Aus dem Englischen von Elisabeth Brock
Deutschsprachige Ausgabe herausgegeben von Detlef Rüsing

Verlag Hans Huber

Ian Andrew James. Leiter des Newcastle Challenging Behaviour Service und Beratender Klinischer Psychologe des Northumberland Tyne and Wear NHS Trust; Dozent für Klinische Psychologie an der Newcastle University, Newcastle, UK.

Lektorat: Jürgen Georg, Gaby Burgermeister
Herstellung: Daniel Berger
Titelillustration: pinx. Winterwerb und Partner, Design-Büro, Wiesbaden
Umschlag: Claude Borer, Basel
Satz: punktgenau, Bühl
Druck und buchbinderische Verarbeitung: Hubert & Co., Göttingen
Printed in Germany

Bibliografische Information der Deutschen Nationalbibliothek
Die Deutsche Nationalbibliothek verzeichnet diese Publikation in der Deutschen Nationalbibliografie; detaillierte bibliografische Angaben sind im Internet über http://dnb.d-nb.de abrufbar.

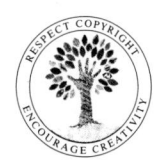

Dieses Werk, einschließlich aller seiner Teile, ist urheberrechtlich geschützt. Jede Verwertung außerhalb der engen Grenzen des Urheberrechtes ist ohne schriftliche Zustimmung des Verlages unzulässig und strafbar. Das gilt insbesondere für Kopien und Vervielfältigungen zu Lehr- und Unterrichtszwecken, Übersetzungen, Mikroverfilmungen sowie die Einspeicherung und Verarbeitung in elektronischen Systemen.
Die Verfasser haben größte Mühe darauf verwandt, dass die therapeutischen Angaben insbesondere von Medikamenten, ihre Dosierungen und Applikationen dem jeweiligen Wissensstand bei der Fertigstellung des Werkes entsprechen.
Da jedoch die Pflege und die Medizin als Wissenschaften ständig im Fluss sind, da menschliche Irrtümer und Druckfehler nie völlig auszuschließen sind, übernimmt der Verlag für derartige Angaben keine Gewähr. Jeder Anwender ist daher dringend aufgefordert, alle Angaben in eigener Verantwortung auf ihre Richtigkeit zu überprüfen.
Die Wiedergabe von Gebrauchsnamen, Handelsnamen oder Warenbezeichnungen in diesem Werk berechtigt auch ohne besondere Kennzeichnung nicht zu der Annahme, dass solche Namen im Sinne der Warenzeichen-Markenschutz-Gesetzgebung als frei zu betrachten wären und daher von jedermann benutzt werden dürfen.

Anregungen und Zuschriften bitte an:
Verlag Hans Huber
Lektorat: Pflege
z. Hd.: Jürgen Georg
Länggass-Strasse 76
CH-3000 Bern 9
Tel: 0041 (0)31 300 45 00
Fax: 0041 (0)31 300 45 93
E-Mail: juergen.georg@hanshuber.com
Internet: http://verlag-hanshuber.com

Das vorliegende Buch ist eine Übersetzung aus dem Englischen.
Der Originaltitel lautet «Understanding Behaviour in Dementia that Challenges» von Ian Andrew James.
© 2011. Jessica Kingsley Publishers, London und Philadelphia
© der deutschsprachigen Ausgabe 2013. Verlag Hans Huber, Hogrefe AG, Bern
1. Auflage 2013. Verlag Hans Huber, Hogrefe AG, Bern
(E-Book-ISBN [PDF] 978-3-456-95167-6)
(E-Book-ISBN [EPUB] 978-3-456-75167-2)
ISBN 978-3-456-85167-9

Inhaltsverzeichnis

Verzeichnis der Abbildungen 9

Verzeichnis der Tabellen 11

Vorwort des deutschen Herausgebers 13

Einführung 17

1 Herausforderndes Verhalten – was ist das? 23

    1.1 Definition 23
    1.2 Das Wesen herausfordernden Verhaltens 24
    1.3 Herausfordernde Verhaltensweisen klassifizieren 26
    1.4 Der Umgang mit herausforderndem Verhalten –
         ein Behandlungsleitfaden 31
    1.5 Fazit 34

2 Ursachen, Gründe, Auslöser und Assessments 35

    2.1 Einführung 35
    2.2 Hintergrundinformationen 36
         2.2.1 Biologische Faktoren 36
         2.2.2 Psychische Faktoren 38
         2.2.3 Soziale Faktoren 38
         2.2.4 Biopsychosoziale Ursachen verschiedener
              herausfordernder Verhaltensweisen 39
    2.3 Die Rolle von Überzeugungen 46
    2.4 Messinstrumente 47

3 Herausforderndes Verhalten mit psychotropen Medikamenten behandeln ... 59

- 3.1 Einführung ... 59
- 3.2 Allgemeines ... 60
- 3.3 Psychotrope Medikamente zur Behandlung herausfordernder Verhaltensweisen ... 61
  - 3.3.1 Neuroleptika ... 62
  - 3.3.2 Benzodiazepine (Sedativa) ... 64
  - 3.3.3 Antidepressiva ... 65
  - 3.3.4 Antikonvulsiva (Anti-Epileptika) ... 66
  - 3.3.5 Antidementiva ... 66
- 3.4 Diskussion ... 67
- 3.5 Fazit ... 71

4 Psychosoziale und andere nichtpharmakologische Ansätze ... 73

- 4.1 Einführung ... 73
- 4.2 Nichtpharmakologische Ansätze – eine Übersicht ... 74
- 4.3 Pflegepraktiken verbessern ... 76
- 4.4 Anpassung der Umgebung ... 79
- 4.5 Psychosoziale Methoden ... 79
- 4.6 Psychosoziale Ansätze: Prävention versus Intervention ... 83
  - 4.6.1 Herkömmliche Präventionsstrategien ... 85
  - 4.6.2 Alternative (komplementäre) psychosoziale Präventionsmaßnahmen ... 90
  - 4.6.3 Interventionsstrategien ... 94
  - 4.6.4 Kognitive Verhaltenstherapie und Interpersonelle Psychotherapie ... 95
  - 4.6.5 Auf Gesundheitsfachpersonen fokussierte und personzentrierte Ansätze ... 97
- 4.7 Fazit ... 101

5 Theoretische Modelle zur Unterstützung von Assessment und Behandlung 105

5.1 Einführung 105
5.2 Konzepte, Modelle und Theorien zur Erklärung von Demenz 106
    5.2.1 Konzeptualisierungen von Demenz 107
    5.2.2 Modelle zur Erklärung herausfordernden Verhaltens . 110
    5.2.3 Konzeptuelles Modell zur Erklärung emotionaler Dynamiken 116
5.3 Fazit 124

6 Das Newcastle-Angebot: die Arbeitsweise eines Experten-Teams für herausforderndes Verhalten 125

6.1 Einführung 125
6.2 Protokoll des Newcastle-Ansatzes 126
6.3 Prozess- und Strukturmerkmale der Assessment-Phase: zuhören und behutsam klären 132
6.4 Treffen zum Informationsaustausch: eine Übereinkunft finden 136
6.5 Formulierung: die Geschichte vereinheitlichen 137
    6.5.1 Hintergrundfaktoren 138
    6.5.2 Funktionales Assessment des herausfordernden Verhaltens 138
6.6 Behandlungsplanung und -unterstützung 141
6.7 Assessment der Auswirkungen des Dienstleistungsangebots . 143
6.8 Fazit 145

7 Fallstudien 147

7.1 Einführung 147
7.2 Fall 1: Gordon 149
7.3 Fall 2: John 154
7.4 Fall 3: Isabel 161
7.5 Fall 4: Betsy 165
7.6 Interventionen des Newcastle Challenging Behaviour Teams 169
7.7 Fazit 169

8 Entwicklung und Bereitstellung eines
Dienstleistungsangebots 173
    8.1 Einführung 173
    8.2 Reform des Dienstleistungsangebots 174
    8.3 Beschreibung der Entwicklung und Arbeit des Newcastle
        Challenging Behaviour Teams (NCBT) 178
    8.4 Forschung 182
        8.4.1 Toilettenstudie 182
        8.4.2 Puppentherapie 184
        8.4.3 Sind Lügen bei der Pflege von Menschen mit Demenz
             erlaubt? 185
        8.4.4 Weitere Studien 187
    8.5 Fazit 188

Literatur 189

Anhang:
Deutschsprachige Literatur, Adressen und Links
zum Thema «Demenz» 205

Sachwortverzeichnis 230

Verzeichnis der Abbildungen

Abbildung 1-1: Herausforderndes Verhalten – der Eisbergvergleich 27

Abbildung 1-2: Behandlungsleitfaden für herausforderndes Verhalten 32

Abbildung 2-1: Verhaltensbeobachtungsbogen zur Dokumentation des Verhaltens bestehend aus ABC-Analyse und Elementen des Newcastle-Ansatzes (Beispiel) 51

Abbildung 2-2: Herausforderndes Verhalten – leeres Raster zur Dokumentation von Verlauf, Reaktion der Gesundheitsfachperson und Überzeugungen/Gedankengängen (ergänzt durch ein ausgefülltes Beispiel) 52

Abbildung 3-1: Nebenwirkungen der Neuroleptika 64

Abbildung 4-1: Die Stellung nichtpharmakologischer Ansätze bei der Behandlung von herausforderndem Verhalten 75

Abbildung 4-2: Gute zwischenmenschliche Interaktionen fördern – das Hochzeitstortenmodell 77

Abbildung 4-3: Themen, die mit Wohlbefinden in Verbindung gebracht werden 84

Abbildung 4-4: Nutzen psychomotorischer Tanztherapie (Guzman-Garcia et al. im Druck) 89

Abbildungen 4-5a: Triade einer Person mit leichter Demenz 96

Abbildung 4-5b: Triade einer Person mit mittelschwerer bis schwerer Demenz 96

Abbildung 5-1: Konzeptualisierung von Demenz 108

Abbildung 5-2: Die Person hinter der Demenz-Schranke (adaptiert nach Stokes, 2001) 111

Abbildung 5-3: Konzeptuelles Modell demenzbedingter Verhaltensprobleme (Kunik et al., 2003) 112

Abbildung 5-4: Cohen-Mansfields Modell der unbefriedigten Bedürfnisse (2000a) 114

Abbildung 5-5: Beispiele für verschiedene Ansätze im Umgang mit verbaler Agitation nach dem TREA-Modell 115

Abbildung 5-6: James' Modell von herausforderndem Verhalten .. 116

Abbildung 5-7: Das Newcastle-Praxismodell (James, 1999) 117

Abbildung 5-8: Mrs Smiths Wut verstehen, die auf Angst und Scham begründet ist 119

Abbildung 5-9: Darstellung der Triaden von Mr. und Mrs Taylor .. 122

Abbildung 6-1: Übersicht über Formulierungen des Newcastle Challenging Behaviour Teams 135

Abbildung 6-2: Ergebnisse des Outcome-Audits des Newcastle Challenging Behaviour Teams mit dem NPI 144

Abbildung 7-1: Gordons Formulierungsblatt 151

Abbildung 7-2: Johns Formulierungsblatt 158

Abbildung 7-3: Isabels Formulierungsblatt 162

Abbildung 7-4: Betsys Formulierungsblatt 166

Abbildung 7-5: Typischer Verlauf einer negativen Sequenz vor der Intervention 167

Abbildung 8-1: Raster der Tätigkeiten des Newcastle Challenging Behaviour Teams (Mackenzie, 2008) 181

Verzeichnis der Tabellen

Tabelle 1-1: Die häufigsten herausfordernden Verhaltensweisen ... 25

Tabelle 1-2: Hilfreiche Fragen bei körperlich nichtaggressivem Verhalten 28

Tabelle 1-3: Kategorien von herausfordernden Verhaltensweisen – nach einem Audit der klinischen Arbeit des Newcastle Challenging Behaviour Teams 29

Tabelle 2-1: Schreien – die häufigsten biopsychosozialen Ursachen .. 40

Tabelle 2-2: Sexuelle Enthemmung – die häufigsten biopsychosozialen Ursachen 41

Tabelle 2-3: Aggressivität – die häufigsten biopsychosozialen Ursachen 42

Tabelle 2-4: Unpassendes Entkleiden – die häufigsten biopsychosozialen Ursachen 43

Tabelle 2-5: Zielgerichtetes/zielloses Umhergehen – die häufigsten biopsychosozialen Ursachen 44

Tabelle 2-6: Weglaufen – die häufigsten biopsychosozialen Ursachen 45

Tabelle 2-7: Mit herausforderndem Verhalten einhergehende Überzeugungen und Gedanken 46

Tabelle 2-8: Herausforderndes Verhalten einschätzen und messen – Methoden und Instrumente 48

Tabelle 2-9: Frontallappenfunktionen 54

Tabelle 2-10: Einige der möglichen Ursachen für herausforderndes Verhalten, die bei der Überweisung überprüft werden 56

Tabelle 2-11: Kognitive Beeinträchtigungen als mögliche Ursachen für herausforderndes Verhalten 57

Tabelle 3-1: Medikamente zur Behandlung herausfordernden Verhaltens 62

Tabelle 3-2: Die fünf am häufigsten eingesetzten psychotropen Medikamente, die für die Vignetten von Bishara und Mitarbeitern ausgewählt wurden 68

Tabelle 4-1: Nichtpharmakologische Behandlungsansätze und ihre Beweisgrundlagen 80

Tabelle 4-2: Die LCAPS-Richtlinien für die Arbeit mit Pflegenden . . 102

Tabelle 5-1: Zusammenhang zwischen kognitiven Problemen und emotionalem Erscheinungsbild 118

Tabelle 6-1: Die LCAPS-Richtlinien für die Arbeit mit Pflegenden . . 127

Tabelle 6-2: Die Stadien des «5 plus 9»-Behandlungsmodells des Newcastle Challenging Behaviour Teams 130

Tabelle 6-3: Welche Fertigkeiten erfordert die Arbeit mit dem Personal von Pflegeeinrichtungen? 133

Tabelle 6-4: Zusammenhang zwischen kognitiven Problemen und emotionalem Erscheinungsbild 140

Tabelle 6-5: Wie das emotionale Erscheinungsbild einer Person hilft, deren Bedürfnis zu erkennen und die Intervention zu entwickeln . . 142

Tabelle 7-1: Fragen und Antworten. Wie Fragen des Therapeuten/ der Therapeutin die verborgenen Ursachen von herausforderndem Verhalten erhellen können 150

Tabelle 7-2: Johns Punktezahl beim FOT: ein Instrument zum Assessment der Frontallappenfunktion 156

Tabelle 7-3: Zusammenfassung der Interventionen des Newcastle Challenging Behaviour Teams (Makin, 2009) 170

Tabelle 8-1: Demografische Daten der nordöstlichen Regionen Englands mit Teams für herausforderndes Verhalten 179

Tabelle 8-2: Antworten auf die Frage: «Ergreifen Sie irgendeine der folgenden Maßnahmen, wenn Sie eine Toilette außerhalb Ihrer Häuslichkeit benutzen?» 183

Vorwort des deutschen Herausgebers

Liebe Leserinnen und Leser,
es ist sicher zehn Jahre her, dass ich Ian James, den Autor dieses Buches, auf einem Kongress in Manchester (GB) bei einem Vortrag habe erleben dürfen. Aus dem Stegreif – ohne ein Skript – verdeutlichte er anhand eines Fallbeispiels, wie logisch zu erklären das herausfordernde Verhalten einer demenzerkrankten Dame war. Er erklärte den Zuhörern in verständlichen Worten, dass es darum geht, zunächst das Verhalten zu verstehen, um dann begründet auf der Basis

- der Beschreibung des speziellen herausfordernden Verhaltens und der damit einhergehenden Situationen
- von Informationen zur Person
- der Beschreibung des Handelns und des Fühlens der Pflegeperson

zu handeln und unter Umständen (bei Weitem nicht immer) zu intervenieren. Ganz in der Tradition des britischen Sozialpsychologen Tom Kitwood (gest. 1997; Kitwood 1998), dessen Ideen auch ich mich bereits zu diesem Zeitpunkt verpflichtet fühlte, gelang es James, mögliche Lösungen/Erleichterungen für Demenzbetroffene *und* deren Pflegende greifbar, ja sogar logisch erscheinen zu lassen. Dies geschah vor allem durch das personzentrierte Postulat, dass das Verhalten und Befinden einer Person mit Demenz ebenso wie das aller übrigen Menschen immer einen Grund hat. Setzt man diese – ja eigentliche – «Binsenweisheit» bei der Betrachtung einer Situation bezüglich des Umganges mit herausforderndem Verhalten voraus, wird der – in meinen Augen – einzig mögliche, eben nicht willkürliche Weg der Auseinandersetzung damit mehr als klar – und Ian James beschreibt ihn in diesem Buch und hat ihn im Detail weiterentwickelt.

Der Weg bis hierher in angloamerikanischen und deutschsprachigen Ländern (allerdings mit vielen Jahren Verzögerung gegenüber dem angloamerikanischen Sprachraum) war kein leichter. Ebenso wie in den angloamerikanischen Ländern herrschte über viele Jahre im deutschsprachigen Raum nicht nur in der Medizin sondern auch in der Pflege das von Kitwood als einem der ersten kritisierte «medizinische Standardparadigma» vor, in dem jegliches Verhalten, Befinden einer Person mit einer Demenzerkrankung ausschließlich auf neuropathologische Prozesse des Gehirns rückgeführt wurden. Daraus konnte in der Pflege nichts anderes resultieren als eine Art «pflegerischer Nihilismus», da – wenn alle Symptome lediglich Folgen nicht zu beeinflussender Hirnveränderungen waren – die Pflege bei dieser Sichtweise keinerlei Potenzial hatte, auf das Befinden der erkrankten Personen Einfluss zu nehmen. Wir Pflegenden waren in dieser Zeit (Anfang der 1980er-Jahre) vielfach Hoffnungslose, die sich um Hoffnungslose kümmerten. Umso mehr «stürzten» wir uns auf Techniken wie das «Realitätsorientierungstraining (ROT)», das – wenn falsch angewendet – dazu verleitete, zu glauben, wir müssten die Menschen lediglich in unsere Realität zurückholen, damit wir ihnen in der Folge in unserer Realität helfen können. Welch ein Augenöffner waren – bei aller in meinen Augen berechtigten Kritik an einigen Ideen innerhalb ihrer Ausführungen – die Schriften und Filme von Naomi und Ed Feil, die der Altenpflege in Deutschland erstmals ein biopsychosoziales Modell für den Umgang mit an Demenz erkrankten Menschen präsentierten, in dem es darum ging, Menschen in ihrer Realität anzunehmen und wertzuschätzen, ohne sie zu belügen oder gar zu infantilisieren. Viele der heutigen Ideen und Konzepte gäbe es ohne Naomi Feil nicht, an deren Arbeiten wir uns «abarbeiten» konnten und welche sowohl zu Zustimmung und Kritik in ihrer teils völligen Ablehnung einer medizinischen Sichtweise einluden. Als später der Verlag Hans Huber 1998 erstmals Tom Kitwoods Buch der personzentrierten Pflege Demenzerkrankter – herausgegeben von dem Theologen, Philosophen und Pflegewissenschaftler Christian Müller-Hergl – in deutscher Sprache zugänglich machte, setzte im deutschsprachigen Raum eine – bis heute – nicht aufzuhaltende Aufbruchsstimmung und Zuwendung zu einem biopsychosozialen Verständnis von Menschen mit Demenz ein. In diesem Zusammenhang ist neben Christian Müller-Hergl natürlich auch der Hagener Internist und Geriater Prof. Erich Grond zu nennen, der ähnliche Ansätze in seinen Vorträgen und Büchern verfolgte und einer der ersten Mediziner war, der Pflegenden in diesem Feld auf Augenhöhe begegnete und dies bis heute auf Vorträgen und in seinen Schriften unermüdlich weiterführt.

Im Jahr 2005 beauftragte das deutsche Bundesgesundheitsministerium unter Ministerin Ulla Schmidt eine multidisziplinäre Expertengruppe damit, Rahmenempfehlungen zum Umgang mit «Verhaltensauffälligkeiten und/oder störendem Verhalten» von Demenzerkrankten zu erstellen. Die Expertengruppe unter der Leitung von Frau Prof. Sabine Bartholomeyczik an der Universität Witten/Herdecke entschied sich schnell, den aus dem angloamerikanischen Raum stammenden Begriff des «challenging behaviour», also «herausforderndes Verhalten» anstelle von «störendem

Verhalten» zu adaptieren und im Bereich Demenz als Fachbegriff einzuführen. So entstanden die «Rahmenempfehlungen zum Umgang mit herausforderndem Verhalten bei Menschen mit Demenz in stationären Alteneinrichtungen (2007)», welche in vielen Bereichen als ein Vorläufer des vorliegenden Buches (ohne dass Ian James davon Kenntnis hatte) zu bezeichnen sind.

Betrachtet man zusammenfassend die geschilderte Entwicklung des Verständnisses retrospektiv, so lässt sich Folgendes vereinfacht sowohl für den angloamerikanischen wie auch mit Verzögerung für den deutschsprachigen Sprachraum feststellen: Zunächst herrschte sowohl in der Medizin als auch in der Pflege Demenzerkrankter vorwiegend eine rein medizinische an der Hirnpathologie orientierte Sichtweise vor. Diese wurde – zumindest in der Pflege, aber auch in Teilen der Medizin – durch eine eher psychologische Sichtweise abgelöst. In den letzten Jahren ist es dann immer stärker zu einer Zusammenführung dieser Sichtweisen gekommen, welche in einem biopsychosozialen Konstrukt des Verhaltens, Befindens und der Ursachenklärung der Demenzerkrankung selbst sowie der Erklärung herausfordernden Verhaltens mündete. Das vorliegende Buch von Ian James zeigt diese beschriebene Entwicklung der Zusammenführung in grandioser Weise. Es gelingt ihm, praxisnah und wissenschaftlich fundiert (dies ist trotz anderslautender Gerüchte kein Gegensatz!) darzustellen, dass es diese Perspektiven nebeneinander braucht und dass der gewissenhafte und fachliche Umgang mit herausforderndem Verhalten weder unnötig – weil sinnlos – noch eine ausschließlich auf Intuition und Gabe des Einzelnen basierende «Hexerei» ist.

Das vorliegende Buch gliedert sich in acht Kapitel. Nach einer biopsychosozialen Definition des Begriffs «herausforderndes Verhalten» schildert James mögliche Gründe, Auslöser und entsprechende Assessments zur Erfassung ebendieses Verhaltens. Kapitel 3 widmet sich der medikamentösen Behandlung, während Kapitel 4 psychosoziale und andere nichtpharmakologische Ansätze beschreibt und Kapitel 5 eine längst überfällige Beschreibung theoretischer Modelle zur Unterstützung von Assessment und Behandlung liefert. Allein diese ersten fünf Kapitel sind eine wahre Fundgrube an Ideen, Methoden, Konzepten und wissenschaftlicher Literatur, die zur Auseinandersetzung, zur eigenen Überprüfung und zum Weiterlesen anregen und auffordern. Kapitel 6 legt ein von James mitentwickeltes Programm des Newcastle Challenging Behaviour Teams (NCBT) zu Abklärung, Umgang und Maßnahmenplanung bei herausforderndem Verhalten vor, das wahrlich nach Implementierung und Überprüfung in deutschsprachigen Alteneinrichtungen schreit. Kapitel 7 schildert praxisnah Fallbeispiele während das 8. Kapitel Hinweise zur möglichen Implementierung des geschilderten Angebots gibt.

Dieses Buch ist wirklich gut! Es ist für Pflegende, Wissenschaftler, Mediziner, Psychologen – im Grunde sollte es von allen gelesen werden, die an der Versorgung von Menschen mit einer Demenzerkrankung beteiligt sind. Es ist nicht immer einfach, manchmal (sehr) britisch – aber immer fundiert. Diesem Buch liegt ein personzentriertes Verständnis zugrunde: Dies spürt man in fast jeder Zeile. Aber es ist nicht dogmatisch. In einem aber ist es kompromisslos: Es ist hoffnungslos parteiisch für Menschen mit einer Demenzerkrankung und diejenigen, die sich ernsthaft mit ihnen auseinandersetzen. Gute Pflege braucht unabdingbar ein echtes Interesse an der Person. Ich bin sicher, James würde diesen Satz unterschreiben.

Werne, im August 2012
Detlef Rüsing

Detlef Rüsing ist Leiter des Dialog- und Transferzentrums Demenz an der Universität Witten/Herdecke

Einführung

Demenz – auf der Tagesordnung ganz oben

Seit einigen Jahren wird dem Thema Demenz weltweit große Aufmerksamkeit geschenkt (Vernooij-Dassen et al., 2010). Im Jahr 2010 hat das *International Journal of Geriatric Psychiatry* der Frage, wie in der globalisierten Welt mit Demenz umgegangen wird, eine Sonderausgabe gewidmet (Burns, 2010). In Großbritannien wird in allen vier Landesteilen (England, Schottland, Wales und Nordirland) an nationalen Demenzstrategien und -plänen gearbeitet; einige wurden bereits publiziert. In der ganzen Welt bereiten sich die Regierungen auf die Folgen einer alternden Bevölkerung und den dramatischen Anstieg von Problemen im Zusammenhang mit Demenz vor. Das war im ganzen 20. Jahrhundert völlig anders: Damals wurde das Thema Demenz, verglichen mit anderen Leiden wie Krebs- und Herzerkrankungen, auf Regierungsebene kaum beachtet. Das britische Health Economic Research Centre (HERC, 2010) hat berechnet, dass Regierungsausgaben und Spendengelder für Demenzforschung zwölfmal niedriger sind als die Ausgaben für Krebsforschung (50 Millionen Pfund verglichen mit 590 Millionen Pfund) und weniger als ein Drittel der Ausgaben für Herz-Kreislauf-Erkrankungen (169 Millionen Pfund) betragen. Dies steht im Widerspruch zu den volkswirtschaftlichen Kosten dieser drei Erkrankungen: Demenz 23 Milliarden, Krebs 12 Milliarden, Herz-Kreislauf-Erkrankungen 8 Milliarden Pfund.

In Großbritannien kamen die entscheidenden Impulse von wichtigen Veröffentlichungen wie: «Improving Services and Support for People with Dementia» (National Audit Office, NAO, 2007), «Remember, I'm still me» (CC/MWC, 2009) und National Dementia Strategies for England (DoH, 2009) and Scotland (Scottish Government, 2010). In zahlreichen einflussreichen Berichten wurden die derzeit vorhandenen Betreuungsangebote kritisiert. So wurde beispielsweise in der Publikation «Forget me Not» der Audit Commission (CHAI, 2002) die Rolle der professionellen Gesundheitsfachleute, insbesondere in der primären Gesundheitsversorgung, kritisch unter die Lupe genommen, und der Bericht «Living Well in Later Life» (2006) beschreibt, welche Probleme die Umsetzung des National Service Framework for Older People (DoH, 2001) aufwirft.

Führt man sich folgende Zahlen und demografischen Daten vor Augen, wird verständlich, warum die britische Regierung besorgt ist (Informationen von NAO, 2007; DoH, National Dementia Strategy for England, 2009b; Time for Action, Bericht von Banjeree, 2009; HERC, 2010):

- 820 000 Menschen in Großbritannien leiden an einer Demenz; das sind 1,3 % der Bevölkerung, wovon die Mehrheit in England lebt.
- Etwa 30 % dieser Menschen (230 000) leben in Pflegeheimen.
- 15 000 Menschen mit Demenz sind unter 65 Jahre alt, wobei die Betreuungsangebote für diese jüngere Gruppe dünn gesät sind.
- 15 000 Demenzkranke gehören einer ethnischen Minderheit an. Diese Zahl wird rapide steigen, weil jetzt Leute altern, die sich seit den 1950er-Jahren in Großbritannien niedergelassen haben.
- 69 % der Allgemeinmediziner halten sich für nicht ausreichend qualifiziert, um Demenz diagnostizieren und schwierige Verhaltensweisen behandeln zu können. Vor acht Jahren war die Zahl derer, die ihre Fähigkeiten auf diesem Gebiet als unzureichend einschätzten, noch tiefer («Forget Me Not»-Bericht von 2002), was vielleicht mit den gestiegenen Erwartungen der Patientinnen und Patienten und ihrer Angehörigen zu tun hat.
- 25 % der Menschen mit Demenz in Großbritannien werden Neuroleptika verordnet, überwiegend zur Behandlung problematischer Verhaltensweisen. Diese Medikamente haben erhebliche Nebenwirkungen und sind nur in einem von fünf Fällen tatsächlich wirksam.
- Demenzerkrankungen verursachen in Großbritannien jährliche Kosten in der Höhe von 23 Milliarden Pfund (50 % davon entfallen auf die Kosten für die unbezahlte Betreuung, 40 % auf die Kosten für die Sozialbetreuung, 10 % auf die Gesundheitskosten).

Für die Umsetzung der im Jahr 2009 lancierten English National Dementia Strategy wurden 150 Millionen Pfund in Aussicht gestellt. Die 17 Ziele dieser Strategie zeichnen unserer Meinung nach eine Vision dessen, wie gute Betreuungsangebote ausschauen könnten. Allerdings geht es nur bei wenigen der genannten Ziele speziell um herausfordernde Verhaltensweisen, obwohl sie es sind, die Gesundheitsfachpersonen und Angehörige am stärksten belasten, und der Grund, warum viele Demenzkranke in ein Krankenhaus eingewiesen oder Tag und Nacht betreut werden müssen. Die schottische Strategie bietet mehr Handlungsempfehlungen zu herausforderndem Verhalten und spricht offen Themen an, die mit den Nöten der Klientinnen und Klienten sowie dem Bedarf an Personalschulung zu tun haben. Das vorliegende Buch befasst sich ausführlich mit vielen der in diesen Strategie-Papieren genannten Forderungen und konzentriert sich vor allem auf die Sichtweise der Betreuungspersonen von Menschen, deren Verhaltensweisen oft als Herausforderung empfunden werden.

Verhalten, das herausfordert – herausforderndes Verhalten

Verhalten, das herausfordert (engl.: *behaviours that challenge*) wurde früher Problemverhalten genannt. Diese Formulierung stammt aus dem Bereich der Behindertenpädagogik, und bezeichnet ursprünglich Verhaltensformen, die der betreffenden Person oder dem Setting, in dem sie auftreten, Schwierigkeiten bereiten. Laut Blunden und Allen (1987) ist dieser Begriff wohl eingeführt worden mit dem Ziel, die Aufmerksamkeit wegzulenken von der individuellen Pathologie, hin zu einem Verständnis, das Gesundheitsfachpersonen und die Anbieter von Dienstleistungen auffordert, Lösungen für die problematischen Verhaltensweisen zu finden. Viele gerontopsychiatrische Fachleute sprechen lieber von verhaltensbezogenen und psychologischen Symptomen der Demenz (engl.: *behavioural and psychological symptoms of dementia, BPSD*), um den Zusammenhang zwischen Demenz und ihrem Arbeitsfeld aufzuzeigen. Der Begriff BPSD wird allerdings kritisiert, weil er impliziert, dass problematische Verhaltensformen direkt mit dem Demenzprozess zusammenhängen. In Kapitel 1 werden wir feststellen, dass dies keineswegs zutrifft, weil viele Verhaltensweisen normale Coping-Strategien sind, die auch Gesunde einsetzen, um mit schwierigen Lebensumständen zurechtzukommen.

In den acht Kapiteln dieses Buch werden die theoretischen Grundlagen erklärt sowie praktische Ratschläge zum Umgang mit herausforderndem Verhalten erteilt, und zwar aus einer biopsychosozialen Perspektive. So wird angeregt, beim Umgang mit herausforderndem Verhalten sowohl die Einflüsse der chemisch-neurologischen und physiologischen Veränderungen als auch die psychologischen und sozialen Faktoren zu berücksichtigen. In jedem der folgenden Kapitel wird diese Perspektive anhand von Fallbeispielen und Forschungsergebnissen illustriert und näher erläutert. Kapitel 1 beispielsweise untersucht das Konzept des herausfordernden Verhaltens und bietet einen Überblick über die verschiedenen Verhaltensweisen und Kategorisierungssysteme. In Kapitel 2 werden die häufigsten

Ursachen und Auslöser von herausforderndem Verhalten untersucht und einige Assessment-Instrumente erläutert. In den Kapiteln 3 und 4 stehen aktuelle Behandlungsstrategien im Mittelpunkt, und pharmakologische sowie nichtpharmakologische Ansätze werden erörtert. Beide Ansätze werden wegen ihrer unzureichenden Beweisgrundlagen kritisiert, wobei insbesondere die problematischen Nebenwirkungen der Medikamente bedenklich sind. Kapitel 5 enthält eine kurze Darstellung verschiedener konzeptueller Modelle, die in der Praxis entwickelt wurden, um das Verständnis der Pflegenden für Demenzerkrankungen und herausforderndes Verhalten zu verbessern. Ein geschärftes Bewusstsein soll die Assessment- und Behandlungsstrategien der professionellen Gesundheitsfachpersonen verbessern.

In den letzten Kapiteln wird verstärkt auf praktische und organisatorische Fragen eingegangen. In Kapitel 6 beschreibe ich den von mir zusammen mit Kollegen und Kolleginnen in Newcastle entwickelten Ansatz für die praktische Arbeit in Pflegeheimen. Kapitel 7 enthält mehrere Fallbeispiele und ausführliche Beschreibungen der jeweiligen Behandlungsprozesse.

In Kapitel 8 geht es um die Entwicklung von Dienstleistungsangeboten. Ich stütze mich dabei auf den jüngst im Auftrag der britischen Regierung erstellten Bericht «Time for Action» (Banerjee, 2009). In diesem vom Gesundheitsminister angenommenen Bericht fordert der Autor eine radikale Revision der Einrichtungen und Behandlungsansätze für herausfordernde Verhaltensweisen, weg von den Behandlungsformen mit Neuroleptika, hin zu solchen, die verstärkt mit nichtpharmakologischen Ansätzen arbeiten. Banjeree verlangt nicht weniger als eine Reduzierung des Einsatzes von Neuroleptika um zwei Drittel innerhalb von drei Jahren und legt elf Empfehlungen vor, wie dieses Ziel zu erreichen sei.

Das richtige Buch zur richtigen Zeit

Weil wir gerade damit beginnen, die verschiedenen nationalen Strategieempfehlungen umzusetzen, kommt dieses Werk genau zur richtigen Zeit. Wichtig ist das Buch auch, weil über den Umgang mit herausfordernden Verhaltensweisen demenzkranker Menschen noch immer große Verwirrung herrscht. Viele gerontopsychiatrische Fachärzte fühlen sich durch die empfohlene Einschränkung der Medikamentengaben, insbesondere der Neuroleptika in eine schwierige Situation gebracht. Hier muss jedoch festgehalten werden, dass viele immer noch fest vom Nutzen dieser

Arzneimittel überzeugt sind und sie nach wie vor gern und regelmäßig verschreiben (Wood-Mitchell et al., 2008; Bishara et al., 2009). Aber auch nicht ärztliche Gesundheitsfachpersonen sind derzeit ziemlich ratlos, weil sie zwar auf Medikamente verzichten sollen, andererseits aber kaum wirklich gute, praktikable Alternativen an die Hand bekommen haben. Tatsache ist, dass viele der in der Literatur empfohlenen nichtpharmakologischen Strategien Präventionsmaßnahmen sind, keine Behandlungsansätze. Dieses Buch untersucht, worin sich «Präventionsstrategien» von «Behandlungsstrategien» unterscheiden, und bietet Ratschläge, was in akuten Phasen herausfordernden Verhaltens zu tun ist. Der vorliegende Text ist zudem besonders relevant für pflegerische und medizinische Fachpersonen in privaten Pflegeeinrichtungen, weil er einen Behandlungsansatz vorstellt, der besonders für Menschen geeignet ist, die rund um die Uhr Betreuung benötigen.

Das Buch ist ferner wichtig für Verantwortliche und Regierungsbeauftragte, insbesondere im Hinblick auf die jüngste Publikation des Health Economic Research Centre (HERC), in der berechnet wurde, dass jeder demenzkranke Mensch die britische Wirtschaft pro Jahr 27 647 Pfund kostet (jeder Krebskranke: 5999 Pfund, jeder Herzkranke: 3455 Pfund). Zusätzliche Kosten, die entstehen, wenn die Person problematische Verhaltensweisen zeigt, sind in diesem Betrag nicht enthalten.

Es ist offensichtlich, dass Bedarf besteht und der Wunsch vorhanden ist, die herkömmlichen Pflegepraktiken zu verbessern. Der Trend, vom medizinischen Ansatz abzurücken, ist keineswegs neu; die Entwicklung geht bereits seit 20 Jahren in diese Richtung. Der Ruf nach Veränderung ist jedoch in jüngerer Zeit lauter und drängender geworden, weil der Einsatz von Medikamenten zunehmend hinterfragt wird und die Notwendigkeit besteht, wirksame Alternativen zu entwickeln. Inzwischen pochen aber auch – und das ist womöglich am wichtigsten – die Entscheidungsträger aus Politik und Volkswirtschaft auf Veränderungen, wohl weil sie erkennen, dass es auf vorausschauende Planung ankommt, und zwar sowohl aus finanziellen als auch aus humanitären Gründen.

1 Herausforderndes Verhalten – was ist das?

1.1 Definition

Herausforderndes Verhalten (engl.: *behaviours that challenge*) wird in diesem Werk definiert als Handlung, die das Wohlbefinden einer Person beeinträchtigt, weil sie für das Setting, in dem diese Handlung stattfindet, eine physische oder psychische Belastung darstellt. Betroffen kann die handelnde Person selbst sein oder Personen in ihrem unmittelbaren Umfeld. Herausfordernde Verhaltensweisen sind beispielsweise: Schlagen, Schreien, exzessives Umhergehen, Apathie etc. Oft hat dieses Verhalten mehrere Ursachen (z. B. körperliche, geistige, umgebungsbezogene, neurologische) und wird von den Gefühlen und Überzeugungen der Betroffenen gelenkt. Herausfordernde Verhaltensweisen sind keine Seltenheit; sie werde von den Betreuungskräften meist recht gut bewältigt, und viele verschwinden im Laufe der Zeit. Dennoch gibt es problematische Verhaltensformen, die chronifizieren oder gefährlich werden und dann den Einsatz von Expertinnen/Experten erfordern, die biopsychosoziale Ansätze einbringen (d. h. medizinische und nichtpharmakologische Ansätze). Diese Methoden erfordern ein gründliches Assessment der Situation, gefolgt von der gezielten und effektiven Behandlung der dem Verhalten zugrunde liegenden Faktoren.

Die Definition soll im Laufe dieses Kapitels unter Betonung folgender Aspekte genauer untersucht werden:

- Herausfordernde Verhaltensweisen sind problematische Verhaltensweisen, die der Person, die sie aufweist, oder dem Setting, in dem sie stattfinden, Schwierigkeiten bereiten.
- Was als «herausforderndes» Verhalten gilt, ist von Fall zu Fall verschieden, weil man in manchen Settings toleranter ist als in anderen. Aus

diesem Grund wird der Begriff «herausforderndes Verhalten» als ein «soziales Konstrukt» betrachtet.

- Mit herausforderndem Verhalten wird oft ein Bedürfnis signalisiert, das von einer Überzeugung ausgelöst wird (z. B. wenn die Person glaubt, ihre Kinder von der Schule abholen zu müssen) oder auf eine Belastung zurückzuführen ist (z. B. ein Anzeichen oder die Bewältigung von Unbehagen/Langeweile).

- Herausforderndes Verhalten hat verschiedene Ursachen, wobei die mit Demenz einhergehende neurologische Beeinträchtigung nur ein Faktor von vielen ist.

- Um aus ähnlichen Verhaltensformen sinnvolle Einheiten bilden zu können, sind Kategorisierungssysteme entwickelt worden. Diese Zusammenstellungen bilden die Grundlagen von Behandlungsstrategien.

- Angesichts der komplexen Anforderungen bei der Behandlung chronischen herausfordernden Verhaltens sind Behandlungsprotokolle hilfreiche Instrumente. Das vom Newcastle Challenging Behaviour Team (NCBT, unter meiner Leitung) entwickelte Protokoll wird hier als Beispiel angeführt.

1.2 Das Wesen herausfordernden Verhaltens

Cohen-Mansfield (2001) geht davon aus, dass herausfordernde Verhaltensweisen oft Versuche sind, Bedürfnisse mitzuteilen, die im Augenblick nicht befriedigt sind (z. B. auf Hunger hinweisen, auf ungelinderte Schmerzen oder Langeweile, etc.), dass die Person damit ein Bedürfnis direkt befriedigen will (z. B. wenn sie das Haus verlässt, weil sie glaubt, zur Arbeit gehen oder die Kinder von der Schule abholen zu müssen), oder dass sie ein Zeichen von Frustration sind (z. B. der Verärgerung, wenn ihr das Verlassen des Hauses verwehrt wird). In all diesen Situationen versucht der demenzkranke Mensch, sein Wohlbefinden zu verbessern oder zu erhalten oder Unbehagen zu lindern.

Verhaltensweisen werden als herausfordernd bezeichnet, wenn sie in irgendeiner Weise als negativ empfunden werden, entweder von der Person selbst oder von Leuten, die von den Handlungen betroffen sind. Unter Umständen ist sich die agierende Person gar nicht bewusst, dass ihr Verhalten andere stört. Das Verhalten eines Mannes beispielsweise, der sich angewöhnt hat, in den Flur zu urinieren, wird für seine Gesundheitsfachpersonen wohl problematischer sein als für ihn selbst. Damit ein Verhalten als herausfordernd empfunden wird, muss es eine Schwelle überschreiten, die wiederum von einer Betreuungskraft definiert wird. Weil Beurteilungen jedoch auch von der Toleranz der Gesundheitsfachpersonen und des Settings abhängig sind, wird der Begriff «herausforderndes Verhalten» oft uneinheitlich verwendet. Folglich gilt das Phänomen als soziales Konstrukt, weniger als echtes, verlässlich messbares Störungsbild.

Tabelle 1-1 enthält eine umfassende Liste von herausforderndem Verhalten. Wie unschwer zu erkennen ist, sind herausfordernde Verhaltensweisen

Tabelle 1-1: Die häufigsten herausfordernden Verhaltensweisen

aggressive Formen	nichtaggressive Formen
schlagen	Apathie
stoßen	Depression
grapschen	repetitive Geräusche
schubsen	repetitive Fragen
kneifen	merkwürdige Geräusche
kratzen	ständiges Bitten um Hilfe
beißen	exzessives Essen/Trinken
spucken	Hyperaktivität
würgen	hin und her gehen (engl.: *pacing*)
an den Haaren ziehen	allgemeine Erregtheit
jemandem ein Bein stellen	anderen hinterhergehen/nachlaufen
mit Gegenständen werfen	unpassendes Entblößen von Körperteilen
mit dem Stock nach jemandem stoßen	öffentlich masturbieren
stechen	an unpassenden Orten urinieren
fluchen	herumschmieren
schreien	unpassender Umgang mit Gegenständen
rufen	Objekte auseinandernehmen
körperlich sexuell belästigen	Gegenstände horten
verbale sexuelle Avancen	absichtlich stürzen
selbstverletzende Handlungen	ungeeignete Substanzen essen
	sich widersetzen/verweigern
	Dinge verkennen

keineswegs demenzspezifisch, sondern vielmehr Handlungen, die oft auch bei der Allgemeinbevölkerung zu beobachten sind. Ein Großteil dieser Verhaltensweisen sind auch vor Gaststätten und Bars am Wochenende nach Einbruch der Dunkelheit keine Seltenheit.

Hier ist der Hinweis angebracht, dass es recht schwirig ist, herausforderndes Verhalten in Form von Verhaltensweisen zu definieren. Das hat auch damit zu tun, dass diese Definition Pflegeexpertinnen und -experten ermuntert, die Schwierigkeiten ihrer Schützlinge anhand äußerer Zeichen zu erklären (d.h. anhand ihrer Handlungen) und dabei die verborgenen Ursachen zu vernachlässigen. Wer beispielsweise ein herausforderndes Verhalten mit dem Label «aggressiv» versieht, wird vermutlich übersehen, dass das Verhalten in Wahrheit auf Schmerzen oder eine Wahnvorstellung zurückzuführen ist. Das Diagramm der **Abbildung** 1-1 soll uns an die Verbindungen zwischen Verhaltensformen und Ursachen erinnern. Wie dem Diagramm zu entnehmen ist, sind Verhalten und Ursache oft durch irgendeine Überzeugung miteinander verbunden. Überzeugungen sind häufig emotional aufgeladen, d.h. von Angst, Wut, Stolz oder Verzweiflung geprägt. Auch zwischen Überzeugungen und «Bedürfnissen» besteht eine Verbindung, etwa wenn ein Mensch glaubt, er sei noch berufstätig und das Bedürfnis verspürt, um 5:00 Uhr früh aus dem Haus zu gehen, um die Frühschicht anzutreten. Die Ursachen, Gründe und Auslöser sowie deren Interaktionen werden in Kapitel 2 näher untersucht.

1.3 Herausfordernde Verhaltensweisen klassifizieren

In Laufe des letzten Jahrzehnts[1] haben Forscherinnen und Forscher versucht, verschiedene Kategorien herausfordernden Verhaltens zu identifizieren. Cohen-Mansfield (2000b) hat eine der besten und hilfreichsten Klassifikationen vorgelegt; sie unterscheidet zwischen körperlich aggressiven Handlungen (Schlagen, Haare ausreißen), körperlich nichtaggressivem Verhalten (hin und her gehen, Überaktivität) und verbal störendem Verhalten (Schreien, repetitives Fragen).

Auf der Basis dieser drei Kategorien stellte Cohen-Mansfield zur Bestimmung der Ursachen von herausforderndem Verhalten einen hilfreichen Bezugsrahmen zur Verfügung, den sie *Treatment Routes for Exploring Agitation*, kurz: TREA, nannte (Cohen-Mansfield, 2000b). TREA ist eine

---

[1] Das englische Originalbuch ist 2011 erschienen (Anm. d. Verlags).

1.3 Herausfordernde Verhaltensweisen klassifizieren

Umgebung/Setting: Struktur und Interaktionen mit den Pflegenden

Verhaltensweisen — Oberfläche

ÜBERZEUGUNGEN
Ich bin 28 Jahre alt; ich arbeite immer noch Frühschicht.

Medikationsproblematik: Wechselwirkungen, Nebenwirkungen

geistiger Gesundheitszustand: Ängste, Stimmungslage, Psychose

Wahrnehmungsdefizite: visuell, auditorisch, taktil

prämorbide Persönlichkeit

körperliche Schwierigkeiten

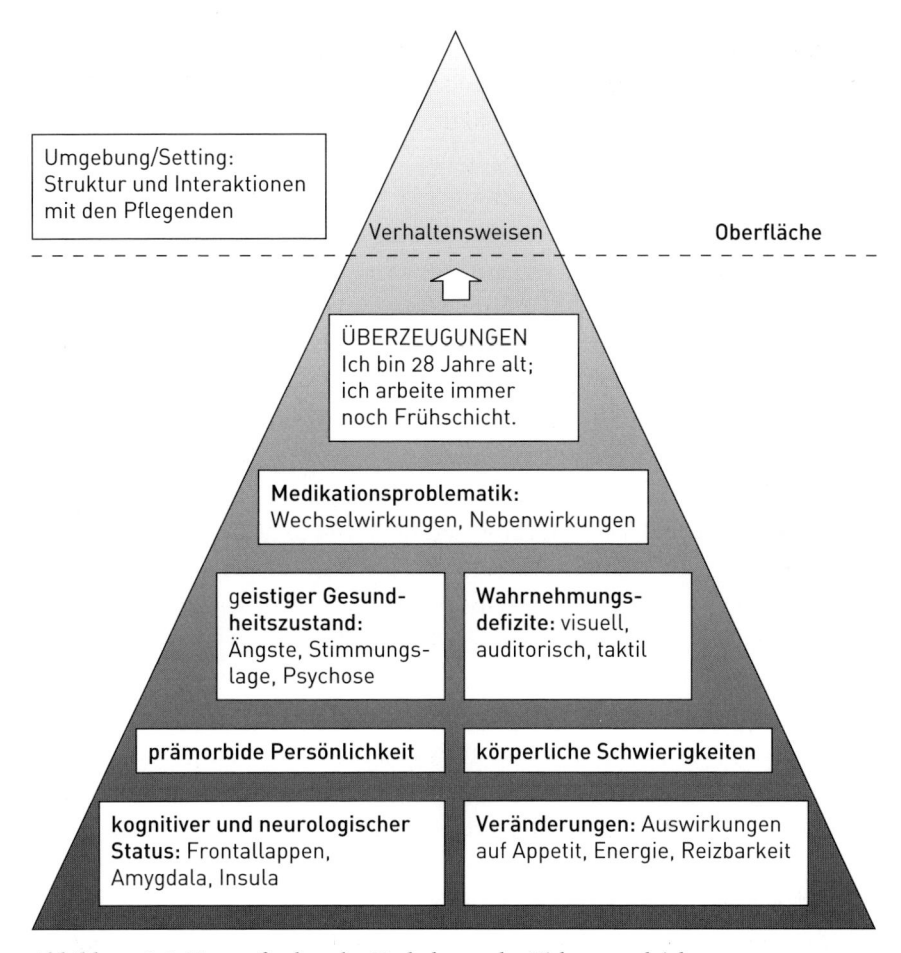

kognitiver und neurologischer Status: Frontallappen, Amygdala, Insula

Veränderungen: Auswirkungen auf Appetit, Energie, Reizbarkeit

Abbildung 1-1: Herausforderndes Verhalten – der Eisbergvergleich

umfassende Methode zur Unterstützung des Pflegepersonals bei der Identifikation der Ursachen und entsprechender Behandlungspläne. Dabei wird mit einem Entscheidungspfad gearbeitet, also mit einem Fragebogen, der durch das Assessment der Verhaltenskategorie und des Verhaltenstyps, des Settings und der Informationen über die Person schließlich zur wahrscheinlichsten Ursache für ein problematisches Verhalten führt (s. Tab. 1-2). Ist dann eine hypothetische Ursache ausgemacht, wird aus mehreren Behandlungsvorschlägen einer gewählt und umgesetzt. Erweist sich diese Strategie als wirkungslos, wird eine andere gewählt oder aufgrund eines besseren Problemverständnisses eine neue Hypothese aufgestellt.

Tabelle 1-2: Hilfreiche Fragen bei körperlich nichtaggressivem Verhalten

Frage 1	Frage 2	mögliche Behandlung
Wirkt die Person verstört?	Will die Person nach Hause gehen?	Umgebung möglichst häuslich-vertraut gestalten
	Ist die Person unruhig?	sinnvolle Aktivitäten anbieten
	Fühlt sich die Person nicht wohl?	Position verändern oder auf andere Weise für mehr Bequemlichkeit sorgen
Hat die Person das Bedürfnis nach Selbststimulierung oder Bewegung?	Machen Sie sich Sorgen um die Sicherheit der Person?	Sicherheitsmaßnahmen ergreifen: Ausgangsalarm, eine weitläufige geschützte Umgebung anbieten, das Aussehen der Ausgangstür verändern
	Versucht die Person, sich unbefugten Zutritt zu verschaffen, oder belästigt sie andere?	Umgebung einladender gestalten, der Person das Herumgehen ermöglichen, bestimmte Ausgänge oder Türklinken tarnen

Cohen-Mansfield stellt für jede ihrer drei Kategorien herausfordernden Verhaltens (körperlich nichtaggressives Verhalten, körperlich aggressives Verhalten und verbal störendes Verhalten) unterschiedliche Fragen.

Das Newcastle Challenging Behaviour Team (NCBT) hat mit diesem Klassifizierungssystem über Jahre hinweg erfolgreich gearbeitet. In jüngerer Zeit haben wir uns allerdings verstärkt für die Rolle persönlicher Überzeugungen als Ursachen für herausforderndes Verhalten interessiert (s. Abb. 1-1). Deshalb und aufgrund der systematischen Überprüfungen unserer Arbeit haben wir ein eigenes, anderes Klassifikationssystem entwickelt (s. Tab. 1-3). Dieses System unterscheidet zwischen passiven und aktiven Formen herausfordernder Verhaltensweisen. Die passiven Formen gehen mit Apathie und Depression einher; das sind die häufigsten Kategorien (Renauld et al., 2010; Moniz-Cook et al., 2001b). Gut möglich, dass manche Pflegefachleute dieses Verhalten nicht als herausfordernd empfinden; der apathische oder depressive Zustand ist jedoch eindeutig belastend und sicher geeignet, das Wohlbefinden Betroffener zu beeinträchtigen.

Bei den aktiven Formen herausfordernden Verhaltens haben wir vier Typen unterschieden. In der ersten Gruppe sind Reaktionen auf Stresssituationen zusammengefasst. Menschen in dieser Gruppe fühlen sich möglicherweise gefährdet, haben den Eindruck, dass ihre Rechte beschnitten

Tabelle 1-3: Kategorien von herausfordernden Verhaltensweisen – nach einem Audit der klinischen Arbeit des Newcastle Challenging Behaviour Teams

Art des herausfordernden Verhaltens	Emotionen und Überzeugungen	Kommentar
fehlende Motivation, Antriebslosigkeit (nichtaktive Form von herausforderndem Verhalten)	Apathie oder Depression aufgrund des Gefühls von Hilflosigkeit und Wertlosigkeit	Apathisches und depressives Verhalten sehen zwar gleich aus, Apathie ist jedoch auf Veränderungen der Frontallappen zurückzuführen, eine Depression hingegen auf ein geringes Selbstwertgefühl und Hoffnungslosigkeit. Pflegende Angehörige suchen oft Hilfe, wenn ihr Schützling apathisch oder depressiv ist, in Pflegeheimen jedoch gilt dieses Verhalten selten als besorgniserregend. Grund dafür ist, dass weniger aktive Bewohnerinnen und Bewohner «pflegeleichter» sind, weshalb das Verhalten in diesen Settings meist nicht als problematisch empfunden wird.
Reaktion auf das Gefühl der Bedrohung (aktive Form von herausforderndem Verhalten)	Angst und Wut – manchmal ist zuerst die Angst da, Wut ist dann die aktive Reaktion auf das Gefühl, bedroht zu sein. Angst entsteht, wenn die Person glaubt, verwundbar oder gefährdet zu sein. Wut entsteht, wenn die Person das Gefühl hat, in ihren Rechten beschnitten oder ungerecht behandelt zu werden.	Die Handlungen sind Reaktionen auf Emotionen auslösende zwischenmenschliche Begegnungen, psychotische Halluzinationen oder Wahnvorstellungen. Vielleicht fürchtet sich die Person oder fühlt sich bedroht, weshalb sie bestimmte Situationen meidet oder Schutz und Sicherheit sucht. Vielleicht reagiert sie auf eine gefühlte Gefahr aggressiv oder verhält sich vorsorglich aggressiv. Vielleicht hat sie das Gefühl, sich verteidigen zu müssen, weil ihre Selbstachtung oder ihre Rechte gefährdet sind (James, 2001). Neurologisch gesehen sind Wut und Angst auf Schädigungen der Amygdala oder des rechten somatosensorischen Kortex zurückzuführen. Die Amygdala verarbeitet Emotionen und ist eng mit den Frontallappen verbunden. Der rechte Kortex ist an der Interpretation körpersprachlicher und emotionaler Äußerungen beteiligt. Probleme an dieser Stelle können dazu führen, dass die Intentionen anderer Menschen falsch interpretiert werden.
Suche nach Informationen und Lösungen (aktive Form)	neugieriges Verhalten und aktive Versuche, Probleme zu lösen – natürliche Kontaktaufnahme mit der Umgebung, jedoch beeinträchtigt von Gedächtnisproblemen, Verwirrtheit, Langeweile und Desorientierung	Menschen wollen von Natur aus Dinge entdecken und Probleme lösen. Eine desorientierte oder verwirrte Person wird versuchen, diesem unangenehmen Zustand zu entkommen, indem sie nachfragt oder ihre Umgebung erkundet. Und wenn sie einem Objekt begegnet, das ihr irgendwie bekannt oder interessant erscheint (vielleicht weil es mit dem Beruf oder ihrem Zuhause zu tun hat), wird sie es möglicherweise ausleihen, benutzen oder gar zu zerlegen versuchen.

Tabelle 1-3: Fortsetzung

Art des herausfordernden Verhaltens	Emotionen und Überzeugungen	Kommentar
Enthemmung (aktive Form)	sexuelle Enthemmung, repetitive Vokalisierungen und repetitive Handlungen Hängt zusammen mit egozentrischen Überzeugungen und oft impulsiven Gedankengängen.	Eines der wenigen universellen Merkmale des alternden Gehirns ist seine reduzierte Frontallappenfunktion (Schaie, 2008). Bei manchen Personen führt dies dazu, dass sie unangemessene Handlungen und sprachliche Äußerungen nicht mehr unterdrücken können (auch Gedanken-Handlung-Fusion genannt – impulsiv tun oder sagen, was man gerade denkt).
schlechte Anpassung an das Umfeld (aktive Form)	Person ist unzufrieden mit der Umgebung. Hängt zusammen mit dem ausgeprägten Wunsch, die unangenehme Umgebung zu verlassen.	Die Ablehnung hat vielleicht damit zu tun, dass die Person die Umgebung oder die Menschen dort nicht erkennt oder dass sie das Gefühl hat, vom Umfeld auferlegten Zwängen (d. h. den Vorschriften und Regeln der Einrichtung oder Einmischungen ins Privatleben) unterworfen zu sein.

werden, oder sind frustriert, weil ihnen nicht zugehört wird. Das herausfordernde Verhalten ist vielleicht auf Fehlinterpretationen bestimmter Situationen aufgrund von Wahrnehmungsstörungen zurückzuführen, auf Gedächtnisdefizite oder psychotische Einflüsse (Halluzinationen oder Wahnideen). Deshalb reagieren Betroffene auf ihre Wahrnehmungen entweder mit Schutzsuche oder mit Aggressionen.

Die zweite Gruppe aktiver herausfordernder Verhaltensweisen umfasst das Herumgehen und störende Einmischungen. Mit diesem Verhalten versuchen die Leute, sich in der Umgebung zu orientieren, was aufgrund ihrer kognitiven Einbußen und Erinnerungsstörungen schwierig sein kann.

Dann gibt es noch eine dritte Gruppe von herausfordernden Verhaltensweisen, die darauf zurückzuführen sind, dass die Person mit Demenz bestimmte Handlungen, Gedanken und Emotionen nicht unterdrücken kann. Diese Verhaltensauffälligkeiten sind eng mit Schädigungen im Bereich des Frontallappens verbunden.

Schließlich gibt es noch Verhaltensweisen, die entstehen, weil die Person und die Umgebung, in der sie sich befindet, nicht zusammenpassen. Es kann beispielsweise sein, dass die Person die Restriktionen oder gewisse

Merkmale ihrer aktuellen Lebensumstände ablehnt. Die verschiedenen Kategorien sind in der Tabelle 1-3 zusammengefasst.

Wir halten diese Unterscheidungen für hilfreich, trotz einiger Überschneidungen innerhalb der Gruppen, weil man mit ihrer Hilfe erkennen kann, ob die Gründe für das Verhalten im sozialen, neurologischen oder emotionalen Bereich liegen, worauf den Gesundheitsfachpersonen vermutlich klarer wird, wodurch das herausfordernde Verhalten befördert wird. Die Gruppeneinteilung liefert also auch das theoretische Rüstzeug für die Wahl der passenden Behandlungsstrategie.

Die Klassifikation des NCBT unterscheidet sich in mehrfacher Hinsicht von jener Cohen-Mansfields, wobei eines der wichtigsten Unterscheidungsmerkmale ist, dass wir nicht die Handlungen kategorisieren, sondern uns vielmehr auf deren Ursachen und Gründe konzentrieren (d. h. auf die verhaltensauslösenden Faktoren). Folglich könnte ein Verhalten, etwa «exzessives Herumgehen», in mehrere Kategorien eingeordnet werden – es könnte von Enthemmung, Angst oder dem Versuch, den Ausgang des Gebäudes zu finden, ausgelöst sein. Wenn man weiß, in welche Kategorie des NCBT-Bezugsrahmens das Verhalten gehört, fällt es leichter, die geeignete Intervention zu finden.

1.4 Der Umgang mit herausforderndem Verhalten – ein Behandlungsleitfaden

Herausfordernde Verhaltensweisen sind bei Menschen mit Demenz keine Seltenheit: Neunzig Prozent der Betroffenen weisen im Laufe der Zeit die eine oder andere Form dieses Verhaltens auf (Lyketsos et al., 2002). Es tritt oft in späteren Stadien der Erkrankung auf, wobei Schweregrad des herausfordernden Verhaltens und Schweregrad der Demenz zusammenhängen (Thompson et al., 2010). In den allermeisten Fällen können Gesundheitsfachpersonen gut damit umgehen, und die problematischen Folgen halten sich in Grenzen. Manchmal allerdings verstetigt sich das störende Verhalten, manchmal wird es vom Verhalten der Gesundheitsfachperson gar verstärkt. In solchen Fällen kann die Hilfe von spezialisierten Gesundheitsfachpersonen angezeigt sein, entweder in der Form von Medikamenten oder in der Form nichtpharmakologischer Ansätze.

Abbildung 1-2 veranschaulicht ein Management-Protokoll, also einen Leitfaden zum Umgang mit herausforderndem Verhalten. Das Diagramm zeigt die einzelnen Schritte zur Behandlung problematischer Verhaltens-

1 Herausforderndes Verhalten – was ist das?

```
                          herausforderndes Verhalten
                                    │
                                    ▼
                          Behandlung durch
                          Gesundheitsfachperson(en) ──────▶ Problem gelöst

proaktive Strategien       Problem nicht gelöst (NG)
• Realitätsorientierung             │
• Reminiszenztherapie               ▼
• Validation              ärztliche Untersuchung
• Musiktherapie etc.      auf Infektionen           ──────▶ Problem gelöst
                          Mittelstrahlurin/Blutbild
                                    │ NG
                                    ▼
                          Überweisung an geronto-
                          psychiatrischen Fachdienst
                                    │ NG
                     ┌──────────────┴──────────────┐
                     ▼                             ▼
              nichtpharmakologisch           Medikamente
                     │                        • Psychose
                     │                        • Depression
                     │                        • Gefährdung
                     ▼
                  Beratung
                     │
            ┌────────┴────────┐
            ▼                 ▼
         Pflege-          Umgebungs-
         praktiken        veränderungen
                                                    ◀──┐
                                                       │ NG
                     ▼                                 │
              funktionale Analyse  ◀───────────────────┤
              (Formulierungsmethode)
                     │ NG
                     ▼
                              Medikamente
                              • zur Beruhigung    ◀────┘
                              • zur Sedierung
```

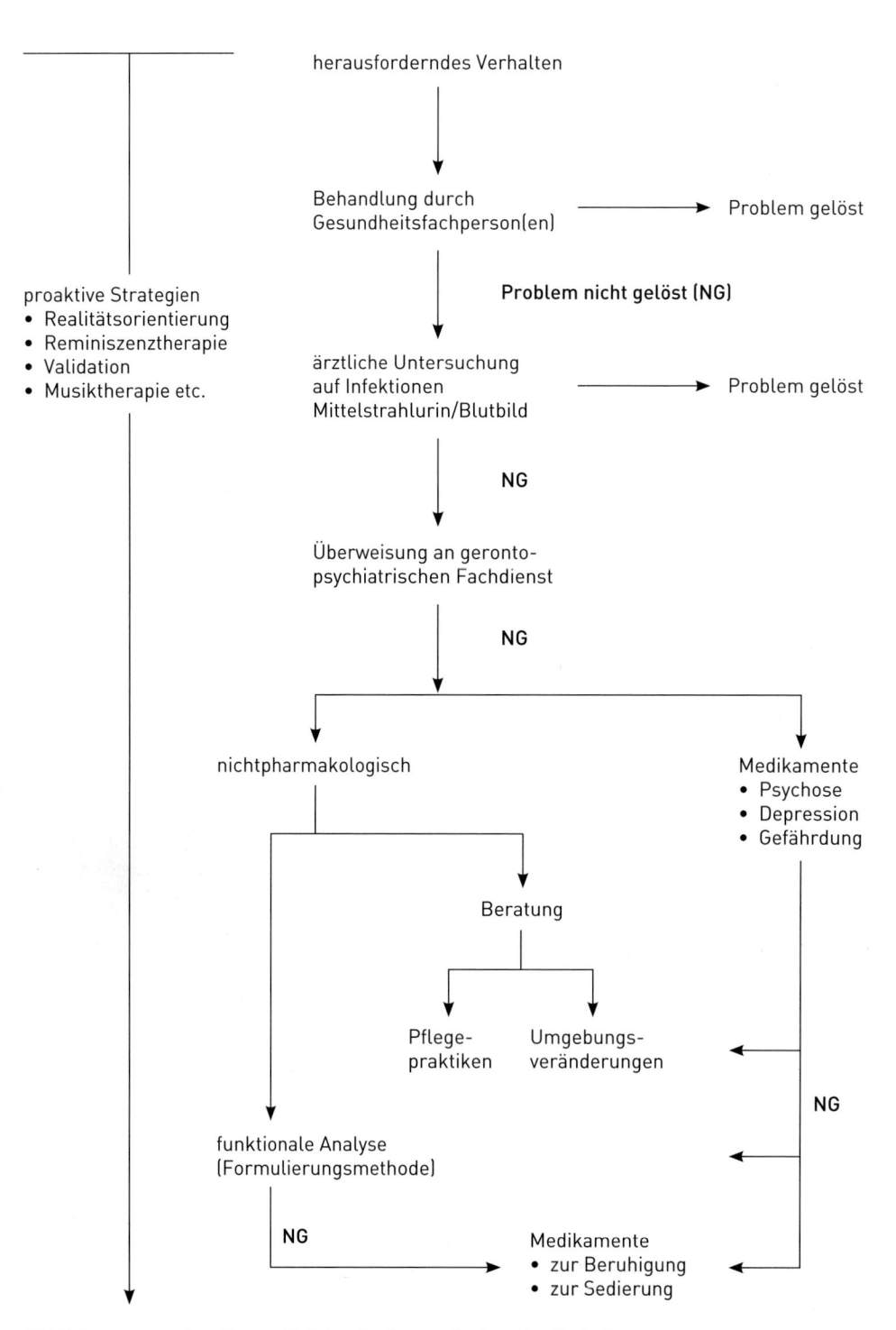

Abbildung 1-2: Behandlungsleitfaden für herausforderndes Verhalten

weisen auf. Der erste Schritt ist die Bezeichnung eines Verhaltens als «herausfordernd», worauf das Gesundheitsfachpersonal erste Problemlösungsversuche unternimmt. Bleibt das Problem bestehen, wird eine akute körperliche Ursache vermutet, die ein ärztliches Assessment erfordert (z. B. durch den Hausarzt/die Hausärztin). Wird bei dieser Untersuchung keine Infektion festgestellt, kann die Überweisung an einen gerontopsychiatrischen Fachdienst erfolgen. An diesem Punkt angelangt sind drei verschiedene Reaktionen möglich: eine pharmakologische und zwei nichtpharmakologische. Handelt es sich um eine bestimmte klinische Störung (Psychose, Depression, Schmerzen, Delir) wird diese medikamentös behandelt. Ist das Verhalten extrem ausgeprägt oder gefährlich, kann es auch angezeigt sein, die Person mit Demenz für kurze Zeit mit geeigneten Medikamenten zu beruhigen oder zu sedieren. Ein psychotherapeutischer Ansatz bestünde darin, nach einem kursorischen Assessment einen Rat anzubieten oder aufgrund einer kompletten funktionalen Analyse ein umfassendes Behandlungsverfahren einzuleiten (Moniz-Cook et al., im Druck). Dieser Ansatz ist der weitreichendste und geht mit einem gründlichen Assessment und dem Einsatz von Beobachtungsbögen einher. Bleiben die Methodologie der funktionalen Analyse erfolglos und das Verhalten bestehen, kann man es hauptsächlich mit Medikamenten behandeln, wobei die Gabe beruhigender oder sedierender Medikamente in diesem Stadium mit einer Verbesserung des Wohlbefindens der Klientin oder des Klienten begründet wird. Obschon der Leitfaden einzelne aufeinanderfolgende Schritte enthält, ist zu beachten, dass gerontopsychiatrische Fachleute die Behandlungsarten oft kombinieren, indem sie nichtpharmakologische Behandlungen und Medikamente gleichzeitig einsetzen (Holmes, 2009). Wegen der mangelnden Wirksamkeit und der Nebenwirkungen der in diesem Bereich eingesetzten psychotropen Medikamente bin ich der Ansicht, dass es ethisch nicht vertretbar ist, ein Medikament zu verschreiben, ohne zugleich eine nichtpharmakologische Strategie zu verordnen. (Sicher haben manche psychotrope Medikamente auch eine Wirkung, ohne dass sie von nichtpharmakologischen Maßnahmen flankiert werden. Allerdings unterstütze ich das von James geforderte gleichzeitige Miteinander beider Therapieformen, wenn eine Medikation nicht vermeidbar ist. Dies führt zu besten Ergebnissen. [Anm. d. Hrsg.]) Alistair Burns, National Clinical Director of Dementia in Großbritannien, arbeitet derzeit an landesweit gültigen Leitlinien und Empfehlungen zur Behandlung herausfordernder Verhaltensweisen.

1.5 Fazit

Dieses Kapitel bot eine kurze Einführung in einige Schlüsselthemen, die dann in späteren Abschnitten vertieft werden. Weil herausfordernde Verhaltensweisen keine diagnostizierbaren Störungen mit den immer gleichen Ursachen sind, wird ihre Behandlung immer schwierig sein. Um sie angemessen zu behandeln, ist es in der Tat unerlässlich, detektivisch vorzugehen und sich über das Wesen des herausfordernden Verhaltens und die Person detailliert zu informieren. Welche Details benötigt werden und wie diese zu einem kohärenten, formulierungsgelenkten (engl.: *formulation-led*) Behandlungsangebot zusammengefügt werden, ist Gegenstand des vorliegenden Buches.

2 Ursachen, Gründe, Auslöser und Assessments

2.1 Einführung

In diesem Kapitel werden einige Ursachen herausfordernder Verhaltensweisen und deren Varianten untersucht. Einzelheiten zu kennen ist wichtig, weil sie Pflegepraktikern die Entwicklung wirksamer Behandlungsstrategien erleichtern.

In diesem Kapitel werden folgende Kernpunkte näher erläutert:

- Herausforderndes Verhalten hat oft verschiedene interagierende biopsychosoziale Ursachen.

- Um gezielte Interventionen entwickeln zu können, müssen zuvor die potenziellen Ursachen des herausfordernden Verhaltens identifiziert werden.

- Die Überzeugungen der Person spielen eine wichtige Rolle bei der Entwicklung und Manifestation ihres herausfordernden Verhaltens. Versucht ein Mensch der eigenen Überzeugung entsprechend zu handeln, kann dies in der Tat Probleme verursachen (ein 80-jähriger Mann beispielsweise, der sich für einen 30-jährigen Schichtarbeiter hält, hat möglicherweise den starken Drang, täglich frühmorgens aus dem Haus zu gehen).

- Die Ursachen herausfordernden Verhaltens lassen sich mit verschiedenen Instrumenten ermitteln. Die meisten Methoden sind für den klinischen Alltag zu langwierig und werden überwiegend im Rahmen von Forschungsprojekten eingesetzt.

2.2 Hintergrundinformationen

Wie im vorangegangenen Kapitel erwähnt, ist das bislang umfassendste Modell über herausforderndes Verhalten von Cohen-Mansfield (2000a) entwickelt worden. Bei ihrem TREA-Bezugsrahmen werden zuerst Verhaltenskategorien ermittelt, dann folgen relevante Fragen, die zu potenziellen Lösungen führen (z. B. fortgesetztes Schreien → Tritt es auf, wenn die Person vom Rollstuhl ins Bett/auf die Toilette transferiert wird? → Wenn ja, versuchen Sie es mit schmerzlindernden Maßnahmen). Dieser Ansatz wird auch von ihrem Modell der unbefriedigten Bedürfnisse gestützt, das Pflegende auffordert, sowohl das Verhalten als auch den Hintergrund und die Umgebung der Person genau zu analysieren. Sie erklärt, dass das Zusammentragen dieser kontextbezogenen Informationen oft hilft, die Ursachen herausfordernden Verhaltens zu bestimmen (s. Kap. 5). Der Bezugsrahmen des NCBT folgt dieser Empfehlung und fordert Pflegende auf, acht verschiedene Hintergrundinformationen über ihren Schützling zu sammeln. Es handelt sich hier um die bereits im Eisberg-Modell dargestellten Aspekte (s. Abb. 1-1). Diese Punkte werden nun erläutert und in drei Gruppen eingeteilt, nämlich in biologische, psychologische und soziale Faktoren. In Kapitel 7 wird anhand mehrerer Fallstudien dargestellt, wie die Informationen praktisch genutzt werden.

2.2.1 Biologische Faktoren

Kognitive und neurologische Beeinträchtigungen

Das Gehirn und seine Funktionen bestimmen, wie der Mensch seine Umgebung sieht und interpretiert. Was im Falle einer Demenz oft bedeutet, dass die Person aufgrund kognitiver Defizite die Realität anders wahrnimmt als ihre Mitmenschen. Sie ist beispielsweise zeitlich und örtlich desorientiert und kann sich vielleicht bereits nach wenigen Minuten nicht mehr erinnern, was kurz vorher geschehen ist.

Dabei gilt es festzuhalten, dass die eigene Weltsicht von der des Menschen, mit dem man interagiert, zwar abweichen kann, diese Tatsache das Verhalten des Gegenübers jedoch nicht automatisch zu einer Herausforderung macht. Dennoch kann dieser Umstand einen Konflikt auslösen, besonders dann, wenn es zum Streit darüber kommt, wessen Sichtweise nun die richtige ist. Denken wir an eine 85-jährige Frau, die sich ärgert, weil sie am Verlassen des Hauses gehindert wird, wo sie doch überzeugt ist, dass sie ihre Kinder von der Schule abholen muss.

Medikamente

Polypharmazie ist eine Tatsache im Leben vieler alter Menschen; im Durchschnitt nimmt jeder ältere Mensch täglich fünf oder mehr verschiedene Medikamente ein. Wir sind uns zwar bewusst, dass die eingesetzten Medikamente Nebenwirkungen haben, über ihre Wechselwirkungen wissen wir jedoch viel zu wenig. Bereits bekannt und besorgniserregend ist, dass einige der üblicherweise verschriebenen Medikamente herausforderndes Verhalten verstärken, etwa Statine (Agitation) und Parkinson-Medikamente (Hypersexualität). Erhebliche Bedenken lösen auch die beruhigenden und sedierenden Effekte vieler Medikamente aus, die gerne zur Behandlung herausfordernder Verhaltensweisen eingesetzt werden (Banerjee, 2009).

Körperliche Beeinträchtigungen und metabolische Veränderungen

Demenz ist eine Alterserkrankung; viele betagte Menschen sind gesundheitlich angeschlagen und leiden unter altersbedingten Beschwerden (Arthritis, Rückenschmerzen, Krebs, Zahnschmerzen, Obstipation, Probleme mit den Füßen). Wir dürfen nicht vergessen, dass herausforderndes Verhalten oft mit Schmerzen und körperlichem Missbehagen zu tun hat, und dass Pflegeinterventionen diesen Zustand oft verschlimmern (z. B. Toilettengang, Transfers und Körperpflegemaßnahmen). Im Alter lässt auch die Leistungsfähigkeit der Organe nach, weshalb der Körper chemische Produkte, Nahrungsmittel und Medikamente eingeschlossen, nicht mehr so gut verstoffwechseln kann.

Wahrnehmungsdefizite

Auch unsere fünf Sinne sind altersbedingten Veränderungen unterworfen, was Schwierigkeiten verursachen kann und betagte Menschen womöglich zusätzlich desorientiert. Auch nachlassende Sehkraft und nachlassendes Gehör können Betroffene dazu bewegen, sich beruhigenden Zuspruch zu suchen oder ihre Umgebung abzusuchen, um sich zurechtzufinden. Eingeschränktes Hörvermögen ist oft die Erklärung dafür, dass ein alter Mensch schreit (Cohen-Mansfield, 2000a).

2.2.2 Psychische Faktoren

Prämorbide Persönlichkeit

Wir müssen uns stets vor Augen halten, dass die Persönlichkeit eines Menschen bestehen bleibt, auch wenn die Demenzerkrankung fortschreitet. Seine Individualität zeigt sich auf unterschiedliche Art und Weise und in den verschiedenen Stadien der Erkrankung. Auch Personen mit schwerer Demenz haben möglicherweise das Bedürfnis, ihren gewohnten Lebensstil beizubehalten (z. B. im Hinblick auf Unterkunft, religiöse Praktiken, Ernährung und sexuelle Orientierung). Manche Persönlichkeitsveränderungen sind auf Veränderungen des kranken Gehirns zurückzuführen, andere haben mit psychischen Faktoren zu tun – ein demenzkranker Mensch kann sich gefährdet fühlen, emotionaler werden und sich mehr körperliche Zuwendung wünschen. Interessant ist auch zu erfahren, wie die Person in der Vergangenheit Schwierigkeiten bewältigt hat. Manchmal lassen sich die aktuellen Probleme eines Menschen einfach damit erklären, dass er bewährte Coping-Methoden nicht kennt, etwa nicht weiß, dass ein Spaziergang hilft, Stress abzubauen.

Psychische Gesundheit

Weil psychische Probleme keine Seltenheit sind, ist es wichtig, ihren potenziellen Einfluss zu erkennen. Dazu ein Beispiel: Zieht ein Mensch, der seit langer Zeit sozialphobische Tendenzen aufweist, in ein Altersheim, wird er in einem lebhaften Aufenthaltsraum vermutlich große Angst ausstehen (James/Sabin, 2002). Veränderungen der Gehirnpathologie können psychotische Symptome auslösen, etwa visuelle Halluzinationen, Wahnvorstellungen, das Gefühl, bestohlen zu werden. Bereits verarbeitete Themen, etwa affektive Probleme, können wieder hochkommen, chronische Probleme können sich verstärken (z. B. Asperger-Symptome) (James et al., 2006c).

2.2.3 Soziale Faktoren

Umgebung und Pflegepraxis

Umgebungsfaktoren (Beleuchtung, Lärmpegel, Raumaufteilung) beeinflussen das Wohlbefinden betagter Menschen, je nach Grad ihrer Hilfsbedürftigkeit, in erheblichem Maße. Das gilt insbesondere für Menschen mit Demenz, die Schwierigkeiten haben mit dem Gedächtnis, mit Problemlösung und Orientierung. Wir müssen verstehen, dass es einen Zusammengang gibt zwischen dem Wohlbefinden einer Person und ihren Möglichkeiten, erfüllende zwischenmenschliche Beziehungen zu pflegen. Es ist ferner ratsam zu prüfen, ob das «herausfordernde Verhalten» einer Person nicht vielleicht damit zu tun hat, dass ihr zu heiß oder zu kalt ist, dass sie Hunger hat oder exzessiver Stimulierung ausgesetzt ist, etwa einem lauten Fernseh- oder Radiogerät (DSDC, 2008).

Pflegepraktiken

Weil Menschen mit Demenz im Alltag verschiedene körperliche und praktische Hilfen brauchen, kann es zu Konflikten kommen mit denjenigen, die ihnen die benötigte Unterstützung geben. Von Gesundheitsfachpersonen werden praktisches Geschick, Geduld und hervorragende Kommunikationsfertigkeiten erwartet. Dieses Idealverhalten ist jedoch nicht immer möglich und wird insbesondere unter Zeitdruck schwerfallen, weil noch andere Aufgaben warten. Das ist der Grund, weshalb in vielen Situationen herausfordernde Verhaltensweisen darauf zurückzuführen sind, dass Gesundheitsfachpersonen ein zu hohes Tempo vorlegen, dass sie in Eile sind oder zu plötzlich agieren und sich nicht empathisch genug verhalten. Der Stellenwert guter Pflegepraktiken kann nicht hoch genug eingeschätzt werden, weil viele herausfordernde Verhaltensweisen während direkter Interaktionen zwischen Gesundheitsfachperson und gepflegter Person auftreten.

Weil bekannt ist, dass die oben genannten biopsychosozialen Faktoren in vielen Fällen herausforderndes Verhalten verursachen, sollte man sich stets über jeden dieser Aspekte informieren. Der nächste Abschnitt enthält Tabellen mit auslösenden Faktoren, die aus einer Überprüfung der Fallarbeit eines Mitglieds der NCBT hervorgegangen sind (Makin, 2009).

2.2.4 Biopsychosoziale Ursachen verschiedener herausfordernder Verhaltensweisen

Tabellen 2-1 bis 2-6 sind Ideengeber für Behandlungen und zeigen auf, dass verschiedene herausfordernde Verhaltensweisen oft die gleichen Ursachen haben. So können sich beispielsweise Schmerzen vielfältig äußern, etwa durch Schreien oder Herumgehen oder Aggressionen. Deshalb empfiehlt es sich, die einer Person eigenen Überzeugungen zu identifizieren, wenn man die spezifischen Ursachen eines herausfordernden Verhaltens erkennen möchte (z. B. «Ich muss nach Hause, um die Kinder von der Schule abzuholen.»). Auf dieses Thema wird im nächsten Abschnitt näher eingegangen.

Tabelle 2-1: Schreien – die häufigsten biopsychosozialen Ursachen

Es gilt, die verschiedenen Formen von Schreien zu unterscheiden – kreischen, ächzen, repetitive Wörter oder Sätze – zudem müssen Häufigkeit, Zeitpunkte und Auslöser ermittelt werden.	
biologische Ursachen	psychische Ursachen
Schmerzen, bedingt durch Gelenk- oder Zähne/Zahnprothese	Angst/Furcht
	Wut und/oder Frustration
Unbehagen, bedingt durch Haut- oder Verdauungsprobleme, einschließlich Obstipation	Person fühlt sich bedroht
	Einsamkeit
Schädigungen des Frontallappens, die perseverierende Verhaltensweisen auslösen	Langeweile
	Selbststimulierung, besonders bei Taubheit
Reaktion auf Halluzinationen	über-/unterstimuliert
medikationsbedingte allgemeine Unruhe	
infektionsbedingte Verwirrtheit	
Alkoholeinfluss	
Hunger/Durst	
erhöhte Reizbarkeit wegen Müdigkeit	
soziale und umgebungsbedingte Ursachen	
Bedürfnis, zur Toilette zu gehen	
Bedürfnis zu essen oder zu trinken	
Bedürfnisse der Person werden ignoriert	
Kommunikationsprobleme	
Zurückweisung von Pflegehandlungen	
Ablehnung einer Person in der nahen Umgebung wird signalisiert	
Versuch, jemanden zu ärgern	
Person ist noch neu in der Umgebung	
sitzende immobile Person signalisiert Unbehagen – z. B. wird von der Sonne geblendet, Zugluft	
Ablehnung ihrer derzeitigen Umgebung	

Tabelle 2-2: Sexuelle Enthemmung – die häufigsten biopsychosozialen Ursachen

Sexuelle Enthemmung	
biologische Ursachen	**psychische Ursachen**
Schädigungen des Frontallappens	Person langweilt sich
Hypersexualität als Folge von Parkinsonmedikation	ist unruhig
Enthemmung aufgrund exzessiven Alkoholkonsums	hält eine Person fälschlicherweise für den Partner/die Partnerin
starke Libido	glaubt, sie sei noch jung und sexuell verfügbar
	verkennt Intimpflegemaßnahmen als sexuelle Avancen
	will damit Stress reduzieren
	Enthemmung
	weiß, dass sie auf diese Art immer erreicht, dass man sie einer angstbesetzten/unerwünschten Situation entfernt
soziale und umgebungsbedingte Ursachen	
viele Menschen des anderen Geschlechts in der Nähe	
Schlafzimmer vorhanden und erreichbar	
verwirrte Person(en) des anderen Geschlechts macht/machen Avancen	
Suche nach Gesellschaft	
Suche nach Trost/Geborgenheit	
Anblick von Leuten in ihren Schlafanzügen/Nachthemden	

Tabelle 2-3: Aggressivität – die häufigsten biopsychosozialen Ursachen

Aggressive Verhaltensweisen müssen sorgfältig beobachtet werden, weil das Attribut «aggressiv» sehr subjektiv ist. Viele aggressive Handlungen werden von einem Gefühl der Bedrohung oder von Angstgefühlen ausgelöst. Ungeachtet ihrer destruktiven Aspekte sind Aggressionen ein Hinweis, dass die Person mit Demenz noch immer spürt, dass es Dinge gibt, für die es sich zu kämpfen lohnt. Verliert sie diese Selbst-Überzeugung, wird sie womöglich depressiv.	
biologische Ursachen	**psychische Ursachen**
Schädigungen des Frontallappens	Unruhe
durch eine Kopfverletzung ausgelöste Enthemmung	Frustration, wegen beeinträchtigter Kommunikationsfähigkeit
medikationsbedingte allgemeine Unruhe	Person ist frustriert, weil sie nicht verstanden wird
körperliche Grunderkrankungen	hat das Gefühl, in ihren Rechten verletzt zu werden
Infektion	
Folge exzessiven Alkoholkonsums	fühlt sich herablassend behandelt (wie ein Kind)
krankhafte Wahnvorstellung, die das Gefühl auslöst, sich verteidigen zu müssen	hat den Eindruck, unnötig zur Eile getrieben zu werden
	meint, dass man ihr nicht richtig zuhört
Halluzination, die das Gefühl auslöst, sich verteidigen zu müssen	empfindet Körperpflegemaßnahmen als peinlich und beschämend
Schmerzen, weshalb die Person leichter agitiert wird	hat das Gefühl, dass ihre Privatsphäre verletzt wird
Kontaktabwehr aufgrund körperlicher Schmerzen	hat das Gefühl, dass sie daran gehindert wird, ihre verbliebenen Fähigkeiten und Fertigkeiten einzusetzen
Temperament	
sensorische Defizite	koexistierende psychiatrische Erkrankung
	Enthemmung
soziale und umgebungsbedingte Ursachen	
kultureller Hintergrund	
verwechselt andere Personen	
verkennt die Absichten anderer Menschen	
zwischenmenschliche Überstimulierung	
lehnt eine bestimmten Gesundheitsfachperson ab (z. B. aufgrund ihres Alters, Geschlechts, ihrer Herkunft oder Hautfarbe)	
lässt sich nicht gerne von anderen Leuten berühren	
akzeptiert das Setting nicht	
darf das Gebäude nicht verlassen	
bekommt das Gefühl vermittelt, inkompetent zu sein	
wehrt sich gegen restriktive Regeln und Vorschriften	
Gesundheitsfachpersonen wenden uneinheitliche Ansätze an	
Überstimulierung (Lärm, Beleuchtung)	
Umgebung ist zu heiß oder zu kalt	
sehr warmes oder schwüles Wetter	

Tabelle 2-4: Unpassendes Entkleiden – die häufigsten biopsychosozialen Ursachen

Entkleiden – Umgebungsfaktoren (Wetter, Raumtemperatur), Körpertemperatur und kulturelle Aspekte spielen eine wichtige Rolle.	
biologische Ursachen	**psychische Ursachen**
Hypothalamus – beeinträchtigte Temperaturregulierung	Person langweilt sich
	ist unruhig
Enthemmung, bedingt durch Schädigungen des Frontallappens	mag die bereitgelegten Kleidungsstücke nicht
empfindliche Haut	
medikationsbedingter Hautausschlag	protestiert gegen Kleidungsstücke, die nicht ihre eigenen sind
medikationsbedingte allgemeine Unruhe	ist enthemmt
Hypersexualität bedingt durch Parkinsonmedikation	bevorzugter Lebensstil (ist es einfach nicht gewohnt, viele Kleidungsstücke zu tragen)
Hitzegefühl bedingt durch körperliche Grunderkrankung	will mit dieser Methode einer angstbesetzten Situation entgehen
erhöhte Körpertemperatur bedingt durch eine Infektion	
Prostataprobleme	
übermäßiger Alkoholkonsum, Hitzewallungen/Enthemmung	
Person verwechselt Tag und Nacht, entkleidet sich, um zu Bett zu gehen	

soziale und umgebungsbedingte Ursachen
Person ahmt andere nach
bereitet sich auf sexuelle Handlungen vor
kommt aus einer Kultur, in der man nicht viel Kleidung trägt oder Nacktheit nicht als Problem gilt
empfindet die Umgebung als zu heiß
Wetter zu heiß und schwül
Zimmer hat sehr viel Sonne
bereitet sich zum Toilettengang vor
trägt unangenehme, kratzende Sachen
trägt schlecht passende Kleidungsstücke – zu eng oder zu weit
Unterwäsche zu eng
Stühle mit Sitzflächen, auf denen man leicht ins Schwitzen kommt

Tabelle 2-5: Zielgerichtetes/zielloses Umhergehen – die häufigsten biopsychosozialen Ursachen

Umhergehen mit und ohne (Wandering) Ziel – eine Aktivität mit vielen positiven Aspekten (Bewegung, Stressabbau, etc.). Deshalb ist es oft angezeigt, für sichere Bewegungsmöglichkeiten zu sorgen und die Leute nicht am Umhergehen zu hindern.	
biologische Ursachen	**psychische Ursachen**
Ablenkung von Schmerzen und Unbehagen	Person möchte Angst oder Kummer reduzieren
Erleichterung körperlich unangenehmer Zustände – Rückenschmerzen, Obstipation	Einsamkeit
	Langeweile
medikationsbedingte allgemeine Unruhe	über-/unterstimuliert
	Stressabbau
infektionsbedingte Verwirrtheit	körperliche Betätigung
Suche nach Essen oder einem Getränk, weil hungrig/durstig	hat Spaß am Gehen
	will müde werden, um besser schlafen zu können
abendlicher Bewegungsdrang (Sundowning)	will das Gefühl haben, selbst über sich bestimmen zu können
Person hat aufgrund von Gedächtnisproblemen ihre ursprüngliche Absicht vergessen	setzt eine alte Angewohnheit fort
	niedergeschlagen
kognitive Desorientierung	erforscht die Umgebung, wegen Gedächtnis- und Orientierungsproblemen
soziale und umgebungsbedingte Ursachen	unternimmt einen Verdauungsspaziergang
Person sucht die Pflegeperson	
sucht einen Gegenstand	
sucht Familienmitglieder	
sucht die Toilette	
sucht ihr Zimmer	
will anderen Menschen begegnen	
schlechte Beschilderung	
komplizierter Grundriss des Hauses	
sucht die Tür zum Garten	
sucht den Hauptausgang	
orientiert sich in der Umgebung	
ist neugierig auf die Umgebung	
Lichtreiz (Tag/Nacht)	

Tabelle 2-6: Weglaufen – die häufigsten biopsychosozialen Ursachen

Weglaufen	
biologische Ursachen	**psychosoziale Ursachen**
Person ist desorientiert	Person ärgert sich, weil ihre Bewegungsfreiheit eingeschränkt ist
betrachtet die Umgebung mit paranoidem Misstrauen	hat Angst, weil ihr der Ort fremd ist
nimmt die Umgebung fälschlicherweise als feindselig wahr	hat Angst, weil sie mit verwirrten Leuten zusammen ist
soziale und umgebungsbedingte Ursachen	sucht nach Trost und Sicherheit
Umgebung ist verwirrend	ist zeitlich desorientiert, hält sich für einen jungen Menschen mit Familienverantwortung
Umgebung ist schmutzig	
Umgebung riecht übel, ist zu heiß	
Umgebung ist langweilig	
Person sucht Familienmitglieder	
sucht einen Gegenstand	
sucht ihr Zimmer	
will anderen Menschen begegnen	
schlechte Beschilderung	
komplizierter Grundriss des Hauses	
findet hier keine Freunde/Freundinnen	
sucht die Tür zum Garten	
sucht den Hauptausgang	
orientiert sich in der Umgebung	
ist neugierig auf die Umgebung	
Lichtreiz (Tag/Nacht)	

2.3 Die Rolle von Überzeugungen

Die Behandlungsmethode des NCBT unterscheidet sich von anderen einschlägigen Methoden hauptsächlich durch die Betonung der Rolle von Kognitionen (Gedanken und Überzeugungen). Ich bin tatsächlich der Ansicht, dass Überzeugungen eine Schlüsselfunktion zukommt und dass sie bestimmen, wie störend ein Verhalten werden kann. Wir dürfen nicht vergessen, dass man die grundsätzlichen Überzeugungen eines Menschen oft auch dann noch identifizieren kann, wenn er verwirrt und durcheinander ist, und dass seine Überzeugungen das Verhalten auslösen und verstetigen. Tabelle 2-7 enthält einige Beispiele für gängige auslösende Überzeugungen; bitte beachten Sie, dass sie der Klassifikation des NCBT gemäß dargestellt sind, die in Kapitel 1, Tabelle 1-2 erörtert wird.

Wer diese Überzeugungen identifiziert und mit den Hintergrundinformationen verknüpft, ist eher in der Lage, die Bedürfnisse der Person zu verstehen. Manchmal ist die Kommunikationsfähigkeit der Person so stark

Tabelle 2-7: Mit herausforderndem Verhalten einhergehende Überzeugungen und Gedanken

Art des herausfordernden Verhaltens	Überzeugungen und damit zusammenhängende Gedanken
Antriebslosigkeit	Hoffnungslosigkeit, Negativität, erlernte Hilflosigkeit: «Ich bin eine Null.»; «Es ändert sich doch nichts, ich brauche mich gar nicht erst zu bemühen.»; «Sie hören eh nie auf meine Wünsche.»
Reaktion auf das Gefühl der Bedrohung	1. Person fühlt sich verletzlich: «Ich fürchte mich, wo bin ich denn überhaupt?»; «Dieser Kerl hält sich wohl für meinen Ehemann.»
	2. Person fühlt sich ungerecht behandelt und reagiert aggressiv: «Sie behandeln mich respektlos.»; «Ich muss mich verteidigen. Das lass' ich mir nicht gefallen!!»
Suche nach Informationen	Person sucht etwas, will Zusammenhänge begreifen: «Mal sehen, wo ich hier eigentlich bin.»; «Wenn ich hier durchgehe, finde ich vielleicht raus, wo ich bin.»; «Ich werde sie einfach fragen, wo ich bin.»
Enthemmung	Impulsivität und egozentrisches Denken: «Ich will es, aber sofort!»; «Sie hat schöne Brüste»; «Ich will mein Essen, und zwar jetzt.»
schlechte Anpassung an das Umfeld	Person fühlt sich in der Umgebung nicht wohl: «Wäre ich doch nicht hier!»; «Hier stinkt's.»; «Die Leute hier sind alle so alt und komisch.»

eingeschränkt, dass es schwierig ist, ihre Gedanken zu erkennen. In solchen Fällen sollten gerontopsychiatrische Fachleute und Pflegepersonal zusammenwirken und Vermutungen über die Grundüberzeugungen anstellen. Die Methode, Hypothesen aufzustellen, wird in Kapitel 6 vorgestellt.

Für die Sammlung von Informationen über kausale Faktoren stehen uns verschiedene Assessment-Instrumente zur Verfügung. Einige dieser Skalen und Verfahren werden im nächsten Abschnitt erklärt.

2.4 Messinstrumente

In den folgenden Ausführungen stelle ich einige Instrumente vor, die helfen, kausale Faktoren zu erkennen. Tabelle 2-8 enthält Beispiele von Skalen zum Assessment von Merkmalen, die im ersten Abschnitt dieses Kapitels vorgestellt wurden. Für einen Gesamtüberblick über zweckdienliche Skalen siehe Moniz-Cook und Mitarbeiter, 2008a. Die Tabellen 2-9 bis 2-11, auf die teilweise in Tabelle 2-8 hingewiesen wird, werden am Ende dieses Kapitels abgebildet.

Über diese Skalen hinaus gibt es eine Reihe anderer nützlicher Instrumente zum Assessment von herausforderndem Verhalten. Am relevantesten sind Skalen zur Identifikation von Typ und Wesen des herausfordernden Verhaltens. Viele Assessment-Instrumente dieser Gruppe sind für den Einsatz im Pflegealltag zu umfassend und zeitaufwändig. Drei sind dafür jedoch gut geeignet: das Neuropsychiatric Inventory (NPI), das Cohen-Mansfield Agitation Inventory (CMAI, Cohen-Mansfield et al., 1989) und die Challenging Behaviour Scale (CBS, Moniz-Cook et al., 2001b).

Das NPI erfasst mit zwölf Unterskalen zehn herausfordernde Verhaltensweisen und zwei neurovegetative Zustände. Die Eingangsfrage jeder Unterskala gilt dem Vorhandensein von Symptomen. Wird sie positiv beantwortet, fährt die Informantin/der Informant mit der Skala fort; sind die Symptome nicht vorhanden, geht sie oder er zum nächsten Symptomkomplex. Häufigkeit und Schwere der Symptome im Monat vor der Befragung werden ermittelt und dann zur Bestimmung des Schweregrads multipliziert. Eine der für klinische Zwecke am besten geeigneten Versionen dieser Skala ermittelt auch die Belastung pflegender Angehöriger (engl.: *carer distress*) (Cummings et al., 1994; Kaufer et al., 1998).

Es gibt mindestens fünf Versionen des CMAI (die Kurzform hat 12 Items, die Langform 29 Items). Agitation wird in vier Untertypen einge-

Tabelle 2-8: Herausforderndes Verhalten einschätzen und messen – Methoden und Instrumente

Thema	Messmethoden und Assessment-Instrumente
Kognition und Neuropsychologie	Die generelle kognitive Leistungsfähigkeit wird meist mit dem MMSE und ADAS-cog. gemessen. Manchmal werden auch allgemeine neuropsychologische Messungen vorgenommen, z. B. ACE-R, CDRS. Spezifische Messungen sind die Regel, insbesondere Assessments der Fertigkeiten (z. B. BADS). **Tabelle 2-9** stellt eine in Newcastle entwickelte Skala zum Assessment der Frontallappenfunktionen vor. Computertomographien sind oft hilfreich, insbesondere CT, DAT und SPECT zur Identifikation funktionseingeschränkter Bereiche.
Medikamente	Es wird empfohlen, genau zu dokumentieren, mit welchen Medikamenten die Person früher behandelt wurde und welche sie derzeit bekommt. Älteren Menschen werden aufgrund ihrer geistigen und körperlichen Gesundheitsprobleme tendenziell viele Medikamente verschrieben. Unerwünschte Nebenwirkungen werden leicht übersehen oder anderen Ursachen zugeschrieben, wenn versäumt wird, die Medikation genau zu dokumentieren und zu überwachen.
körperliche Beschwerden	Die Überwachung der Vitalzeichen ist Standard (Blutbild, Blutdruck, Elektrolyte, Temperatur, Infektionszeichen). Besonders wichtig ist das Schmerz-Assessment, was aber bei Menschen mit Demenz schwierig ist (ADD, Cohen-Mansfield und Lipson, 2002). In der Übersichtsstudie von Stolee et al. (2005) wird der Einsatz von DisDat und Pain Behavior Measure empfohlen. Ein weiteres Instrument ist die Barthel-Skala zur Einschätzung der Aktivitäten des täglichen Lebens (Barthel ADL-Skala). Ein derzeit vom Newcastle Challenging Behaviour Team entwickeltes Screening-Instrument wird in **Tabelle 2-10** vorgestellt.
Wahrnehmungsdefizite	Im Laufe der vergangenen Jahre hat die Forschung festgestellt, dass eine Verbindung besteht zwischen Sinnesdefiziten (Geruchssinn, Sehkraft, Gehör) und dem Abbau kognitiver Fähigkeiten («cognitive decline») (Garter et al., 2008). In der Praxis wird oft nicht erkannt, dass Kommunikationsprobleme auf Probleme mit den Augen oder dem Gehör zurückzuführen sind. Bei Verdacht können die entsprechenden Fachleute helfen.
geistiger Gesundheitszustand	Die Cornell Depression Scale und DMAS sind geeignete Instrumente zum Assessment affektiver Probleme von Menschen mit Demenz. Auch das RAID ist ein gutes einfaches Instrument zum Assessment von Angst. Mit Hilfe des rAQ können Leute eingeschätzt werden, die bereits seit langer Zeit Sozialängste und Kommunikationsprobleme haben und ihr Leben nur mit Hilfe fester Routinen bewältigen konnten.
Pflegepraktiken	Das DCM eignet sich zur Untersuchung der Interaktionen von Pflegenden und von Themen, die mit dem Wohlbefinden ihrer Kundinnen/Kunden zu tun haben. Auch das QUIS ist ein gutes Beobachtungsinstrument, das die positiven und negativen Interaktionen zwischen Pflegenden und Gepflegten untersucht.

Tabelle 2-8: Fortsetzung

Thema	Messmethoden und Assessment-Instrumente
Überzeugungen/ Emotionen	Die Überzeugungen und Emotionen der Klientinnen und Klienten werden mit Hilfe von Verhaltensbeobachtungsbögen ermittelt (s. Abb. 2-1). Eine förmlichere Skala, um die Überzeugungen und Emotionen der Klienten zu erfassen, wird derzeit vom Newcastle Challenging Behavior Team entwickelt (s. Abb. 2-2). Es stehen mehrere Skalen zur Verfügung, um die Überzeugungen und Einstellungen der Pflegenden über/zu Menschen mit Demenz zu untersuchen: Formal Caregiver Attribution Inventory (Fopma-Loy, 1991; Shirley, 2005) und die Controllability beliefs scale (Dagnan et al., 2004).

Schlüssel: ADAS-cog (Alzheimer's Disease Assessment Scale-cognitive sub-scale); ACER (Addenbrooke's Cognitive Examination Revised, Mioshi et al., 2006); ADD (Assessment of Discomfort in Dementia Scale, Kovach et al., 1999); rAQ (Relatives autism quotient, Baron-Cohen et al., 2001); BADS (Behavioural Assessment of the Dysexecutive Syndrome, Wilson et al., 1997); Barthel ADL (Mahoney/Barthel, 1965); CDRS (Clinical Dementia Rating Scale, Hughes et al., 1982); Cornell depression scale (Alexopoulos et al., 1988); CT (Computerised tomography [Computertomographie]); DAT (Dopamine transporter scan); DCM (Dementia care mapping, Kitwood/Brendin, 1992); DMAS (Dementia Mood Assessment Scale, Sunderland et al., 1998); DisDat (Discomfort in Dementia of Alzheimer's Type, Hurley et al., 2001); MMSE (Folstein et al., 1975); MRI (Magnetic resonance imaging); QUIS (Quality of interactions schedule, Dean et al., 1993); PBM (Pain Behaviour Measure, Keefe/Block, 1982); RAID (Rating Anxiety in Dementia, Shankar et al., 1999); SPECT (Single-photon emission computed tomography [Einzelphotonen-Emissionscomputertomographie]).

teilt: körperlich nichtaggressives und körperlich aggressives Verhalten, verbal nichtaggressives und verbal aggressives Verhalten. Der Fragebogen wird bei einem Zweiergespräch mit einer Gesundheitsfachperson ausgefüllt.

Die CBS mit 25 Items dient der Erfassung von Verhaltensweisen (Häufigkeit des Vorkommens, Frequenz, Schwere- und Belastungsgrad), die für die Gesundheitsfachperson ein Problem darstellen, die die betroffene Person betreut. Die gute Validität und Reliabilität dieser Skala ist belegt; die Fragen werden von den Gesundheitsfachpersonen mit Unterstützung von spezialisierten Gesundheitsfachpersonen beantworten. Johnson und Mitarbeiter (2008) beschreiben auf hilfreiche und umfassende Weise sieben für das Assessment von Aggression geeignete Skalen. Ihr Artikel zeigt auf, was bei der Wahl einer Skala zu beachten ist.

Für einen Überblick über weitere relevante Skalen siehe Ballard und Mitarbeiter (2001), Burns und Mitarbeiter (1999) sowie Neville und Bryne

(2001). Dabei ist zu beachten, dass viele der dort beschriebenen Skalen überwiegend in der Forschung, weniger im klinischen Alltag eingesetzt werden. Die Abbildungen 2-1 und 2-2 präsentieren zwei bewährte, praxistaugliche, vom NCBT benutzte Erhebungsinstrumente zur Sammlung beschreibender Informationen über problematische Verhaltensformen. Die erste Skala ist ein Standard-ABC-Verhaltensbeobachtungsbogen zur Erfassung des Verhaltens, wobei insbesondere die Emotionen des Klienten oder der Klientin aufgezeichnet werden.

Abbildung 2-2 veranschaulicht eine neuere Entwicklung, nämlich den Versuch, das Pflegepersonal empathisch auf die Überzeugungen ihrer Schützlinge einzustimmen. Auf dem Deckblatt des Dokuments werden folgende Instruktionen gegeben:

Instruktionen für das Verhaltensraster

Schritt 1: Identifizieren Sie die Art des herausfordernden Verhaltens.

Schritt 2: Nennen Sie die Einzelheiten des Vorfalls, und zwar in zwei Schritten: Informieren Sie zuerst über das herausfordernde Verhalten, dann beschreiben Sie genau, wie andere Personen auf das Verhalten *reagiert* haben und was daraufhin geschah.
Herausforderndes Verhalten des Klienten/der Klientin → Reaktionen anderer auf dieses Verhalten und Folgen

Schritt 3: Identifizieren Sie mit Hilfe der «Ursachentabellen» [wie in den Tabellen 2-1 bis 2-6] die Gründe für die herausfordernden Verhaltensweisen.

Schritt 4: Versetzen Sie sich in die Lage des Klienten/der Klientin. Versuchen Sie zu erraten, was er oder sie sich dabei gedacht hat und wie diese Gedankengänge und Überzeugungen schließlich zum herausfordernden Verhalten geführt haben.

Schritt 5: Bedienen Sie sich Ihres Wissens über den Klienten/die Klientin und Ihres Wissens über das Setting, um mit geeigneten *Problemlösungsstrategien* die beste Art des Umgangs mit dem herausfordernden Verhalten zu ermitteln.

Verhaltensbeobachtungsbogen für (Name): ....

Zielverhalten ....
Bitte zeichnen Sie jede einzelne Episode dieses Verhaltens auf (tagsüber/nachts).
Ziel – Aufzeichnung von Häufigkeit und Begleitumständen der Zwischenfälle

Datum und Uhrzeit	Was hat die Person kurz vor dem Zwischenfall getan? (**A** – *antecent* – Vorgeschichte)
Wo hat der Zwischenfall stattgefunden?	
Welche Pflegenden waren anwesend (Initialen)	Was haben Sie beobachtet? (**B** – *actual behaviour*, tatsächliches Verhalten)
Was hat die Person während des Zwischenfalls gesagt?	
Welchen Eindruck machte die Person während des Zwischenfalls (mehr als ein Häkchen möglich)	
ängstlich ❏ gereizt ❏ ärgerlich ❏ glücklich ❏ besorgt ❏ körperlich unwohl ❏ deprimiert ❏ traurig ❏ erschrocken ❏ unruhig ❏ frustriert ❏ verzweifelt ❏ gelangweilt ❏ zufrieden ❏	
Wie wurde die Situation entschärft? (**C** – *Consequences*, Konsequenzen/Folgen)*	

A – *Antecedents*. Die Vorgeschichte umfasst Dinge, die sich ereignet haben, kurz bevor das Verhalten aufgetreten ist, und möglicherweise Auslöser gewesen sind.

B – *Behaviours*. Verhaltensweisen sind Tatsachen und/oder Handlungen, die das Pflegepersonal beobachtet hat. Pflegende sollen lernen, das Verhalten nicht zu interpretieren, sondern sachlich und genau zu berichten.

C – *Consequences*. Konsequenzen sind die Reaktionen anderer auf das störende Verhalten. Durch eine Analyse dieses Aspekts lässt sich ermitteln, was die Person mit ihrem Verhalten möglicherweise erreicht. Indem man die Folgen untersucht, wird auch klar, ob das Verhalten nicht vielleicht unabsichtlich verstärkt wird.

* Die Antworten liefern dem Therapeuten/der Therapeutin Anregungen für mögliche Interventionen und Hinweise auf Gesundheitsfachpersonen, die mit der Situation gut (oder nicht so gut) zurechtkommen.

Abbildung 2-1: Verhaltensbeobachtungsbogen zur Dokumentation des Verhaltens bestehend aus ABC-Analyse und Elementen des Newcastle-Ansatzes (Beispiel)

Art des herausfordernden Verhaltens	Beschreibung des herausfordernden Verhaltens einschließlich der Reaktionen der Gesundheitsfachpersonen auf das Verhalten		Ursachen für das herausfordernde Verhalten	Gedanken der Person, die das herausfordernde Verhalten ausgelöst hat	Lösungsvorschläge
	herausforderndes Verhalten	Reaktionen anderer auf das herausfordernde Verhalten und die Konsequenzen			

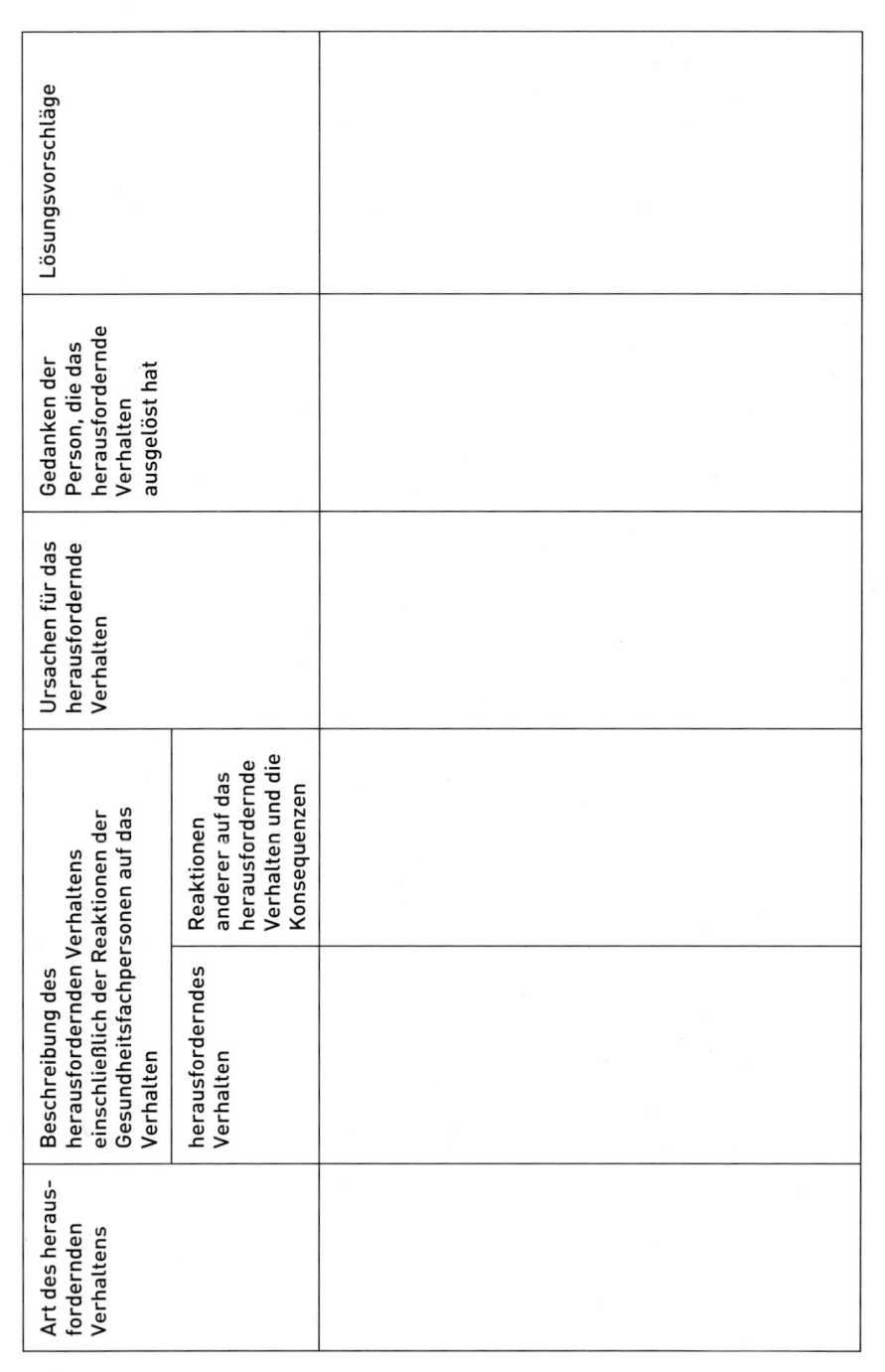

Abbildung 2-2: Herausforderndes Verhalten – leeres Raster zur Dokumentation von Verlauf, Reaktion der Gesundheitsfachperson und Überzeugungen/Gedankengängen (ergänzt durch ein ausgefülltes Beispiel)

Art des herausfordernden Verhaltens	Beschreibung des herausfordernden Verhaltens einschließlich der Reaktionen der Gesundheitsfachpersonen auf das Verhalten		Ursachen für das herausfordernde Verhalten	Gedanken der Person, die das herausfordernde Verhalten ausgelöst hat	Lösungsvorschläge
	herausforderndes Verhalten	Reaktionen anderer auf das herausfordernde Verhalten und die Konsequenzen			
Aggression	Peter legte seine Hand auf Marys Schulter und lud sie ein, neben ihm Platz zu nehmen.	Pflegende forderte Peter auf, Mary in Ruhe zu lassen, und zog seine Hand von Marys Schulter. Daraufhin schlug Peter die Pflegende ins Gesicht.	Peter ist dement und verwechselt deshalb Mary mit seiner Frau. Er ärgert sich, weil sie nicht mit ihm zusammen sein will. Wenn die Pflegende seine Hand von Marys Schulter nimmt, wird er wütend, weil sich jemand einmischt.	Sie ist meine Frau und sollte mir gehorchen. Wenn die Pflegende Peters Hand wegnimmt ... Lass mich in Ruhe, misch dich nicht in meine Angelegenheiten mit meiner Frau ein.	1. Mary hat derzeit Ähnlichkeit mit seiner Frau. Bitten Sie die Friseurin, ihr die Haare zu färben und eine andere Frisur zu machen. 2. Lassen Sie sich Fotos seiner Frau bringen und orientieren Sie Peter immer wieder auf das Bild seiner Frau hin. 3. Lenken Sie Peter ab, z. B. indem Sie ihn bitten, Ihnen beim Öffnen eines Glases zu helfen, und lassen Sie Mary unterdessen außer Sichtweite bringen.

Abbildung 2-2: Fortsetzung (ausgefülltes Beispiel)

Tabelle 2-9: Frontallappenfunktionen

Problem	praktische Beschreibung des Problems
Perseveration	ständiges Wiederholen von Handlungen oder Aussagen
Unfähigkeit, Reaktionen zu unterdrücken	unfähig, aggressive oder sexuelle Handlungen/Aussagen zu kontrollieren, obschon sie für die Person untypisch sind
Dinge sagen, die andere verletzen	macht unfreundliche Bemerkungen über andere, die diese provozieren oder verletzen können
impulsive Handlungen und Emotionen	plötzlich etwas Gefährliches oder Riskantes tun – «aus heiterem Himmel», Gefühlsausbruch
beeinträchtigtes Kurzzeitgedächtnis/Arbeitsgedächtnis	sich nicht mehr genau erinnern können, was am gleichen Tag geschehen ist (z. B. Frühstück, Tätigkeiten etc.)
erkennt Gegenstände, weiß sie aber nicht zu benutzen	einen Gegenstand zwar benennen, aber nicht mehr zeigen können, wie er benutzt wird (z. B. Person ist zwar in der Lage, eine Gabel zu bezeichnen, weiß aber nicht, wie sie benutzt wird)
Fixierung auf Personen oder Tätigkeiten	immer auf Personen oder Dinge achten, darüber sprechen, sie berühren; repetitive Handlungen oder Tätigkeiten
beeinträchtigte Entscheidungsfähigkeit	unfähig zu entscheiden, was als Nächstes zu tun ist (z. B. Person kann nicht sagen, was sie anziehen möchte, oder kann sich bei den Mahlzeiten nicht zwischen den einzelnen Speisen entscheiden)
beeinträchtigte Planungsfähigkeit	unfähig herauszufinden, wie man ein Problem löst. Die Person weiß beispielsweise nicht, wo sie anfangen soll, wenn ein Problem auftaucht, oder verkennt die Natur des Problems (z. B. nimmt Sachen nicht vom Tisch, bevor sie neue dazu stellt; erkennt nicht, dass es hilfreich wäre, vor dem Einkaufen eine Einkaufsliste zu schreiben)
beeinträchtigte Ablaufplanung	unfähig, Handlungen in der logischen Reihenfolge durchzuführen (z. B. sich in logischer Reihenfolge anzukleiden oder beim Stuhlgang zuerst die Unterhosen herunterzulassen und dann erst den Darm zu entleeren)
Beeinträchtigung des abstrakten Denkvermögens	unfähig, abstrakt zu denken; Gespräche werden wörtlich verstanden (hört z. B. «Das ist doch Jacke wie Hose» und meint, es gehe um Kleidungsstücke)
Konfabulation	Gedächtnislücken werden gerne mit Geschichten ausgefüllt und/oder betroffene Person reimt sich Erklärungen zusammen
fehlende Einsicht	Person ist sich ihrer aktuellen Schwierigkeiten und Einschränkungen nicht bewusst, auch nicht der damit einhergehenden Gefährdungen (z. B. erkennt nicht, dass sie deshalb nicht mehr selbstständig zu Hause leben kann)

Tabelle 2-9: Fortsetzung

Problem	praktische Beschreibung des Problems
Konzentrationsschwäche	kann sich nicht längere Zeit auf etwas konzentrieren (z. B. auf eine Fernsehsendung, ein Buch); richtet die Aufmerksamkeit schnell auf etwas anderes
Ablenkbarkeit	lässt sich leicht ablenken durch Vorgänge in der Umgebung und verliert das Interesse an einer Aufgabe, wenn sie von irgendetwas oder irgendwem unterbrochen wird (z. B. einem Geräusch)
verflachte Emotionen/Apathie	Person zeigt keine emotionale Reaktion, selbst wenn sie provoziert wird
Euphorie	ist völlig begeistert und/oder lacht unangemessen laut heraus

Schlüssel: Jedes Item wird auf einer Skala von 1 bis 5 eingestuft (von «Verhalten völlig untypisch für die Person» bis «Verhalten sehr typisch für die Person»)

Tabelle 2-10: Einige der möglichen Ursachen für herausforderndes Verhalten, die bei der Überweisung überprüft werden

Schlüsselbereich	Art des Problems	Beispiel des Problems, das herausforderndes Verhalten auslösen kann
altersbedingte Probleme	sensorische Einbußen	nachlassende Sehkraft, nachlassendes Gehör
	Schmerzen	Arthritis, Zahnschmerzen
physiologische und physische Probleme	Delir	Verwirrtheit
	Obstipation	Unbehagen, unsicherer Gang, Reizbarkeit
	Anfälle	Verwirrtheit
	vaskuläre Ereignisse	plötzlicher Leistungsabfall
	Infektionen	Harnwegsinfekt, Zellulitis
	Diabetes	schwankende Einsichtsfähigkeit/Leistungen
	Krebserkrankung	Gehirnmetastasen
	Schilddrüsenerkrankung	Überfunktion (agitiert), Unterfunktion (verwirrt)
psychische Gesundheitsprobleme	Psychose	Halluzinationen, Wahnvorstellungen
	Depression	Reizbarkeit, Labilität, Schlafprobleme
	Angst	Suche nach Schutz/Sicherheit
	andere Erkrankungen	Zwangserkrankung, Sozialphobie, Trauma
Medikamente	Neuroleptika	Verwirrtheit
	Benzodiazepine	Übersedierung
	Parkinson-Medikamente	Hypersexualität
	Schmerzmittel	Obstipation
	Statine	Agitiertheit
Umgebung	Verwirrtheit, Desorientierung, Langeweile	Lärm, grelles Licht, Gerüche, Gedränge
prämorbide Persönlichkeit	Temperament und Entwicklung	Lernbehinderung, Autismus, schwieriger Charakter

Tabelle 2-11: Kognitive Beeinträchtigungen als mögliche Ursachen für herausforderndes Verhalten

Kognitiver Schlüsselbereich	Art der Schwierigkeit
Gedächtnisprobleme	Neue Informationen können nicht gespeichert werden (Defizite des Kurzzeitgedächtnisses), weshalb Dinge, die kurz zuvor gesagt oder getan wurden, vergessen werden.
	Wiedererkennungsprobleme, Gegenstände oder Personen werden falsch erkannt
Schädigungen des Frontallappens	Impulsivität, Enthemmung, Apathie
	beeinträchtigte Ablaufplanung, beeinträchtigte Planungs-, Urteils-, Entscheidungsfähigkeit (s. Tab. 2-9)
beeinträchtigte Orientierung	kann das Datum, das eigene Alter und/oder den aktuellen Aufenthaltsort nicht nennen
mangelnde Einsichtsfähigkeit	Person ist sich des Ausmaßes der eigenen Probleme oder der Unfähigkeit, selbst für sich zu sorgen, nicht bewusst, weshalb sie sich möglicherweise in Gefahr begibt
mangelnde Aufmerksamkeit/ Konzentration	kann sich nicht konzentrieren, ist leicht ablenkbar
mangelhafte Regulierung von Emotionen	lacht übertrieben oder ist weinerlich
Schwierigkeiten, Bedürfnisse mitzuteilen	versteht schlecht und kann sich schlecht ausdrücken, was zu Frustration und Agitation führt

Anmerkung: Ein vollständiges Assessment durchzuführen bedeutet, die Lebensgeschichte und den Lebensstil der Person zu ermitteln und Verhaltensprobleme detailliert zu analysieren. Einige der oben genannten Bereiche bedürfen möglicherweise eines gründlicheren Assessments.

3 Herausforderndes Verhalten mit psychotropen Medikamenten behandeln

3.1 Einführung

Risperidon, ein atypisches Neuroleptikum (Antipsychotikum), ist das einzige zugelassene psychotrope Arzneimittel zur Behandlung herausfordernder Verhaltensweisen. Doch selbst dieses Medikament sollte nur Menschen verabreicht werden, die an einer mittleren bis schweren Alzheimer-Erkrankung leiden und mit ihrem anhaltend aggressiven Verhalten sich oder andere gefährden. (Dies ist auch in Deutschland so. [Anm. d. Hrsg.]) Der Einsatz ist nur zeitlich begrenzt (sechs Wochen) zulässig und setzt voraus, dass vorher nichtpharmakologische Behandlungsversuche unternommen wurden. Setzt ein Arzt oder eine Ärztin also ein anderes Medikament als Risperidon ein, verschreibt er oder sie es ohne Zulassung; bei der Anwendung solcher Medikamente ist deshalb Vorsicht geboten. Die Verschreibungspraxis in diesem Bereich war bislang jedoch weder von Vorsicht noch von Zurückhaltung geprägt (Ballard et al., 2009). Holland (2008) zufolge war es lange Zeit üblich, Neuroleptika übermäßig und unsachgemäß einzusetzen; die Logik dabei war, dass jemand, der aggressiv ist und/oder schreit, «beruhigt» werden muss. Viele große Übersichtsstudien (Ballard et al., 2009; Sink et al., 2005; Schneider et al., 2005), nationale Richtlinien (National Dementia Strategy for England, DoH, 2009) und Berichte der britischen Regierung (All-Party Parliamentary Group on Dementia, 2008; Banerjee, 2009) bestätigen die Ansicht, dass Medikamente zur Beruhigung und Sedierung übermäßig oft verschrieben wurden. Ungeachtet solcher Vorbehalte und Bedenken darf aber keinesfalls vergessen werden, dass Medikamente bei der Behandlung von herausforderndem Verhalten eine außerordentlich wichtige Rolle spielen, und zwar besonders dann, wenn sie zur Behandlung der Ursachen (Schmerzen, Anfälle, Infektionen, Depressionen, Psychosen) des Verhaltens eingesetzt werden und ihr Einsatz gemäß dem in Kapitel 1, Abbildung 1-2 dargestellten Management-Protokoll erfolgt.

Am Ende dieses Kapitels wird die Leserschaft folgende Dinge gelernt und erkannt haben:

- die verschiedenen Arten der zur Behandlung von herausforderndem Verhalten eingesetzten psychotropen Medikamente und ihre wichtigsten Nebenwirkungen
- Die Beweisgrundlage für den Einsatz der einzelnen Arzneimittelgruppen ist schwach.
- Verschiedene Leitlinien beeinflussen die Verschreibungspraxis.
- Es gibt Alternativen zur Medikation, allerdings fehlt es weitgehend an Empfehlungen über ihren Einsatz.

3.2 Allgemeines

Der Einsatz psychotroper Arzneimittel zur Behandlung von herausforderndem Verhalten ist in jüngerer Zeit häufig thematisiert worden, weil vermehrt Befunde vorliegen, die ihre Wirksamkeit in Frage stellen, sowie wegen ihrer besorgniserregenden Nebenwirkungen. Tatsächlich fragt man sich heute, ob solche Medikamente, besonders Neuroleptika, tatsächlich zum Wohle der Patienten und Patientinnen verabreicht werden (Mental Capacity Act, 2005). Diese Vorbehalte führen dazu, dass man Rechtsstreitigkeiten befürchtet und sich auf Beschwerden von Angehörigen und Patientenfürsprechern gefasst machen muss.

Die Verschreibung von Medikamenten war auf diesem Gebiet schon immer schwierig, was teilweise mit dem verlangsamten Stoffwechsel im Alter zu tun hat, wodurch bereits geringe Dosen eine höhere Toxizität entwickeln. Die meisten problematischen Nebenwirkungen sind jedoch auf die starken arzneimitteltypischen Auswirkungen einiger dieser Medikamente auf den menschlichen Körper zurückzuführen. Polypharmazie ist ebenfalls ein Problem, weil vielen alten Menschen mehrere Medikamente gegen ihre verschiedenen physischen und psychischen Beeinträchtigungen verschrieben werden. Polypharmazie innerhalb der gleichen Arzneimittelgruppe gibt ebenfalls Anlass zu wachsender Sorge. So widmete sich beispielsweise vor Kurzem eine Ausgabe der Fachzeitschrift *The Psychiatrist* (Taylor, 2010) der überwiegend berechtigten Kritik an der Praxis, mehrere Neuroleptika gleichzeitig zu verordnen. Was Verschreibungen für Menschen mit Demenz angeht, so ist die Situation ziemlich komplex, weil manche Beeinträchtigungen (z. B. Schmerzen und Depressionen) zu selten diagnostiziert und unzureichend, andere dagegen mit übermäßig vielen Medikamenten therapiert werden (z. B. herausforderndes Verhalten). Doch damit nicht genug: Die Situation wird zusätzlich kompliziert und verdüstert durch die zahlreichen Berichte über Fehlverschreibungen und die fehlerhafte Verabreichung von Medikamenten, insbesondere in stationären Pflegeeinrichtungen (Barber, 2009). Barber hat in seiner Untersuchung festgestellt, dass 70 % der Bewohnerinnen und Bewohner von Pflegeheimen mindestens einmal einen entsprechenden Fehler erlebt haben, meist einen Fehler bei der Verabreichung, Verteilung oder Verschreibung eines Arzneimittels. Für die Fehler wurden folgende Gründe genannt: Der Arzt/die Ärztin war nicht erreichbar oder kannte die Bewohnerin/den Bewohner nicht; hohe Arbeitsbelastung des Personals; nicht ausreichend ausgebildetes Personal oder nicht ausreichend fachkundige Apotheker; mangelhafte Teamarbeit oder mangelhafte Dokumentation. Als besonders verbesserungswürdig gilt die Verschreibungspraxis der Ärzteschaft in der Primärversorgung (z. B. Hausärzte/Hausärztinnen), der nicht wie den Kollegen und Kolleginnen im Krankenhaus ein Unterstützungssystem, Expertenwissen und größere Ressourcen zur Verfügung stehen. So kommt es, dass angesichts der Komplexität des Sachverhalts, der Angst vor Todesfällen und juristischen Auseinandersetzungen manche Allgemeinärzte/Allgemeinärztinnen nicht mehr bereit sind, im Falle herausfordernder Verhaltensweisen Verschreibungen vorzunehmen.

3.3 Psychotrope Medikamente zur Behandlung herausfordernder Verhaltensweisen

Im Folgenden werden die wichtigsten Medikamente zur Behandlung von herausforderndem Verhalten kurz vorgestellt und beschrieben; anschließend folgen zu jeder Medikamentengruppe einige Anmerkungen (s. **Tab. 3-1**).

3.3.1 Neuroleptika

Etwa 30–40 % aller von Demenz betroffenen Bewohnerinnen und Bewohner von Pflegeheimen entwickeln irgendwann im Verlauf ihrer Erkrankung Wahnvorstellungen oder Halluzinationen, die manchmal nur kurz anhalten und spontan wieder verschwinden. In den meisten Fällen

Tabelle 3-1: Medikamente zur Behandlung herausfordernden Verhaltens

Medikament	beabsichtigte Wirkung
Neuroleptika (auch Antipsychotika genannt): • *typische* (z. B. Haloperidol, Chlorpromazin, Promazin • *atypische* (z. B. Quetiapin, Amisulprid, Risperidon, Olanzapin)	Mit diesen hochpotenten Medikamenten werden Psychosen behandelt, sie gelten aber auch als hilfreiche Mittel zur Eindämmung von Aggressionen und von Agitation als Folge von demenzbedingten Halluzinationen und Wahnvorstellungen. Die «typischen» sind ältere Medikamentenklassen mit tendenziell stärkeren Nebenwirkungen als die «atypischen», neueren, weniger sedierend wirkenden Medikamente. Neuroleptika sollen bei bestimmten Demenztypen nicht eingesetzt werden, etwa bei Lewy-Körperchen-Demenz, wegen ihrer potenziellen schweren Nebenwirkungen.
Benzodiazepine/Sedativa (z. B. Lorazepam, Diazepam, Nitrazapam, Temazepam)	Medikamente mit beruhigender und schlaffördernder Wirkung, die oft eingesetzt werden, wenn psychotische Merkmale fehlen. Sie sind nur kurzzeitig wirksam und problematisch, weil sie Abhängigkeit und Stürze verursachen können.
Antidepressiva (z. B. Citalopram, Trazodon, Sertralin, Mirtazapin)	zur Behandlung von Apathie und Depression (leichtere Formen) geeignete Medikamente; werden auch zur Behandlung von herausforderndem Verhalten eingesetzt, wegen der beruhigenden Wirkungen bestimmter Antidepressiva.
Antikonvulsiva (z. B. Carbamazepin, Valproinsäure, Gabapentin)	Anti-Epileptika dämpfen die exzessiven Entladungen zerebraler Neuronen und stellen die normale Gehirnfunktion wieder her.
Antidementiva, wie etwa Cholinesterase-Hemmer (z. B. Donezepil, Rivastigmin, Galantamin) und Memantin	Medikamente, die ursprünglich eingesetzt wurden, um den Abbau kognitiver Fähigkeiten («cognitive decline») demenzkranker Menschen zu verlangsamen und ihre kognitive Leistungsfähigkeit zu stärken. Es gibt vorläufige Hinweise auf ihre Wirksamkeit bei Verhaltensproblemen. Cholinesterase-Hemmer sind offenbar bei Apathie, Memantin ist bei Erregungszuständen hilfreich.

fortdauernder Symptome besteht die richtige Behandlung darin, für kurze Zeit ein Neuroleptikum zu verabreichen. Leider ist es tendenziell aber so, dass diese starken Beruhigungsmittel auch verordnet werden, wenn keinerlei Anzeichen einer Psychose vorhanden sind, und, einmal verschrieben, werden sie oft nicht wieder abgesetzt. So wurden beispielsweise vor dem Erlass entsprechender Richtlinien im Jahre 1987 etwa 43–55 % der Bewohnerinnen und Bewohner von Pflegeheimen in den USA mit Neuroleptika behandelt. In Großbritannien haben Untersuchungen von *Pflege*heimen ergeben, dass 24 % (McGrath/Jackson, 1996) respektive 36 % (Dempsey/Moore, 2005) der Bewohnerinnen und Bewohner solche Arzneimittel verordnet wurden. In *Wohn*heimen war die Verschreibungsrate mit 29 % ebenfalls hoch (Dempsey/Moore, 2005). Diese Zahlen sind angesichts der spärlichen Wirksamkeitsnachweise dieser Medikamente bei der Behandlung von herausforderndem Verhalten besonders besorgniserregend. Eine systematische Übersichtsstudie, die fünf gut dokumentierte Probemedikationen auswertete, ergab, dass der Einsatz atypischer Neuroleptika aufgrund ihrer geringen Wirksamkeit nur selten gerechtfertigt war (Lee et al., 2004). In einer jüngeren Arbeit (Ballard et al., 2009) wurde die Wirksamkeit hinsichtlich Agitation und Aggression überprüft und festgestellt, dass Neuroleptika langfristig zwar keine Besserung brachten (sechs Monate und mehr), jedoch einige Anzeichen für eine kurzzeitige Besserung von Aggressionen vorliegen. Banerjee (2009) hat vorgerechnet, dass nur 20 % der Personen (36 000 Fälle pro Jahr) tatsächlich von der Anwendung von Neuroleptika profitieren. Die Autorinnen und Autoren der verschiedenen Studien warnen auch deshalb vor dem Einsatz von Neuroleptika, weil diese erwiesenermaßen mit unerwünschten Nebenwirkungen einhergehen, beispielsweise mit einer höheren Mortalitätsrate, Sturzrisiken, Benommenheit, Parkinsonismus, Bewegungsstörungen, Überempfindlichkeitsreaktionen gegenüber einzelnen Wirkstoffen und einem beschleunigten Abbau intellektueller Fähigkeiten (McShane et al., 1997). Außerdem ist Thioridazin wegen seiner Kardiotoxizität bedenklich, während Risperidon und Olanzapin das Risiko von Schlaganfällen erhöhen (Schneider et al., 2005). **Abbildung 3-1** zeigt das Risikoprofil von Neuroleptika. Die Risiken lassen sich minimieren, indem man sich an die kleinstmögliche Dosis hält und genau beobachtet, wie viel Medikation tatsächlich benötigt wird.

Ballard et al. (2009, S. 249) legen eine Empfehlungsliste für den klinischen Einsatz dieser Arzneimittel vor, wobei eine Grundregel lautet: «Der Einsatz dieser Medikamente sollte sich auf die kurzzeitige Behandlung (bis zu zwölf Wochen) schwerer körperlicher Aggressionen beschränken.» Die

Nervensystem – Benommenheit, Fatigue, Schläfrigkeit, Übelkeit

- allgemeine Unruhe
- Knochenbrüche
- ruheloses Umhergehen (Wandering)
- Inkontinenz
- Parkinsonismus
- Depression
- Lebertoxizität
- Schlaganfall
- erhöhte Mortalität
- Kardiotoxizität
- Abbau kognitiver Fähigkeiten («cognitive decline»)
- Spätdyskinesie
- Obstipation
- Sexualstörung
- Gewichtszunahme
- Diabetes
- Mundtrockenheit

Von 1000 Personen, die über zwölf Wochen hinweg wegen ihres herausfordernden Verhaltens mit Neuroleptika behandelt werden, kommt es bei 91 bis 200 Personen zu einer Verbesserung. Es gibt jedoch auch: 10 Todesfälle, 18 vaskuläre Ereignisse (50 % davon schwer) und 60 bis 94 Personen mit Gangstörungen (Banerjee, 2009)

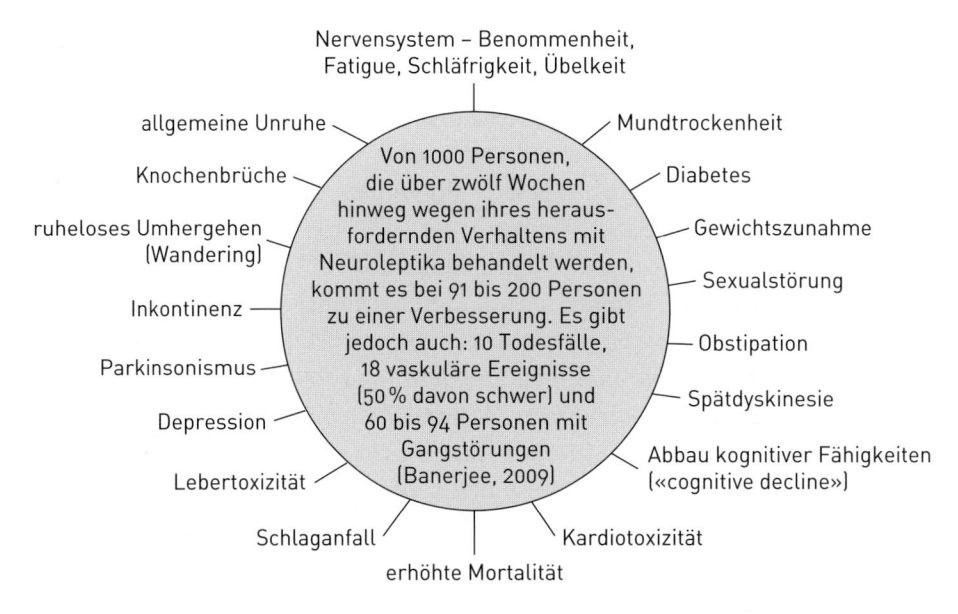

Abbildung 3-1: Nebenwirkungen der Neuroleptika

neueste nationale Richtlinie ist einer von der Regierung für den Minister of State for Care Services in Auftrag gegebenen Übersichtsstudie entnommen («Time for Action», Banerjee, 2009). Banerjee fordert eine Reduzierung von Neuroleptika-Verschreibungen und setzt dafür das ehrgeizige Ziel einer Reduzierung von bis zu 66 % innerhalb von 36 Monaten, beginnend im Januar 2010. Das Dokument enthält elf Empfehlungen, darunter den Ruf nach nationaler und lokaler Führung, einer systematischen Überprüfung von Medikationen, verbesserten Heimaufsicht und Inspektionsprozessen, Personalschulung, präventiven Strategien etc.

3.3.2 Benzodiazepine (Sedativa)

Benzodiazepine werden zur Behandlung von herausforderndem Verhalten verwendet, entweder alleine oder zusammen mit anderen Neuroleptika. Als sedierende Medikamente dienen sie meist der Reduzierung von Angstzuständen und Agitiertheit sowie der Schlafförderung. Sie wurden in jüngerer Zeit nachweislich verstärkt eingesetzt, was auf die zunehmende Kritik an Neuroleptika zurückzuführen ist (Bishara et al., 2009). Bishara und Mitarbeiter haben die Verschreibungspraktiken öffentlicher Gesundheitseinrichtungen (sog. «Trusts») in Großbritannien untersucht und festgestellt, dass Benzodiazepine zwar nicht als wirksamste Mittel gegen herausforderndes Verhalten gelten, auf manchen Stationen aber die am häufigsten eingesetzten Medikamente sind.

Es gibt zwar auch positive Berichte (Meehan et al., 2002), dennoch legen Fallgeschichten und anekdotische Darstellungen den Schluss nahe, dass Benzodiazepine bei Menschen mit Demenz Agitation, Verwirrtheit und Stürze provozieren können (Hogan et al., 2003; Wagner et al., 2004). Alles in allem sollte, Sink und Mitarbeitern (Sink et al., 2005) zufolge, bei der Behandlung von herausforderndem Verhalten auf Benzodiazepine verzichtet werden, insbesondere bei der Langzeitbehandlung. Diese Einschätzung entspricht einem vor Jahren (1998) vom Expert Consensus Panel for Agitation in Dementia veröffentlichten Bericht, der von der Verschreibung von Benzodiazepinen abrät, außer zur gelegentlichen kurzzeitigen Angstlinderung.

3.3.3 Antidepressiva

Apathische und depressive Menschen mit Demenz werden oft mit Antidepressiva behandelt, wobei man geltend machen könnte, dass dies in solchen Fällen womöglich zu selten geschieht. Eine Depression kann mit erhöhter Reizbarkeit und dem Abfall der Konzentrationsfähigkeit einhergehen und deshalb ein auslösender oder verstärkender Faktor des herausfordernden Verhaltens demenzkranker Menschen sein. Einige der neueren Antidepressiva eignen sich für die Behandlung von Schlaf- und Appetitstörungen, Ängsten und Zwangsverhalten. Bei der Wahl eines passenden Antidepressivums müssen die Symptommanifestationen sorgfältig analysiert und die potenziellen Wirkungen des Medikaments bedacht werden – auch die Nebenwirkungen, wie Magenverstimmung, Mundtrockenheit, Obstipation, Verschwommensehen, Gewichtszunahme und Diabetes.

Pollock und Mitarbeiter (Pollock et al., 2002) berichten, dass gewisse Psychosesymptome auf Antidepressiva ansprechen. Dieser Effekt ist vermutlich ein indirekter, weil viele Menschen mit einer Psychose zugleich depressive Züge aufweisen (Steinberg/Lyketsos, 2005). Die Studie von Pollock und Mitarbeitern war eine der wenigen randomisierten kontrollierten Studien, die nachgewiesen haben, dass herausforderndes Verhalten mit einem Antidepressivum (Citalopram) erfolgreich behandelt werden kann. Dieser Studie zufolge führte die Behandlung bei hospitalisierten Patientinnen und Patienten zu einer deutlichen Reduzierung der

Agitations- und Labilitätsgrade auf der Neurobehavioural Rating Scale (NRS) (Levin et al., 1987). Zusammenfassend ist aufgrund der Ergebnisse der systematischen Übersichtsstudie von Sink und Mitarbeitern (Sink et al., 2005), die fünf hochwertige Einzelstudien umfasste, der Schluss erlaubt, dass Antidepressiva bei herausforderndem Verhalten weitgehend wirkungslos sind, sofern keine Depression vorliegt; in einer jüngeren Übersichtsstudie von Ballard und Mitarbeitern (Ballard et al., 2009) wird allerdings erneut empfohlen, Agitation mit Citalopram zu behandeln.

3.3.4 Antikonvulsiva (Anti-Epileptika)

Diese Arzneimittel sind bei der Behandlung von herausforderndem Verhalten weniger üblich, werden aber eingesetzt, wenn es Anzeichen für gelegentliche Krampfgeschehen oder epileptische Anfälle gibt. In anderen Fällen sind sie offenbar wenig hilfreich (Sink et al., 2005), haben aber die gleichen problematischen Nebenwirkungen (z. B. Benommenheit) (Tariot et al., 2001; Sival et al., 2002). Porteinsson und Mitarbeiter (Porteinsson et al., 2001) haben zwischen den mit Valproinsäure behandelten Patientengruppen und Placebo-Gruppen keine Unterschiede gefunden, in der Gruppe der behandelten Personen jedoch unerwünschte Wirkungen wie Sedierung, Schwäche und Atemprobleme. Sink und Mitarbeiter (Sink et al., 2005) stellen in ihrer Übersichtsstudie fest, dass die drei randomisierten kontrollierten Studien, die den Einsatz von Valproinsäure untersucht hatten, einen Mangel an Wirksamkeit bei deren Anwendung aufzeigten (Sink et al., 2005). Eine aktuellere Antikonvulsiva-Studie stützt diese Ansicht (Ballard et al., 2009), bemerkt jedoch, dass es vorläufige Anhaltspunkte dafür gibt, dass Carbamazepin für die Behandlung von Agitation und Aggression geeignet sein könnte. Dabei ist anzumerken, dass die Verschreibung dieser Medikamente durchaus problematisch ist, weil sie toxisch sind und die Gefahr besteht, dass sie mit anderen Medikamenten, die bei alten Menschen häufig eingesetzt werden, negativ interagieren.

3.3.5 Antidementiva

Ballard und Mitarbeiter (Ballard et al., 2009) gehen in ihrer Übersichtsstudie davon aus, dass Agitation und Apathie mit Cholesterinasehemmern erfolgreich zu behandeln sind, abgesehen von ihrer normalen Rolle als

Kognitionsverbesserer. Als Beleg dafür werden eine Meta-Analyse zitiert (Trinh et al., 2003) sowie eine Entzugsstudie angeführt, die ergab, dass der Entzug von Donepezil Verhaltensprobleme signifikant verstärkt hat (Holmes et al., 2004). Dennoch wird diese Arzneimittelgruppe von der Jury nicht empfohlen, weil eine große randomisierte kontrollierte Studie im Zeitraum von zwölf Wochen hinsichtlich herausfordernder Verhaltensweisen keinerlei Verbesserung nachweisen konnte (s. Ballard et al., 2009).

Inzwischen gibt es einige ermutigende Ergebnisse mit Memantin, obschon fachgerecht durchgeführte randomisierte kontrollierte Studien bislang fehlen. Ballard und Mitarbeiter (Ballard et al., 2009) zufolge ist Memantin bei manchen Personen mit Erregungszuständen möglicherweise eine wirksame Alternative für die Gabe von Neuroleptika. Vielleicht kommt der Optimismus jedoch ein wenig verfrüht, weil viele der Daten, die derzeit für den Einsatz dieses Medikaments sprechen, dem Datenpool verschiedener Studien entnommen sind (Gauthier et al., 2005; McShane et al., 2006).

Bitte beachten Sie, dass der Fokus dieser Übersicht auf psychotropen Arzneimitteln liegt, doch auch andere Medikamente das Wohlbefinden der Klientinnen und Klienten zu erhalten vermögen. Cohen-Mansfield (2006) hat beispielsweise nachgewiesen, dass herausfordernde Verhaltensweisen signifikant nachlassen, wenn Schmerzzustände gelindert werden. Ihre Studie belegt, dass viele Menschen zwar nicht über Schmerzen geklagt hatten, auf eine Überprüfung ihrer körperlichen Befindlichkeit durch einen Allgemeinarzt/eine Allgemeinärztin hin jedoch Schmerzmittel verabreicht bekamen. Erklärt wurde die Verschreibung mit dem begründeten Verdacht, dass die Person Schmerzen hat, weil sie an Arthritis oder chronischen Rückenproblemen leidet oder Frakturen aufweist etc.

3.4 Diskussion

Angehörige medizinischer und pflegerischer Gesundheitsberufe haben derzeit viele Fragen zur Behandlung von herausforderndem Verhalten, sie hätten gerne klarere Leitlinien und die Unterstützung von Fachkommissionen bei der Standardisierung geeigneter Praktiken (Bishara et al., 2009). Eine Umfrage mit dem Titel «Expert Opinion Survey», die sich an die gesamte gerontopsychiatrische Ärzteschaft in Großbritannien richtete, bestätigte mit einer Rücklaufrate von 35% (n = 59) die Berechtigung dieser Anliegen (Bishara et al., 2009). Ziel der Befragung war es, die aktuellen Verschreibungspraktiken zu untersuchen. Die Teilnehmenden bekamen drei Fallgeschichten vorgelegt und wurden gebeten, aus einer Reihe von Medikamenten die jeweils angemessenen zu nennen. In der ersten Vignette wies der demenzkranke Patient eine Psychose auf, in der zweiten wurde eine Aggressions- und Agitationssymptomatik beschrieben, im dritten Fall ging es um das Schreien, ruheloses Umhergehen (Wandering) und die Enthemmung einer Person. **Tabelle 3-2** fasst die Ergebnisse der Umfrage zusammen, nämlich die fünf für jede der drei Vignetten am häufigsten als angemessen genannten Medikamente.

Bishara und Mitarbeiter haben sich in der Studie jedoch nicht nur bei gerontopsychiatrischen Ärzten danach erkundigt, welche Medikamente sie für geeignet und angemessen hielten, sondern auch Apotheker in ausgewählten Krankenhausapotheken um eine Momentaufnahme der Verschreibungspraxis bei herausforderndem Verhalten in Krankenhäusern gebeten. Die Auskunft der Apotheker wich von den Selbstauskünften der Ärzte insofern etwas ab, als Benzodiazepine die am häufigsten bestellte Arzneimittelgruppe war.

Dass es in diesem Bereich Ungereimtheiten und Widersprüche gibt, ist hinreichend bekannt (Jackson, 2005). Deshalb gibt es verschiedene Leitlinien für den richtigen Umgang mit herausfordernden Verhaltensweisen (z. B. Omnibus Reconciliation Act OBRA 87, Slater/Glazer, 1995; Lantz et al., 1996; SIGN, 1998; Howard et al., 2001; DoH, 2009b). Die OBRA-Leitlinien sind in den USA verbindlich und schränken den Einsatz von Neuroleptika bei Menschen mit Demenz ein. Sie empfehlen ferner, dass die

Tabelle 3-2: Die fünf am häufigsten eingesetzten psychotropen Medikamente, die für die Vignetten von Bishara und Mitarbeitern ausgewählt wurden

Psychose	Agitation und Aggression	Schreien, zielloses Umhergehen (Wandering), Enthemmung
Quetiapin	Quetiapin	Quetiapin
Azetylcholinesterasen	Benzodiazepine	Trazodon
Amisulprid	Amisulprid	Benzodiazepine
Benzodiazepine	Trazodon	Azetylcholinesterasen
Risperidon	Azetylcholinesterasen	Amisulprid

Pflegeeinrichtung für die Überwachung der Medikation verantwortlich sein soll, nicht der verschreibende Arzt oder die verschreibende Ärztin. Seit Einführung der OBRA-Leitlinien sind die Verschreibungen von Neuroleptika in den Vereinigten Staaten um ein Drittel zurückgegangen. Die in Großbritannien geltenden Richtlinien (Howard et al., 2001) empfehlen, bei Verhaltensproblemen in erster Linie psychotherapeutische und umgebungsbezogene Maßnahmen zu ergreifen, es sei denn, das Problem ist extrem belastend und gefährdet die betroffene Person oder ihre Mitmenschen. Da zudem viele Verhaltensauffälligkeiten vorübergehend sind und spontan wieder verschwinden, sollen pharmakologische Behandlungen abgesetzt werden, wenn drei Monate lang keine oder nur noch minimale Symptome auftreten. Wie bereits erwähnt, fordern die jüngsten Empfehlungen der Regierung eine Reduktion der Neuroleptika-Verschreibungen um 66 %, wobei die Fortschritte jährlich zu überprüfen sind (Banerjee, 2009). Um dieses Ziel zu erreichen, fordert Banerjee im DoH-Report professionelle Pflegepersonen sowie Ärztinnen und Ärzte vor Ort auf, die Situation von Menschen, deren Verhalten als herausfordernd gilt, zu verbessern und sich an die Spitze dieser Bewegung zu stellen. Ein gutes Beispiel für eine entsprechende Initiative in jüngster Zeit ist die Entwicklung der Hampshire Partnership Foundation Trust Prescribing Guidelines (Holmes, 2009). In diesem frei zugänglichen Dokument liefert Holmes Richtlinien für die Behandlung spezifischer Formen herausfordernden Verhaltens und bezieht sich dabei auf die von McShane und Mitarbeitern (McShane et al., 1997) sowie von Gauthier und Mitarbeitern (Gauthier et al., 2008) erhobenen Daten, die beweisen, dass bestimmte Verhaltensweisen Cluster bilden, die auf verschiedene Medikamentengruppen unterschiedlich ansprechen (z. B. reagiert das Apathie-Cluster besser auf Cholinesterase-Hemmer). Abbildung 1-2 in Kapitel 1 basiert auf dem Protokoll von Holmes, berücksichtigt viele dieser Empfehlungen, hebt jedoch den Einsatz nichtpharmakologischer Methoden stärker hervor. Das Holmes-Papier enthält zwar detaillierte Beschreibungen von Medikationen und Dosierungen, ist allerdings im Hinblick auf psychotherapeutische Ansätze und Empfehlungen wenig ergiebig. Diese Lücke ist umso bedauerlicher, als dieses Thema einer erheblich genaueren Spezifizierung bedarf, weil Behandlungsprotokolle, die psychotherapeutische Methoden tatsächlich ernst nehmen, Wege aufzeigen und Anleitungen geben müssen.

Schließlich ist belegt, dass sich Psychiater und Psychiaterinnen der mit psychotropen Arzneimitteln verbundenen Problematik schmerzlich bewusst sind. Sie haben den Eindruck, von den aktuellen Leitlinien (Bishara et al., 2009) in eine schwierige Position gebracht zu werden, insbesondere von der Forderung, den Einsatz von Neuroleptika um zwei Drittel zu reduzieren. Viele halten die derzeitigen Richtlinien für unrealistisch und nicht umsetzbar, sofern in diesen Bereich nicht in erheblichem Umfang investiert wird (Wood-Mitchell et al., 2008; Bishara et al., 2009). Das folgende Zitat aus dem Expert Opinion Survey (Expertengutachten) wirft ein Schlaglicht auf die derzeitige Situation:

> Unserer Umfrage ist zu entnehmen, dass Experten und Expertinnen (die Psychiater/Psychiaterinnen; Anm. James) pharmakologische Substanzen zur Behandlung von BPSD [Behavioral and Psychological Symptoms of Dementia, verhaltensbezogene und psychologische Symptome der Demenz; Anm. d. Übersetzerin] offenbar nur ungern einsetzen. Sie erklären, dass sie lieber auf effektive und angemessene pflegerische Empfehlungen zurückgreifen und möglichst oft nichtpharmakologische Methoden wählen würden, solche Optionen jedoch kaum zur Verfügung stehen, weshalb deren Einsatz nur sehr begrenzt möglich ist. [...] Offenbar besteht landesweit Bedarf an größeren Ressourcen, um Pflegeeinrichtungen mit genügend Personal ausstatten, das Personal besser schulen und Patientinnen und Patienten mit BPSD in geeigneten Einrichtungen betreuen zu können, ohne auf Medikamente zurückgreifen zu müssen. (Bishara et al., 2009, S. 951–952)

Dieses Zitat belegt, dass nichtpharmakologische Ansätze anerkannt und erwünscht sind. Gefragt ist allerdings nicht eine bestimmte, allen anderen überlegene Behandlungsmethode, sondern ein kombinierter Ansatz, der das Beste der verschiedenen Methoden bündelt. Um dies zu erreichen, müssen pflegerische und medizinische Fachpersonen die Mechanismen durchleuchten, die Veränderungen bewirken, und dann die entsprechenden Behandlungen durchführen. Als Beispiel sei Mr. Jones erwähnt, der depressiv und aggressiv ist. Wir haben zuerst seine Schwierigkeiten benannt, dann unseren «Veränderungsmechanismus» bestimmt und seine Depression behandelt und im zweiten Schritt einige verhaltensbezogene Strategien eingesetzt, um seiner Aggressivität zu begegnen. Diese Abfolge wurde gewählt, weil seine Depression derzeit so schwer ist, dass er keine wie immer geartete positive Beziehung mit seinen Therapeuten oder Gesundheitsfachpersonen herstellen kann.

3.5 Fazit

Banerjees (2009) hilfreichen Empfehlungen für den Einsatz von Neuroleptika zum Trotz und ohne Panik schüren zu wollen, bin ich der Meinung, dass sich die gesamte Verschreibungspraxis im Bereich herausfordernder Verhaltensweisen in der Krise befindet. Die Protokolle weisen Uneinheitlichkeiten und Widersprüche auf, es gibt Bedenken hinsichtlich der Wirksamkeit und Nebenwirkungen und Sorgen im Hinblick auf mögliche juristische Auseinandersetzungen, weil die Angehörigen demenzkranker Menschen verwirrt und verärgert sind. Dass es bislang an spezifischen Alternativen zur Medikation fehlt, trägt auch nicht gerade zur Entspannung der Situation bei. Zwar werden heute nichtpharmakologische Behandlungen als erste Wahl befürwortet, solange keine besseren Methoden und Leitlinien zur Verfügung stehen, bleibt diese Empfehlung jedoch irgendwie unrealistisch.

Bis verbesserte Direktiven für psychologische Behandlungsformen vorliegen, sind wir einstweilen überwiegend auf medikamentöse Optionen angewiesen. Angesichts ihrer Unwirksamkeit könnte man allerdings einwenden, dass es unethisch ist, Psychopharmaka zu verabreichen, sofern sie nicht mit einem nichtpharmakologischen Ansatz kombiniert werden. Pharmakologische Leitlinien und Algorithmen informieren uns darüber, dass in Fällen, in denen eine medikamentöse Therapie als notwendig erachtet wird, das Vorgehen individuell an die Patientinnen und Patienten angepasst werden muss (Gill, 2005). Jackson (2005) zufolge soll jede Medikamentengabe sorgfältig überwacht und überprüft werden, um festzustellen, ob die Person das Medikament und die jeweilige Dosis tatsächlich benötigt. Er fasst seinen Ansatz mit «niedrig dosiert anfangen, langsam machen» («start low, go slow») zusammen und empfiehlt, die Medikation regelmäßig zu überprüfen und möglichst bald wieder abzusetzen.

Anmerkung des Herausgebers: Kenntnisse zum Umgang mit psychotropen Substanzen bei Menschen mit Demenz sind nicht nur für Mediziner und Pflegende von hoher Bedeutung, sondern auch für professionell Pflegende. Perrar und Rüsing haben für Pflegende zu diesem Thema publiziert:

Perrar K. M., Rüsing D. (2006). Medikamentenfächer – Psychopharmaka im Überblick. Materialbeigabe zu *pflegen: Demenz 1*, 2006, Friedrich Verlag.

Perrar K. M. (2006). Medikamentöse Behandlung von depressiven Symptomen bei Menschen mit Demenz. *pflegen: Demenz 1*(1): 20–24.

Perrar K. M. (2008). Medikamentöse Behandlung von aggressiven Symptomen bei Menschen mit Demenz. *pflegen: Demenz 2*(6): 22–25.

4 Psychosoziale und andere nichtpharmakologische Ansätze

4.1 Einführung

Dass nichtpharmakologische Verfahren bei der Behandlung herausfordernder Verhaltensweisen eine wichtige Rolle spielen, ist in internationalen (Vernooij-Dassen et al., 2010) und nationalen Berichten und Richtlinien stets betont worden (National Dementia Strategies 2009, 2010; NICE Guidelines for Dementia 2006; National Service Framework for Older People, DoH 2001; Everybody's Business, DoH 2005). Diese Entwicklung fällt zusammen mit jüngeren Bestrebungen, Psychotherapien für alle Menschen, ungeachtet ihres Status oder ihrer Behinderung, leichter zugänglich zu machen (DoH 2009b). Obwohl jedoch das eindeutige Bedürfnis nach nichtpharmakologischen Behandlungsformen besteht, ist man sich in der Frage, welche Verfahren einzusetzen sind, bislang nicht einig geworden. Ferner ist es, ungeachtet der Tatsache, dass in diesem Bereich psychosoziale Behandlungen schon seit langer Zeit durchgeführt werden, um die Beweisgrundlagen im Hinblick auf herausfordernde Verhaltensweisen immer noch schlecht bestellt. Orrell und Wood (1996) stellen fest, dass es Entscheidungsträgern und Pflegedienstleitungen aufgrund dieser fehlenden Nachweise schwerfällt, geeignete Dienstleistungsangebote zu planen, und dieser Mangel Vergleiche mit pharmakologischen Therapiemethoden verhindert. Kapitel 4 enthält einen Überblick über nichtpharmakologische Ansätze und weist auf die Tatsache hin, dass nach und nach immer mehr wissenschaftliche Aussagen über deren Wirksamkeit vorliegen (Livingston et al., 2005).

Am Ende dieses Kapitels wird die Leserschaft folgende Dinge gelernt und erkannt haben:

- Pflegende kommen mit herausforderndem Verhalten meist gut zurecht. Die meisten nichtpharmakologischen Interventionen werden deshalb von erfahrenen Pflegefachpersonen in ihrem Praxisalltag ohne Unterstützung eines Spezialisten-Teams durchgeführt.

- Es gibt zahlreiche psychosoziale Ansätze, aber nur wenige können sich auf ausreichende Beweisgrundlagen abstützen.

- Wir müssen präventive Ansätze von Interventionen unterscheiden. Interventionen dienen der Behandlung bereits vorhandener herausfordernder Verhaltensweisen.

- Wirksame Interventionen sind meist formulierungsgelenkte (engl.: *formulation-led*), auf die spezifischen Bedürfnisse der Person und das Setting zugeschnittene Strategien. Oft bestehen sie aus relativ einfachen Maßnahmen (z. B. eine Tür beschildern, die Person alleine in ihrem Zimmer essen lassen, anstatt im großen Speisesaal; ihr den Garten zugänglich machen).

- Der Erfolg psychosozialer Methoden ist sehr davon abhängig, wie gut die Interventionen durchgeführt werden, weshalb Pflegende dabei Unterstützung brauchen.

4.2 Nichtpharmakologische Ansätze – eine Übersicht

Abbildung 4-1 veranschaulicht, welche Stellung nichtpharmakologische Ansätze bei der Behandlung von Menschen mit Verhaltensauffälligkeiten einnehmen. Wie bereits erwähnt, kommt auffälliges Verhalten häufig vor, und Pflegende lernen recht schnell, damit zurechtzukommen. Deshalb sind pflegerische Strategien die am häufigsten eingesetzten nichtpharmakologischen Verfahren. Dazu einige Beispiele: Ablenkung und Unterhaltung (eine Person, die das Haus verlassen möchte, bitten, beim Abwasch zu helfen), Deeskalation (einer verärgerten Person einen Spaziergang im Garten vorschlagen), Opportunismus (warten, bis die Person zufällig an der Toilettentür vorbei kommt, sie erst dann fragen, ob sie nicht vielleicht zur Toilette muss), Alternativen anbieten (einer Person, die gerne Möbel auseinander nimmt, Holzklötze und Schmirgelpapier zur Verfügung stellen), Entfernen (Gegenstände verstecken oder wegräumen, die eine Person erfahrungsgemäß bedrücken oder aggressiv machen). Mit der Zeit beherrschen Gesundheitsfachpersonen solche Managementstrategien ziemlich perfekt.

4.2 Nichtpharmakologische Ansätze – eine Übersicht

3. psychosoziale Strategien

Präventive Strategien
Reminiszenz
Realitätsorientierung
Validation
Sonas apc

Interventionen
bedürfnisgelenkt
kognitive Therapie
Management

Verhalten wird als herausfordernd identifiziert – Pflegende unternehmen die ersten Lösungsversuche. Wenn die Schwierigkeiten andauern:

1. medizinisches Screening und Behandlung
   Schmerzen
   Blaseninfektion
   Brustinfektion
   Obstipation
   Diabetes, etc.

2. Pflegepraktiken verbessern
Wissen
innere Einstellung
Fertigkeiten
der Gesundheitsfachpersonen verbessern

4. Anpassung der Umgebung
Raumaufteilung
Zugang zum Garten
Farben
Beleuchtung, etc.

5. Medikation zur Behandlung des Verhaltens, um Aktivitäten und Trieb zu dämpfen, falls angemessen
Einsatz von Beruhigungsmitteln und Sedativa*

* NB: Bei extremen Formen herausfordernden Verhaltens kann diese Behandlungsstrategie das erste Mittel der Wahl sein.

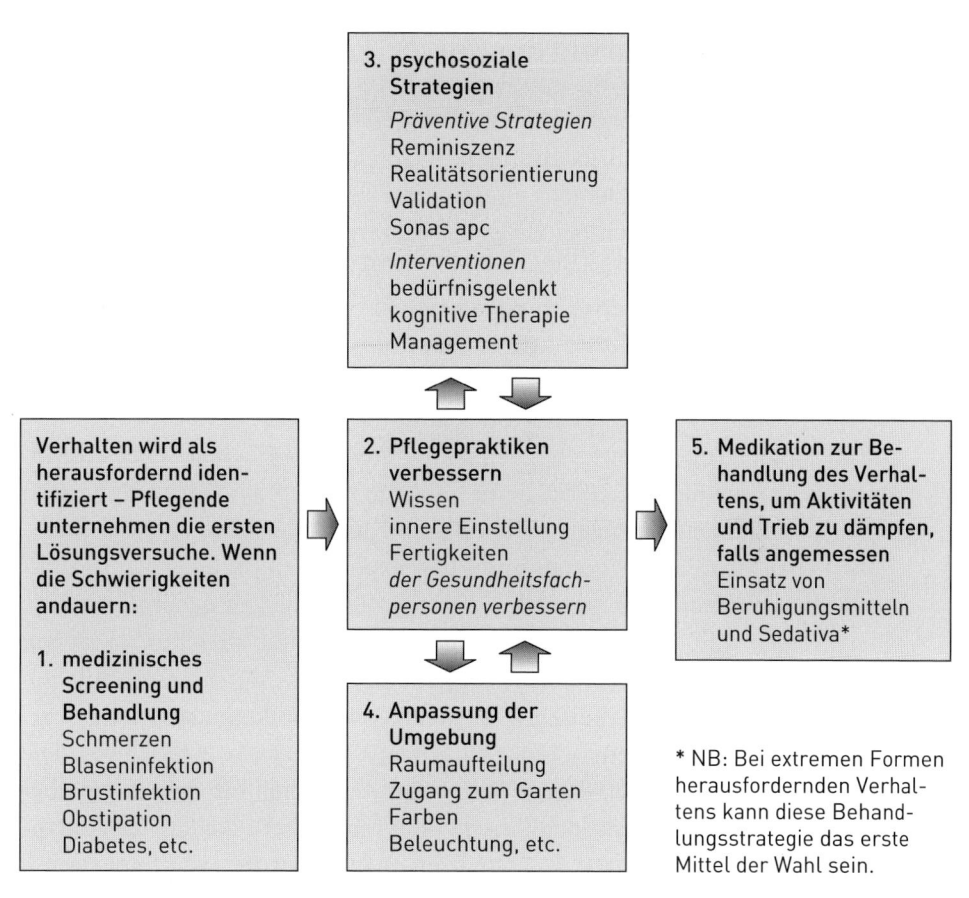

Abbildung 4-1: Die Stellung nichtpharmakologischer Ansätze bei der Behandlung von herausforderndem Verhalten

(NB: Ein Teil der Aufgabe von spezialisierten Gesundheitsfachpersonen besteht oft darin, wirksame Praktiken zu erkennen, dann herauszuarbeiten, worin ihr Nutzen besteht, und schließlich Gesundheitsfachpersonen dazu zu bringen, diese Methoden systematischer und selbstverständlicher einzusetzen. Das ist die Arbeitsweise des NCBT; sie wird in Kapitel 5 ausführlicher erläutert.) Abbildung 4-1 enthält vier weitere nichtpharmakologische Verfahren (Items 2 bis 4). In diesem Kapitel geht es vorwiegend um psychosoziale Strategien (Item 3). Dennoch muss kurz auf die Rollen der beiden anderen Strategien (Items 2 und 4) eingegangen werden; Näheres darüber ist an anderen Stellen dieses Buches zu finden.

4.3 Pflegepraktiken verbessern

In diesem Buch geht es zu einem großen Teil darum, die Pflegepraktiken zu verbessern, weil Gesundheitsfachpersonen im Leben von Menschen mit leichter bis schwerer Demenz eine so zentrale Rolle spielen. Pflegende stehen ihren Schützlingen bei vielen Alltagsverrichtungen und bei der Körperpflege zur Seite: Sie helfen beim Ankleiden und beim Toilettengang, beim Rasieren, Essen etc. Der enge Kontakt in potenziell peinlichen Situationen ist oft eine Quelle von Frustration und häufig der Auslöser für herausforderndes Verhalten. Deshalb kommt es darauf an, dass Pflegende lernen, besser zu interagieren und zu kommunizieren, während sie ihre Klientinnen und Klienten bei den Aktivitäten des täglichen Lebens unterstützen (Levy-Storms, 2008). Beim Versuch, Pflegepraktiken zu verbessern (d. h. vorhandene Strategien zu verfeinern und/oder neue zu entwickeln) bedienen sich Pflegeexperten und Pflegeexpertinnen oft einer Drei-Punkte-Strategie: Veränderungen des Wissens, Veränderung der inneren Einstellungen und Veränderung der Fertigkeiten. Diese drei Punkte stehen deshalb bei vielen Schulungen im Mittelpunkt; so werden Gesundheitsfachpersonen beispielsweise mit besseren Kommunikationstechniken vertraut gemacht (Finnema et al., 2005; van Weert et al., 2005, 2006). Die Lehrpläne dieser verschiedenen Programme enthalten Informationen über das Wesen von Demenz, den Einsatz nonverbaler Fertigkeiten, die Anbahnung von Kontakten der Bewohnerinnen und Bewohner untereinander, «Annäherungs»-Strategien, Schlichtungsstrategien etc. Eine systematische Übersichtsstudie zum Einsatz von Kommunikationsstrategien in Demenzpflegeeinrichtungen hat positive Resultate zutage gefördert (Vasse et al., 2010) und gezeigt, dass Pflegende ihre Kommunikationsstile tatsächlich verbessern können, obschon diese Verbesserungen nicht in allen Fällen zu einer Reduzierung herausfordernder Verhaltensweisen geführt haben (McGilton et al., 2009). **Abbildung 4-2** veranschaulicht, welche Schlüsselelemente helfen, die Pflegekommunikation zu verbessern. Für eine vollständige Liste der Kommunikationselemente sei auf die Arbeit von Dynes (2009) verwiesen.

Als ich anfing, auf dem Gebiet der Demenz zu arbeiten und nachdem ich die Literatur über Unterrichtsdidaktik studiert hatte, organisierte ich mehrere Fortbildungen für das Personal von Pflege- und Altenheimen. Dabei stellte sich jedoch bald heraus, dass die Thematik sehr viel komplizierter war, als ich aufgrund der Fachartikel geglaubt hatte. In der Tat waren die Kurse manchmal sogar kontraproduktiv, weil sich das erfahrene

4.3 Pflegepraktiken verbessern

Gesprächsmethode
Langsam und deutlich sprechen, an einem ruhigen Ort, in kurzen Sätzen sprechen. Die Worte mit Gesten begleiten, um das Verständnis zu erleichtern. Von vorne an die Person herantreten und guten Blickkontakt halten; falls die Person sitzt, sich auf ihre Augenhöhe begeben. Sich mit Namen vorstellen, die Person mit Namen anreden und das Gespräch immer wieder zusammenfassen.

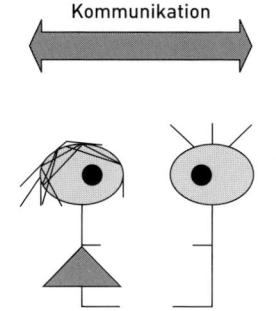

Kommunikation

Gesprächsinhalte
Nicht zu viele Fragen stellen. Fragen vermeiden, die zu hohe Anforderungen an das Gedächtnis oder die Problemlösungsfähigkeit stellen. Hilfreich sind einfache, mit Ja oder Nein zu beantwortende Fragen. Möglichst positiv bleiben. Sich nicht über Fakten streiten, lieber über Gefühle sprechen. Den Klienten/die Klientin möglichst nicht verbessern. Viele der genannten Fertigkeiten sind hier erläutert: Qualification and Credit Framework for dementia: www.qcda.gov.uk

Klient/Klientin
Hör- und Sehhilfen benutzen. Bei Bedarf sicherstellen, dass das Gebiss fest im Mund sitzt, um das Sprechen zu erleichtern. Sicherstellen, dass die Person schmerzfrei ist, sich wohl fühlt und ihre körperlichen Bedürfnisse erfüllt sind, z. B. dass sie keine Infektion hat oder andere Beschwerden, die ihre Konzentration- und Kontaktfähigkeit beeinträchtigen. Sicherstellen, dass die Person nicht zu viele Medikamente bekommt und nicht unter deren Nebenwirkungen leidet.

Gesundheitsfachperson
Um gute Arbeit leisten zu können, müssen Gesundheitsfachpersonen Zeit haben und bestimmte Fertigkeiten aufweisen, aber auch über psychosoziale Strategien Bescheid wissen. Sie müssen der Person mit Respekt begegnen, ihre Autonomie fördern und sie mit angenehmen, stimulierenden Tätigkeiten beschäftigen können. Sie müssen komplexe Aufgaben in einfache Teilschritte unterteilen können und Geduld für einfache, vorsehbare Routinetätigkeiten aufbringen. Sie sollen in der Lage sein, der Person Sicherheit zu vermitteln, sie ablenken, anleiten, trösten und die verschiedenen Methoden flexibel einsetzen können.

Umgebung
Sie soll angemessen beleuchtet und beschildert sein, eine angenehme Akustik haben und Gelegenheiten für Aktivitäten bieten. Stimulierende, sichere, geschützte Bereiche sind wichtig, ebenso Zugang ins Freie und zu den Außenanlagen. Sie soll ruhesuchenden Personen Rückzugsmöglichkeiten bieten. Die Einrichtung soll für Familie und Freunde leicht zugänglich sein und einen für Familienbesuch geeigneten Bereich zur Verfügung stellen.
Die Stühle, Betten, Tische etc. müssen bequem, die Zimmer persönlich eingerichtet sein. Die Räume dürfen nicht mit Möbeln, Dekorationen etc. vollgestopft sein. Mit einfachen, benutzerfreundlichen Türklinken, Waschbecken und Griffen die Unabhängigkeit fördern.
Genügend personelle und andere Ressourcen sollen sicherstellen, dass neben der guten körperlichen Betreuung auch das psychische Wohlbefinden der Bewohnerschaft gefördert werden kann.

Organisationen/Träger
Sie sollen eine positive Leitphilosophie vertreten und den Klientinnen/Klienten gegenüber und allen, die mit der Betreuung zu tun haben, positiv eingestellt sein, aber auch Fortbildungs- und Aufstiegsmöglichkeiten für das Gesundheitsfachpersonal anbieten. Gute Beziehungen zu übergeordneten Behörden, zu Sozialdiensten und der Heimaufsicht sind hilfreich. Sie brauchen ein angemessenes Budget, um Ausstattung und Schulungen finanzieren zu können, sowie gute Kontakte und Zugang zu geeigneten Fachleuten.
- Befindet sich die Klientin/der Klient *zu Hause*, brauchen die pflegenden Angehörigen Rat und Unterstützung; vielleicht benötigen sie im Laufe der Erkrankung ihres Schützlings auch eine Erholungspause und Pflegeentlastung.
- Befindet sich die pflegebedürftige Person in einem *Wohn- oder Pflegeheim*, werden eine gute Heimleitung und gute Managementstrukturen ihr Wohlbefinden fördern. In solchen Einrichtungen muss auch ins Personal investiert werden, um einem häufigen Personalwechsel vorzubeugen.

Abbildung 4-2: Gute zwischenmenschliche Interaktionen fördern – das Hochzeitstortenmodell

Pflegepersonal von den Schulungsinhalten bevormundet und von mir herablassend behandelt fühlte. Diese Leute verfügten oft über ein hervorragendes Basiswissen, obwohl ihnen die Fachtermini der Konzepte, nach denen sie arbeiteten, meist nicht geläufig waren. Was ihre Fertigkeiten betraf, so erarbeiteten sie auf die Frage, was sie in einer bestimmten schwierigen Situation tun würden, normalerweise vernünftige Therapievorschläge. Zudem gab es in vielen Fällen eine Bewohnerin oder einen Bewohner der Einrichtung, der oder dem das Pflegepersonal bereits eine hervorragende personzentrierte Betreuung angedeihen ließ. (NB: Solche Leute wurden oft «unsere Lieblingsbewohner» genannt.) Es war also offensichtlich, dass das Pflegepersonal als Gruppe bereits viel wusste und viel konnte. Nachdem ich dies erkannt hatte, dämmerte mir, dass die Herausforderung beim Einsatz nichtpharmakologischer Strategien *nicht* darin besteht, Pflegenden zu sagen, was sie tun sollen, sondern dass es vielmehr meine Aufgabe ist, Pflegenden Möglichkeiten aufzuzeigen, ihre Ansätze erfolgreich bei *allen* Bewohnerinnen und Bewohnern anzuwenden, nicht nur bei ihren Lieblingen. Als ich begriffen hatte, dass Gesundheitsfachpersonen oft recht gut wissen, was zu tun ist, wenn sich jemand herausfordernd verhält, interessierte mich außerdem die Frage, warum ihre Kenntnisse und Fertigkeiten nicht besser genutzt werden. Aufgrund eigener Überlegungen und der Zusammenarbeit mit der Alzheimergesellschaft (Fossey/James, 2007) gelang es mir, einige «Veränderungsverhinderer» zu identifizieren, wie etwa: unzureichende Personalführung, einseitig aufgabenorientierte Arbeitsweise, Personalmangel, schlechte Kommunikation – einschließlich Angestellten, die unsere Landessprache nicht ausreichend gut beherrschen – etc. Es ist offensichtlich, dass derlei Probleme das Personal unter Druck setzen, die Arbeitsmoral schlecht ist, das Personal häufig wechselt, Bewohnerinnen und Bewohner entpersonalisiert werden und die Mitarbeiterinnen und Mitarbeiter das Interesse an den Bedürfnissen der Menschen verlieren, die sie betreuen. Wenn in den folgenden Abschnitten die verschiedenen psychosozialen Verfahren beschrieben werden, müssen wir uns dieser Hindernisse also stets bewusst sein und Verständnis aufbringen für die Schwierigkeiten, die mit der Implementierung nichtpharmakologischer Ansätze einhergehen.

4.4 Anpassung der Umgebung

Eine umfassende Beweisgrundlage auf diesem Gebiet steht bislang noch aus (Hulme et al., 2010; Zuidema et al., 2010), obwohl einige kontrollierte Studien (s. Livingstone et al., 2005) und eine größere Anzahl nichtkontrollierte Studien belegt haben, dass die Umgebung und ihre Gestaltung durchaus wichtige Faktoren sind (Judd et al., 1997). Dank passender Farbgebung und deutlicher Beschriftung fällt es Bewohnerinnen und Bewohnern leichter, sich in der Umgebung zu orientieren und zurechtzufinden (Gibson et al., 2005). Wenn die Umgebung häuslich-vertraut, gut beleuchtet und leicht stimulierend ist, wirkt sie auf viele agitierte Menschen beruhigend (Day et al., 2000). Auch der Zugang zu sicheren Garten- und Außenanlagen ist vorteilhaft und eröffnet die Möglichkeit der Gartentherapie mit den Bewohnerinnen und Bewohnern. In Pflegeheimen, deren Ausgänge auffallend optisch markiert sind (z. B. mit breiten Streifenlinien) und die mehr private Rückzugsmöglichkeiten bieten, treten herausfordernde Verhaltensweisen seltener auf (Zeisel et al., 2003). Eine die Sinne anregende psychosoziale Umgebung geht mit niedrigeren Agitationsgraden einher (Sloane et al. 1998).

4.5 Psychosoziale Methoden

Cohen-Mansfield (2001) hat diese Behandlungsformen systematisch untersucht und in acht Interventionstypen eingeteilt: 1. sensorische Stimulierung, 2. Präsenztherapie (reale oder simulierte Präsenz), 3. Verhaltenstherapie, 4. Personalschulung, 5. strukturierte Aktivitäten, 6. umgebungsbezogene Interventionen, 7. medizinische/pflegerische Interventionen und 8. Kombinationstherapien. Sie fand bei ihrer Übersichtsarbeit 83 nichtpharmakologische Interventionsstudien, wovon allerdings viele von schlechter Qualität waren. In Tabelle 4-1 werden einige der traditionellen, bei betagten Menschen üblicherweise eingesetzten psychosozialen Maßnahmen vorgestellt. Diese Methoden wurden anhand der strengen Forschungskriterien der Cochrane Collaboration systematisch überprüft. Cochrane-Reviews sind systematische Untersuchungen über die Wirksamkeitsnachweise spezifischer Behandlungsformen. Sie sind für die Anbieter von Gesundheitsdienstleistungen besonders wichtig, weil sich in Großbritannien Auftraggeber an diesen Übersichtsarbeiten orientieren, wenn sie darüber befinden,

Tabelle 4-1: Nichtpharmakologische Behandlungsansätze und ihre Beweisgrundlagen

1. Unspezifische Therapien	Systematische Reviews und empirischer Status	Studien
Realitätsorientierung: Häufiges Wiederholen und körperliche Signale sollen die Kognition, besonders die Orientierung zur Person verbessern.	Eine Cochrane-Review von Spector et al. (2002) hat sechs randomisierte kontrollierte Studien gefunden. Es gibt einige Anzeichen für Verbesserungen in Bezug auf die kognitiven und verhaltensbezogenen Merkmale. Die Realitätsorientierung wird nun im Rahmen der Kognitiven Stimulationstherapie eingeschätzt.	Holden/Woods (1982); Holt et al. (2003); Verkaik et al., (2005)
Reminiszenztherapie: Gespräche über frühere Erlebnisse in Einzel- oder Gruppen-Settings. Mit Fotos, altvertrauten Gegenständen und die Sinne anregenden Gegenständen werden Erinnerungen geweckt.	Eine Cochrane-Review von Woods et al. (2005b, aktualisiert 2009) hat fünf randomisierte kontrollierte Studien gefunden, wovon vier verwertbare Daten enthalten. Es gibt signifikante Ergebnisse bzgl. Kognition, Stimmungslage, Belastung pflegender Angehöriger («caregiver strain») und funktionaler Fähigkeiten. Die Qualität der Studien gilt jedoch als ungenügend.	Gibson (1994); Bohlmeijer et al. (2003)
Validationstherapie: Sie basiert auf dem allgemeinen Grundsatz, die Realität der Person zu akzeptieren und ihr Erleben wertzuschätzen/anzuerkennen.	Eine Cochrane-Review von Neal und Barton Wright (2003, aktualisiert 2009) hat drei Studien gefunden, wovon zwei positive Effekte nachweisen. Dennoch kommen sie zu dem Schluss, dass die Befunde ungenügend sind, um von einem effektiven Ansatz sprechen zu können.	Finnema et al. (2005); Schrijnemaekers et al. (2002)
Psychomotorische Therapie/Bewegungstherapie: Depression und Verhaltensprobleme sollen durch körperliche Betätigung (z. B. Gehen, Ballspiele) verbessert werden.	Eine Cochrane-Review von Montgomery und Dennis (2002) hat die Wirkung sportlicher Betätigung auf Schlafprobleme untersucht und eine Studie gefunden, die signifikante Auswirkungen auf verschiedene Schlafvariablen nachweist. Forbes et al. (2008) fanden schwache Beweise für eine Verlangsamung des Abbaus kognitiver Fähigkeiten durch körperliche Betätigung.	Winstead-Fry und Kijek (1999); Hopman-Rock et al. (1999)
Multisensorische Stimulationstherapie: Sinnesreize wie Licht, Geräusche und taktile Wahrnehmungen, oft in speziell gestalteten Räumen, werden eingesetzt, um die Kommunikation zu fördern und die Qualität des Erlebens zu verbessern.	Eine Cochrane-Review von Chung und Lai (2002, aktualisiert 2009) hat zwei randomisierte kontrollierte Studien gefunden. Trotz einiger vorteilhafter Ergebnisse waren die Studien so unterschiedlich, dass sie nicht zusammengefasst werden konnten. Die Gutachter kamen zu dem Schluss, dass es keine ausreichenden Beweise für die Wirksamkeit der Methode gab.	Baker et al. (2001); Van Weert et al. (2005)

Tabelle 4-1: Fortsetzung

1. Unspezifische Therapien	Systematische Reviews und empirischer Status	Studien
Kognitive Stimulationstherapie: Von der Realitätsorientierung abgeleitet; im Mittelpunkt steht die Informationsverarbeitung und nicht die Wiederholung von Faktenwissen.	Man wartet auf die Ergebnisse einer neuen Review von Woods et al. (2009). Die beiden früheren Reviews (Clare et al., 2003; Woods et al., 2005a) kamen zu dem Schluss, dass die Wirksamkeit dieses Ansatzes trotz positiver Anzeichen nicht genügend erwiesen sei.	Clare et al. (2003); Woods et al. (2005a); Spector et al. (2002)
Aromatherapie: Essenzielle Öle vermitteln sensorische Erlebnisse und Interaktionen mit den Pflegekräften. Die Öle können einmassiert oder dem Badewasser zugesetzt werden.	Eine Chochrane-Review von Holt et al. (2003) hat zwei randomisierte kontrollierte Studien gefunden, allerdings wurde nur die Studie von Ballard et al. (2002) untersucht. Diese Studie hat zwar einige Schwächen, weist jedoch schlüssig nach, dass Aromatherapie Agitation und neuropsychiatrische Symptome lindert. Quynh-anh und Patons (2008) Arbeit kam zu keinem klaren Ergebnis.	Holmes et al. (2002); Ballard et al. (2002)
Musiktherapie: Musik machen oder hören zur Besserung des Allgemeinbefindens. Kann auch bei Bewegungstherapien eingesetzt werden.	Eine Cochrane-Review von Vink und Birks (2003) hat fünf Studien gefunden. Die Qualität dieser Studien war jedoch schlecht. Die Reviewer kamen zu dem Schluss, dass die Wirksamkeit dieses Ansatzes nicht genügend erwiesen sei.	Lord und Garner (1993); Gotell et al. (2002)
Umgebungsgestaltung: Der Einsatz von Signalen, Beschilderung und günstigem Gebäudezuschnitt, um Kommunikation, Bewegung und Unterhaltung zu ermöglichen und Desorientierung zu reduzieren	Eine Cochrane-Review von Forbes et al. (2009) über die Wirkung von Lichttherapie auf Stimmung, Schlaf und Verhalten hat drei Studien ausgewertet. Die Qualität der Studien war jedoch schlecht. Die Reviewer kamen zu dem Schluss, dass die Wirksamkeit dieses Ansatzes nicht genügend erwiesen sei. Eine Cochrane-Review von Price et al. (2001, aktualisiert 2009) über den Einsatz von baulichen und sozialen Schranken zur Prävention von ruhelosem Umhergehen (Wandering) kam zu keinen verwertbaren Ergebnissen.	Judd, Marshall und Phippen (1997); Day et al. (2000)

Tabelle 4-1: Fortsetzung

2. Formulierungsgelenkte (engl.: formulation-led) Therapieansätze	Systematische Reviews und empirischer Status	Studien
Strategien zum Umgang mit Verhaltenssymptomen: Auf der Lerntheorie basierend; Vorgeschichte und Konsequenzen des Verhaltens bestimmen die Art der Interventionen.	Eine systematische Übersicht von Spira und Edelstein (2006) fand 23 Studien von überwiegend schlechter bis mittelmäßiger Qualität; viele davon waren Einzelfallstudien. Moniz-Cook et al. führen derzeit eine Cochrane-Review durch, die 2011 veröffentlicht wird.	Moniz-Cook et al. (im Druck*)
Psychotherapien: Der Einsatz Kognitiver Verhaltenstherapie, Interpersonaler Therapie und anderer anerkannter psychotherapeutischer Verfahren bei Menschen im Frühstadium der Demenz	Die NICE (2004) Leitlinien empfehlen Kognitive Verhaltenstherapie und Interpersonale Therapie zur Behandlung von mittelschweren Depressionen. Teri et al. (1997) haben die positive Wirkung von Kognitiver Verhaltenstherapie auf Stimmungslage und Problemlösungsfähigkeiten bei Demenzkranken nachgewiesen.	Teri et al. (1991); Miller und Reynolds (2002); Miller (2008)

* Seit dem Erscheinen des englischen Originals des vorliegenden Buches ist die erwähnte Cochrane-Review veröffentlicht worden: Moniz Cook ED, Swift K, James I, Malouf R, De Vugt M, Verhey F. Functional analysis-based interventions for challenging behaviour in dementia. *Cochrane Database of Systematic Reviews 2012*, Issue 2. Art. No.: CD006929. DOI: 10.1002/14651858.CD006929. pub2. Aus naheliegenden Gründen konnten die Ergebnisse jedoch hier nicht berücksichtigt werden. (Anm. d. Verlags)

welche Maßnahmen für eine (staatliche) Finanzierung in Frage kommen. Cochrane-Reviews leisten zudem einen wichtigen Beitrag, wenn es darum geht, nationale Richtlinien und Rahmenempfehlungen zu erarbeiten.

In den folgenden Abschnitten werden die psychosozialen Ansätze detaillierter beschrieben und weitere Informationen zu ihren Beweisgrundlagen geliefert. Die Diskussion umfasst die Erkenntnisse kontrollierter und nichtkontrollierter Studien. Dabei wird deutlich, dass die Zahl der zur Verfügung stehenden Therapien steigt, wenn wir auch Studien minderer Qualität berücksichtigen, obwohl parallel dazu die Beweisgrundlagen, auf die sie sich stützen, entsprechend schwächer werden. Bevor nun näher auf die einzelnen Behandlungsformen eingegangen wird, sei darauf hingewiesen, dass die Methoden zur kognitiven und körperlichen Leistungsfähigkeit der Person mit Demenz passen müssen; viele Ergotherapieprogramme heben diesen Aspekt besonders hervor (Perrin/May, 2000). Dabei werden noch vorhandene Fähigkeiten aufgespürt und genutzt (z. B. im prozeduralen Gedächtnis gespeicherte Fähigkeiten, etwa ein Instrument spielen, tanzen, stricken etc.), damit die Person aktiv bleibt und sich möglichst wohl fühlt.

4.6 Psychosoziale Ansätze: Prävention versus Intervention

Herausforderndes Verhalten wird mit vielen verschiedenen psychosozialen Therapieverfahren behandelt. Hulme und Mitarbeiter (Hulme et al., 2010) haben die bislang vorliegenden Studien systematisch untersucht und 33 Artikel gefunden, die 13 Interventionstypen beschreiben: tiergestützte Therapie, Aromatherapie, kognitive Stimulationstherapie, Umgebungsanpassung, Lichttherapie, Massage, Musiktherapie, körperliche Betätigung, Realitätsorientierung, Reminiszenz, multisensorische Stimulation, Validation und transkutane elektrische Nervenstimulation (TENS). Diese Verfahren werden präventiv eingesetzt, wobei Gesundheitsfachpersonen absichtlich bestimmte Aktivitäten durchführen, um ihre Klienten abzulenken und ihren Depressions- und Agitationsgrad zu reduzieren, damit herausfordernde Verhaltensweisen gar nicht erst entstehen. Tatsächlich geht man davon aus, dass sich «unbefriedigte» Bedürfnisse verhindern lassen, indem der Zufriedenheitsgrad der Menschen verbessert wird. **Abbildung 4-3** stellt einige Themen dar, die mit Wohlbefinden von Menschen mit Demenz in Verbindung gebracht werden. Verhält sich eine Person bereits auffällig oder

4 Psychosoziale und andere nichtpharmakologische Ansätze

Wohlbefinden

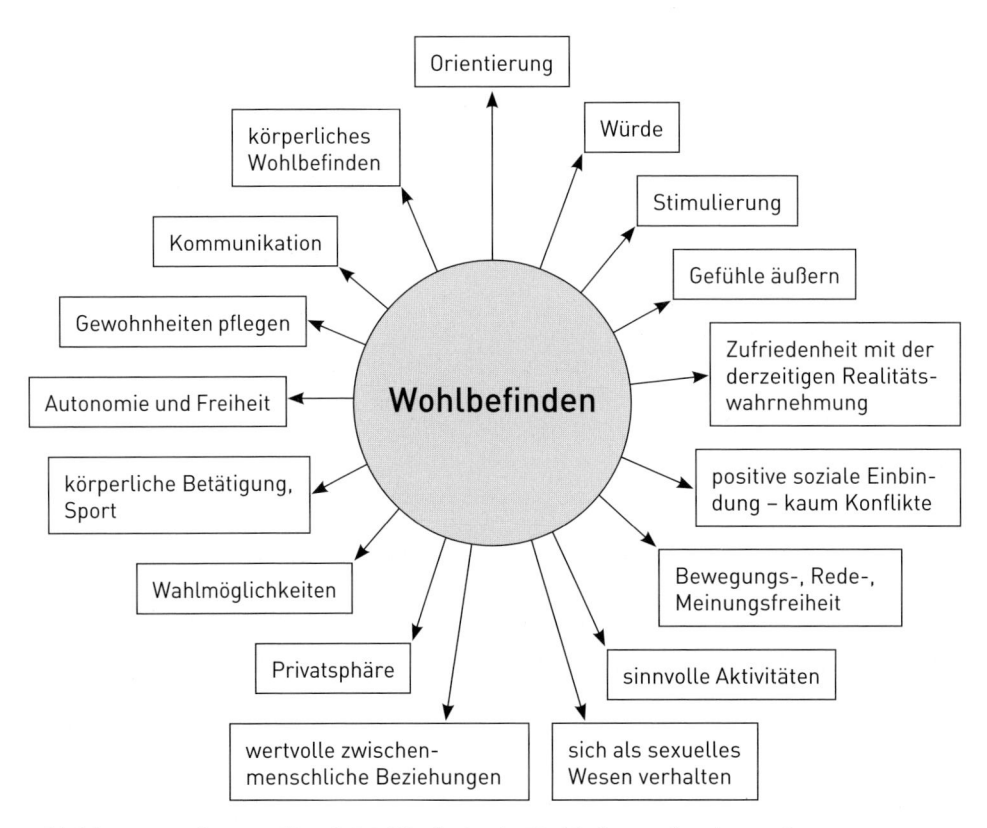

Themen, die mit Wohlbefinden in Verbindung gebracht werden:
- Orientierung
- körperliches Wohlbefinden
- Würde
- Kommunikation
- Stimulierung
- Gefühle äußern
- Gewohnheiten pflegen
- Zufriedenheit mit der derzeitigen Realitätswahrnehmung
- Autonomie und Freiheit
- positive soziale Einbindung – kaum Konflikte
- körperliche Betätigung, Sport
- Bewegungs-, Rede-, Meinungsfreiheit
- Wahlmöglichkeiten
- Privatsphäre
- sinnvolle Aktivitäten
- wertvolle zwischenmenschliche Beziehungen
- sich als sexuelles Wesen verhalten

Abbildung 4-3: Themen, die mit Wohlbefinden in Verbindung gebracht werden

herausfordernd, sind jedoch intensivere Interventionsstrategien angezeigt. Dann werden die ausgewählten Strategien den spezifischen, individuellen Bedürfnissen im Hinblick auf das problematische Verhalten angepasst. Dabei ist zu beachten, dass Interventionsstrategien anders begründet und die Begründungen meist klar formuliert (engl.: *guided by a formulation*) werden.

In den beiden folgenden Abschnitten werden präventive Therapien erläutert, sowohl herkömmliche (4.6.1) wie auch einige «alternative» Verfahren (z. B. Musik-, Tanz-, Aromatherapie, tiergestützte Aktivitäten, Abschnitt 4.6.2). Abschnitt 4.6.3 enthält Informationen über geeignete Interventionsstrategien.

4.6.1 Herkömmliche Präventionsstrategien

Realitätsorientierung

Mit dieser Methode wird versucht, Personen mit Demenz durch Signale (Uhren, Kalender, Zeitung) und/oder Gespräche auf die «Gegenwart» hin zu orientieren. Begründet wird die Strategie mit der Tatsache, dass Demenzkranke aufgrund ihrer Gedächtnis- und Orientierungsprobleme oft verwirrt sind und sich deshalb aus dem sozialen Leben zurückziehen. Wenn es jedoch gelingt, ihnen Signale zu bieten, die ihnen das «Hier und Jetzt» verdeutlichen, können sie ihre zwischenmenschlichen Interaktionen selbstsicherer und erfüllender gestalten. Umgebungssignale (z. B. Schilder, Piktogramme) haben zudem den Vorteil, dass sie den Leuten helfen, sich in ihrer Umgebung zurechtzufinden. Bei diesem Ansatz kommt es entscheidend darauf an, dass die Realitätsorientierung auf einfühlsame und wertschätzende Weise durchgeführt wird. Die Wirksamkeit der Realitätsorientierung wird allerdings bezweifelt (Verkaik et al., 2005), obwohl die von Spector und Mitarbeitern (Spector et al., 2002a) durchgeführte Cochrane-Review von sechs randomisierten kontrollierten Studien zu einem günstigen Ergebnis kommt. Die Diskussion entzündet sich an der Behauptung, dass eine Realitätsorientierung die Person daran erinnert, wie sehr sich ihr Zustand verschlechtert hat (Goudie/Stokes, 1989), und immer wieder zu Konflikten mit den Betroffenen führen kann. Ein alter Mann, der irrtümlich glaubt, er sei 30 Jahre alt und arbeite im Kohlebergwerk, regt sich womöglich auf, wenn ihm durch die Realitätsorientierung seine aktuelle Situation vor Augen geführt wird (unabhängig davon, auf wie einfühlsame Weise das geschieht!).

Kognitive Stimulationstherapie

Kognitive Stimulierung bedeutet, die verbliebenen kognitiven Fertigkeiten der Person durch die Präsentation stimulierender Informationen zu aktivieren (z. B. durch Bewegungsspiele, Wort- und Zahlenspiele, Alltagsobjekte – s. Spector et al., 2006). Neuere Studien belegen den Nutzen dieses Ansatzes für Menschen mit einer leichten bis mittelschweren Demenz (NICE, 2006), aber auch seine Wirtschaftlichkeit, weil sich die Übungen oft in der Gruppe durchführen lassen (Knapp et al., 2006). Spectors Programme sehen vor, dass sich die Gruppe während sieben Wochen zweimal wöchentlich für jeweils 45 Minuten trifft. Jede Gruppenstunde steht unter einem bestimmten Motto, das dann den Gesprächsstoff liefert, etwa:

Lebensmittel, Kindheit, wichtige Erinnerungen, etc. Verglichen mit einer Kontrollgruppe verbessert die kognitive Stimulationstherapie die Kognition und Lebensqualität derer, die an den Gruppenstunden teilnehmen. Livingston und Mitarbeiter (Livingston et al., 2005) haben vor Kurzem sechs Studien unterschiedlicher Qualität systematisch untersucht (z. B. Spector et al., 2003; Romero/Wenz, 2001) und sind dabei zu dem Schluss gekommen, dass diese Methode in vielen verschiedenen Situationen von gleichmäßig großem Nutzen ist. Auch die jüngste Cochrane-Review bestätigt diesen Befund (Woods et al., 2009). Derzeit laufen mehrere Forschungsprojekte über die Langzeitwirkungen kognitiver Stimulationstherapie, über deren Akzeptanz seitens der Patienten und Patientinnen und die damit verbundenen Veränderungsmechanismen. Viele dieser Untersuchungen finden im Rahmen des SHIELD-Forschungsprogramms statt (*Support at Home Interventions to Enhance Life in Dementia*).

Reminiszenztherapie

Reminiszenztherapie bedeutet, dass die Leute Begebenheiten von früher noch einmal durchleben, vor allen Dingen erfreuliche und persönlich bedeutsame Ereignisse, wie Familienferien und Hochzeiten. Diese Therapieform kann mit Gruppen oder Einzelpersonen durchgeführt werden. Bei den Gruppentreffen finden kreative Aktivitäten statt, etwa Zeichnen und Malen oder Musizieren, oft liefern Gegenstände ein Stichwort oder wirken stimulierend. Reminiszenztherapie gilt als Möglichkeit, das Wohlbefinden zu verbessern, für Freude und Spaß zu sorgen und die Leute kognitiv zu stimulieren. Oft werden Gesundheitsfachpersonen und Angehörige demenzkranker Menschen ermuntert, gemeinsam auf das Leben der Bewohnerin oder des Bewohners zurückzublicken (d. h. deren Lebensgeschichten zu rekonstruieren). Biografiearbeit ist geeignet, die Bindungen zwischen Pflegenden und Gepflegten zu stärken, besonders in Fällen unzureichender Kommunikationsfertigkeiten der Person mit Demenz. Es gibt vermehrt Anhaltspunkte dafür, dass Reminiszenztherapie eine effektive Behandlungsmethode für ältere Menschen mit und ohne Demenz ist (s. Woods et al., 2005 respektive Bohlmeijer et al., 2003). Im Großen und Ganzen ist dieser Ansatz beliebt (Warner et al., 2006; Verkaik et al., 2005), weil er flexibel ist und sich den individuellen Bedürfnissen des Einzelnen anpassen lässt (z. B. kann ein schwer demenzkranker Mensch beim Anhören einer seiner Lieblingsschallplatten immer noch Freude empfinden). Dieser Ansatz muss stets achtsam angewendet werden, weil viele Menschen schwere

Zeiten erlebt haben (Verluste, Missbrauch, psychische Erkrankungen, etc.) und die erneute Aktivierung solcher Erinnerungen negative Folgen haben kann. Ich nenne das unbeabsichtigte Wecken einer negativen Erinnerung im Rahmen meiner Arbeit eine «Re-Infektion». Ist ein problematisches Ereignis wieder in Erinnerung gerufen worden, kann der betreffenden Person die Bewältigung (d. h. lösen, unterdrücken, etc.) wegen ihrer kognitiven Defizite besonders schwerfallen (James, 2010).

Validationstherapie

Einige der mit Demenz einhergehenden Symptome, etwa dass Ereignisse und Geschichten aus früheren Zeiten immer wieder erzählt werden, sind vermutlich aktive Strategien, um Stress, Langeweile und Einsamkeit zu verhindern. Naomi Feil macht geltend, dass sich Menschen mit Demenz in eine innere Wirklichkeit zurückziehen können, die mehr auf «Gefühlen» als auf dem «Verstand» beruht, weil sie die gegenwärtige Wirklichkeit als zu schmerzhaft erleben (Feil/Klerk-Rubin, 2002). Validationstherapeutinnen und -therapeuten versuchen deshalb, mit demenzkranken Menschen zu kommunizieren, indem sie sich in deren Gefühle und die hinter ihrer verwirrten Sprechweise und ihrem seltsamen Verhalten verborgenen Bedeutungen einfühlen. Es kommt also mehr auf den emotionalen Gehalt des Gesagten an als auf die korrekte zeitliche Orientierung der Person. Neal und Barton Wright (2003) haben für ihre Cochrane-Review die Wirksamkeit der Validationstherapie anhand mehrerer kontrollierter Studien ausgewertet und kognitive und verhaltensbezogene Faktoren gemessen (Finnema et al., 2005). Sie kamen zu dem Schluss, dass, ungeachtet einiger positiver Indikatoren hinsichtlich Depressionen (Toseland et al., 1997), das letzte Wort über die Wirksamkeit noch nicht gesprochen ist.

Psychomotorische Therapie

Die psychomotorische Therapie, auch Aktivitätstherapie genannt, umfasst eine ziemlich heterogene Gruppe von mit Bewegung verbundenen Tätigkeiten, wie etwa Tanzen, Sport, Schauspiel, etc. Eine von Cohen-Mansfield und ihren Kollegen (Cohen-Mansfield et al., 2010) kürzlich durchgeführte Untersuchung hat ergeben, dass sich bei Bewohnerinnen und Bewohnern von Pflegeheimen viele dieser Aktivitäten positiv auswirken. Sie haben in ihrer Studie beobachtet, was 25 verschiedene Aufgaben im Lauf von drei Wochen bewirken (d. h. Gespräche, Kontakte mit Tieren, Umgang mit

Spielzeug, Lesen, Musikhören, Handtücher falten, Blumen arrangieren, Puzzle legen, künstlerische Aktivitäten, etc.). Jede Tätigkeit wurde daraufhin beurteilt, wie viel Freude die Person dabei offenbar empfunden und wie viel Zeit sie damit zugebracht hat. Die Auswertung ergab, dass den Leuten Aufgaben, die mit lebenden Dingen zu tun hatten, am liebsten waren (der Umgang mit anderen Menschen, einem echten Baby, Tieren), gefolgt von Aufgaben mit simulierten Sozialkontakten (Puppen, durch Videokassetten simulierte Präsenz). Was die mit einer Aufgabe verbrachte Zeit anging, so schnitten arbeitsähnliche Aktivitäten besser ab, (z. B. Briefumschläge frankieren, Schmuck sortieren, Handtücher falten). Diese Erkenntnisse sind äußerst wertvoll im Hinblick auf Aktivitäten, die das Wohlbefinden fördern, das Selbstbewusstsein stärken, Langeweile vertreiben und deshalb Gesundheitsfachpersonen für die Beschäftigung von Menschen mit Demenz empfohlen werden können. Körperliche Betätigung wirkt sich erwiesenermaßen in vielerlei Hinsicht positiv auf die Gesundheit betagter Menschen aus, auch auf den Gesundheitszustand von Menschen, die in einer Pflegeeinrichtung leben (Heyn et al., 2004; Eggermont/Scherder, 2006): Die Leute stürzen seltener, sind geistig gesünder und schlafen besser (King et al., 1997; Winstead-Fry/Kijek, 1999), aber auch die Stimmung und die Selbstsicherheit der alten Menschen profitieren davon (Singh et al., 2005). Alessi und Mitarbeiter (Alessi et al., 1999) haben aufgrund einer kleinen kontrollierten Studie zudem festgestellt, dass körperliche Betätigung während des Tages geeignet ist, Agitiertheit am Tag und Ruhelosigkeit in der Nacht zu reduzieren (Montgomery/Dennis, 2002). Ungeachtet dieser Ergebnisse haben zwei der drei besseren kontrollierten Studien im Hinblick auf Depression und Apathie keine signifikanten Unterschiede zwischen Interventionsgruppe und «normal» betreuter Vergleichsgruppe gefunden (Hopfman-Rock et al., 1999). In Newcastle hat Guzman-Garcia, eine Doktorandin, untersucht, wie sich der Einsatz lateinamerikanischer Tänze auf die Bewohnerinnen und Bewohner von Pflegeheimen auswirkt. Ihre Pilotstudien ergaben, dass diese Aktivität sowohl für Menschen mit Demenz als auch für ihre Betreuungspersonen vorteilhaft ist. **Abbildung 4-4** zeigt einige der zentralen Nutzen, die das Pflegepersonal berichtet hat (Guzman-Garcia, James und Mukaetova-Ladinska, 2012[2]).

---

2 Introducing a Latin ballroom dance class to people with dementia living in care homes, benefits and concerns: A pilot study. *Dementia. The International Journal of Social Research and Practice,* March 16, 2012, doi:10.1177/1471301211429753 (Bei Drucklegung der englischen Ausgabe des vorliegenden Buches war diese Studie noch «in press» [im Druck]; Anm. d. Verlags)

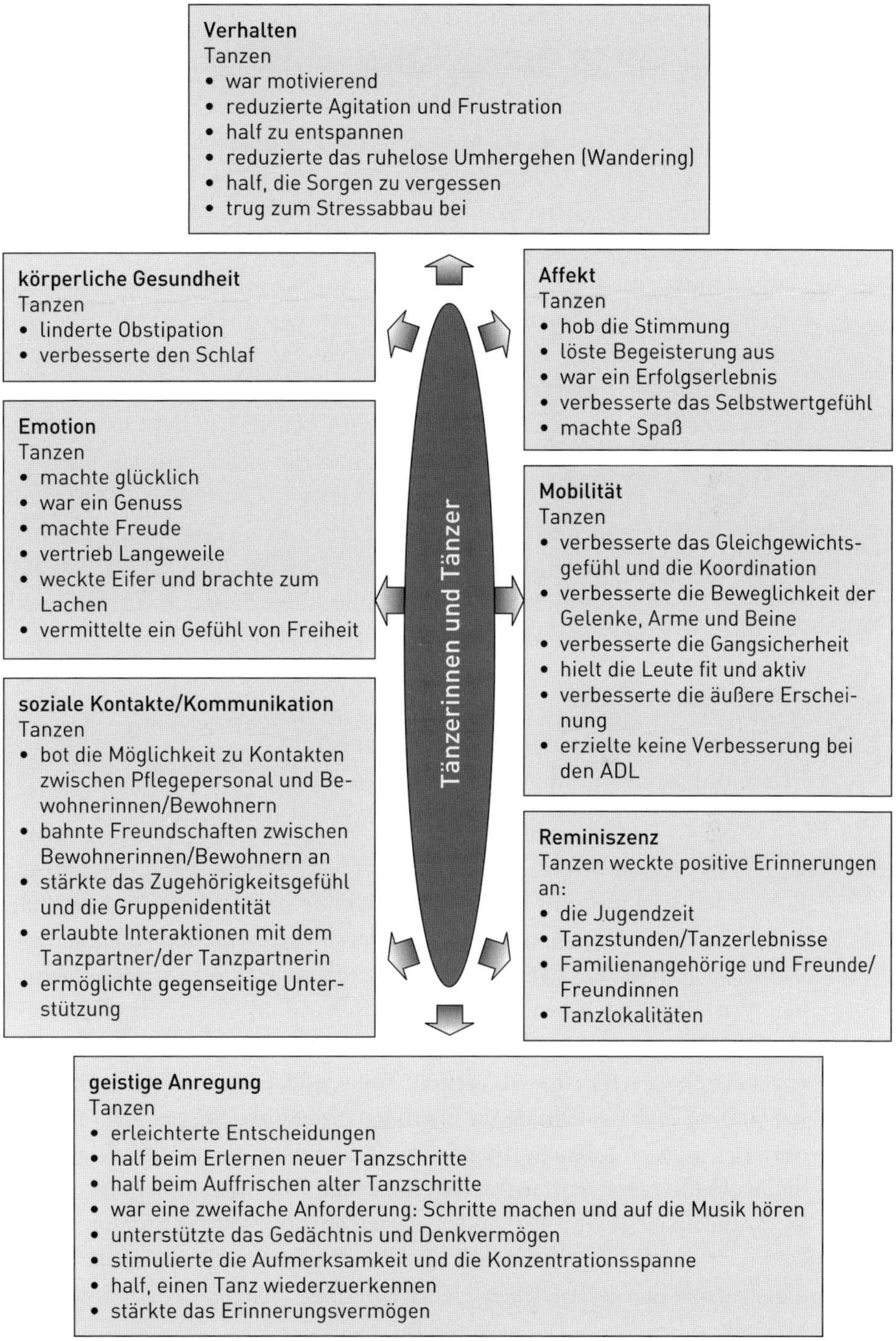

4.6 Psychosoziale Ansätze: Prävention versus Intervention

Verhalten
Tanzen
- war motivierend
- reduzierte Agitation und Frustration
- half zu entspannen
- reduzierte das ruhelose Umhergehen (Wandering)
- half, die Sorgen zu vergessen
- trug zum Stressabbau bei

körperliche Gesundheit
Tanzen
- linderte Obstipation
- verbesserte den Schlaf

Emotion
Tanzen
- machte glücklich
- war ein Genuss
- machte Freude
- vertrieb Langeweile
- weckte Eifer und brachte zum Lachen
- vermittelte ein Gefühl von Freiheit

soziale Kontakte/Kommunikation
Tanzen
- bot die Möglichkeit zu Kontakten zwischen Pflegepersonal und Bewohnerinnen/Bewohnern
- bahnte Freundschaften zwischen Bewohnerinnen/Bewohnern an
- stärkte das Zugehörigkeitsgefühl und die Gruppenidentität
- erlaubte Interaktionen mit dem Tanzpartner/der Tanzpartnerin
- ermöglichte gegenseitige Unterstützung

Affekt
Tanzen
- hob die Stimmung
- löste Begeisterung aus
- war ein Erfolgserlebnis
- verbesserte das Selbstwertgefühl
- machte Spaß

Mobilität
Tanzen
- verbesserte das Gleichgewichtsgefühl und die Koordination
- verbesserte die Beweglichkeit der Gelenke, Arme und Beine
- verbesserte die Gangsicherheit
- hielt die Leute fit und aktiv
- verbesserte die äußere Erscheinung
- erzielte keine Verbesserung bei den ADL

Reminiszenz
Tanzen weckte positive Erinnerungen an:
- die Jugendzeit
- Tanzstunden/Tanzerlebnisse
- Familienangehörige und Freunde/Freundinnen
- Tanzlokalitäten

Tänzerinnen und Tänzer

geistige Anregung
Tanzen
- erleichterte Entscheidungen
- half beim Erlernen neuer Tanzschritte
- half beim Auffrischen alter Tanzschritte
- war eine zweifache Anforderung: Schritte machen und auf die Musik hören
- unterstützte das Gedächtnis und Denkvermögen
- stimulierte die Aufmerksamkeit und die Konzentrationsspanne
- half, einen Tanz wiederzuerkennen
- stärkte das Erinnerungsvermögen

Abbildung 4-4: Nutzen psychomotorischer Tanztherapie (Guzman-Garcia et al. im Druck)

Multisensorische Stimulation (Snoezelen)

Pflegeheime und Pflegestationen überall [in Großbritannien; Anm. des Verlags] haben in spezielle Räume für multisensorische Stimulation investiert. Diese Bereiche sind meist mit diversen Lichtinstallationen, Musikanlagen, Duftsystemen, Fühlmaterialien etc. ausgestattet, kurz mit Dingen, die die Sinne ansprechen (Baker et al., 2001). Weil das Personal nicht richtig in deren Anwendung geschult ist, werden die Räume oft nicht ausreichend genutzt, manchmal von Pflegenden und Gepflegten sogar regelrecht gemieden. Meist empfiehlt es sich, die multisensorische Stimulation den individuellen Bedürfnissen anzupassen; nicht jede Stimulierungsmethode (auditive, optische, taktile Stimuli) muss unbedingt in jeder Sitzung eingesetzt werden (Chung/Lai, 2002). In einem Cochrane-Bericht über multisensorische Stimulation wird festgestellt, dass die bislang vorliegenden Ergebnisse noch keine sicheren Schlüsse zulassen (Chung/Lai, 2008). Eine jüngere, von Verkaik und Mitarbeitern (Verkaik et al., 2005) durchgeführte Studie legte jedoch nahe, dass multisensorische Methoden bei der Behandlung von Depression und Apathie möglicherweise dennoch wirksam sind, sowohl in der stationären als auch in der häuslichen Pflege.

4.6.2 Alternative (komplementäre) psychosoziale Präventionsmaßnahmen

Aromatherapie

Die beiden wichtigsten in der Aromatherapie bei demenzkranken Menschen eingesetzten Essenzen sind Lavendel- und Zitronenöl. Neueren kontrollierten Studien zufolge hat Aromatherapie Agitationssymptome signifikant verbessert, bei hervorragender Compliance und Toleranz (Holmes et al., 2002; Ballard et al., 2002). Thorgrimsen und Mitarbeiter (Thorgrimsen et al., 2003) weisen in ihrer Übersichtsstudie jedoch auf die Schwächen dieser Studien hin, weshalb deren Ergebnisse mit Vorsicht zur Kenntnis genommen werden müssen. Interessant ist auch, dass die jüngste Studie, die die Aromatherapie untersucht, zu gemischten Ergebnissen kommt und die Wirksamkeit als «kaum vorhanden» bezeichnet (Quynh-anh/Paton, 2008). In diesem Artikel ergeht auch der Ruf nach weiteren Forschungsarbeiten, die sich mit den potenziellen Nebenwirkungen dieser Behandlungsform befassen.

Musiktherapie

Die Cochrane-Review hat ergeben, dass die Studien über Musiktherapie Mängel aufweisen (Vink/Birks, 2009). Dennoch ist in der wissenschaftlichen Literatur längst akzeptiert, dass sich Musik auf die Stimmung und das Wohlbefinden der Menschen äußerst positiv auswirken kann (Sherrat et al., 2004). Tatsächlich wird Musik in vielen klinischen Untersuchungen zur temporären Aufhellung depressiver Stimmungslagen eingesetzt. Musik gilt auch als hilfreiche Methode zur Reduzierung unerwünschter Verhaltensweisen und zur Verbesserung der Kommunikation, wobei sie besonders wirkungsvoll ist, wenn der Musikgeschmack der Person getroffen wird. Lord und Garner (1993) haben beispielsweise bei einer Gruppe von Pflegeheimbewohnern und -bewohnerinnen mit jeweils individuell ausgewählten Musikstücken erreicht, dass sich die Leute wohler fühlten und dass sich ihre Kommunikationsfähigkeit und ihr autobiografisches Gedächtnis verbesserten. Bei der Vergleichsgruppe, die sich mit anderen Dingen beschäftigt hatte, wurden solche Verbesserungen nicht festgestellt. Musik hat auch Menschen, die während der Mahlzeiten agitiert waren, merklich beruhigt und bewirkt, dass sie länger am Tisch sitzen blieben (Chang et al., 2005). Ferner gibt es Berichte über die Linderung depressiver Symptome bei Personen, die Musik zu hören bekamen, die an persönliche Erinnerungen anknüpfte (Ashida, 2002), sowie Berichte über verbesserte Kommunikation und geringere Reizbarkeit, wenn die Musikstücke strukturiert dargeboten wurden (Suzuki et al., 2004). Wie bei allen anderen Strategien auch, muss stets einfühlsam vorgegangen werden, weil Musik auch belastende Erinnerungen wecken kann. Ich erinnere mich beispielsweise an eine Frau, deren Schreien, wie wir schließlich herausfanden, durch «Kriegs»-Musik der 1940er-Jahre ausgelöst wurde, die im Tageszentrum gespielt wurde. Wir befassten uns mit ihrer Biografie und erfuhren, dass sie in dieser Zeit schlimme Dinge erlebt hatte. Fast alle ihre Angehörigen waren im Krieg umgekommen, sie selbst war als Evakuierte missbraucht worden.

Kunsttherapie

Kunsttherapie (Theaterspielen, Modellieren, Zeichnen und Malen) bietet den Leuten die Möglichkeit, neue Fertigkeiten auszuprobieren (Mottram, 2003) und dadurch ihr Selbstwertgefühl zu stärken. Menschen mit Demenz werden durch künstlerische Aktivitäten auf sinnvolle Weise stimuliert, sie verbessern ihre Sozialkontakte und ihr Selbstwertgefühl (Killick/Allan,

1999). Eine der wenigen Untersuchungen über Kunsttherapie, die Qualitätsansprüchen genügt, ist eine kontrollierte Studie zu den Auswirkungen von Theaterspielen und Bewegung auf eine Gruppe depressiver Besucherinnen und Besucher einer Tagesklinik (Wilkinson et al., 1998). Trotz einiger günstiger Indikatoren konnte, verglichen mit der Gruppe, die wie gewohnt betreut wurde, keine signifikante Besserung der Depressionen festgestellt werden.

Tiergestützte Aktivitäten

Der regelmäßige Kontakt mit Tieren oder in Pflegeheimen gehaltene Haustiere wirken sich nachweislich positiv auf die Bewohnerschaft aus. Die Leute sind weniger agitiert, sie fühlen sich weniger belastet, angespannt und einsam, ihr Blutdruck sinkt, ihre Lebenserwartung steigt (Churchill et al., 1999; Richardson, 2003). Kurze Begegnungen mit Hunden verbessern die sozialen Interaktionen mit und zwischen alten Menschen mit geistigen Beeinträchtigungen (Greer et al., 2001). Auch die Anwesenheit anderer Tiere wirkt sich nachgewiesenermaßen positiv aus. Steht beispielsweise im Speiseraum des Pflegeheims ein Aquarium, verhalten sich demenzkranke Personen weniger aggressiv und nehmen mehr Nahrung zu sich (Edwards, 2004). Bevor sich eine Pflegeeinrichtung Tiere anschafft, müssen wegen der Hygiene- und Sicherheitsanforderungen die zuständigen Behörden kontaktiert werden.

Puppen und Spielzeug

Dass in Pflegeeinrichtungen auch Puppen und Spielzeug eingesetzt werden, ist bereits seit längerer Zeit üblich (Libin/Cohen-Mansfield, 2004); neu ist die systematische Untersuchung dieses Ansatzes (James et al., 2005; Mackenzie et al., 2006). Dafür wurden Puppen und Teddybären standardisiert in Pflegeheime eingeführt (Mackenzie et al., 2006). Meist bekam das Personal vorher entsprechende Informationen und Richtlinien an die Hand (Mackenzie et al., 2007). Die Ergebnisse dieser Untersuchungen waren sowohl für die Bewohnerinnen und Bewohner als auch für das Personal vorteilhaft (Mackenzie et al., 2006; James et al., 2006a – s. Kap. 8). Der Ansatz ist nicht unumstritten, was die anhaltende Debatte im *Journal of Dementia Care* belegt, in der kritisiert wird, dass er «herablassend» wirken könnte und womöglich einer «Infantilisierung» Vorschub leistet. Eine Doktorandin der Teesside University setzt sich gegenwärtig mit diesen

Argumenten auseinander, indem sie Menschen mit Demenz direkt befragt und prüft, was sie vom Umgang mit Puppen halten.

«Werkzeugkisten»-Ansätze

Einige der oben genannten Strategien wurden als Einzeltechniken vorgestellt, wobei klar ist, dass Pflegende oft mehrere Strategien kombinieren und auf unkonventionelle Weise einsetzen. Ein gutes Beispiel dafür sind die verschiedenen «Werkzeugkisten»-Techniken (Thwaites/Sara, 2010). Diese Technik ist weit verbreitet und besteht darin, für jede Person eine eigene Kiste, eine Schachtel oder einen Koffer mit persönlichen Gegenständen zu bestücken (z. B. mit Fotos, Postkarten, Videoaufnahmen mit Familienszenen oder vertrauten Stimmen, Kleidungsstücken, Ziergegenständen, einschlägigen Landkarten, Duftölen). Pflegende können mit Hilfe einzelner Sachen aus der Kiste die Person stimulieren, ein Gespräch beginnen, dabei mehr über ihre Vergangenheit erfahren und ihr positive Dinge in Erinnerung rufen. In unseren Einrichtungen haben sich zur Beruhigung erregter Personen Tonkassetten und Videos bewährt, welche die Gegenwart eines befreundeten Menschen und/oder eines Angehörigen simulieren.

Neben den bislang skizzierten Ansätzen existieren diverse, speziell zur Förderung des Wohlbefindens entwickelte Multi-Aktivitätsprogramme. Zwei bereits etablierte Beispiele dafür sind SPECAL und Sonas apc. Der SPECAL-Ansatz (*Specialized Elderly Care for Alzheimer and Dementia*, Garner, 2004) bedient sich der verbliebenen (verbalen und verhaltensbezogenen) Erinnerungen der Person, um ihre Stimmung aufzuhellen oder sie bei guter Stimmung zu halten: «Menschen mit Demenz erleben plötzlich, intermittierend und immer öfter, dass sie sich an kurz zurückliegende Ereignisse nicht mehr erinnern können. In fast allen Fällen sind jedoch Erinnerungen an frühere Ereignisse bruchstückhaft vorhanden, sicher im Gedächtnis verwahrt und unter günstigen Voraussetzungen jederzeit abrufbar.» (www.specal.co.uk). Der SPECAL-Ansatz vermittelt Gesundheitsfachpersonen, was es für ihre Schützlinge bedeutet, mit einer Demenzerkrankung zu leben. Um zu erklären, wie das Gedächtnis funktioniert, wird es mit einem Fotoalbum verglichen, und auf dieser Erklärung beruhen alle Grundsätze und alle Entwicklungen neuer erinnerungsbasierter Therapieansätze (z. B. werden Betroffene dabei unterstützt, altvertraute Fertigkeiten einzusetzen und an frühere Interessen anzuknüpfen).

Der Sonas apc³ genannte Ansatz (Threadgold, 2002) basiert auf der Stimulierung der Sinne, Struktur und Wiederholung, wobei die Kommunikation im Mittelpunkt steht. Die Gruppen- und Einzelsitzungen sind auf einer CD gespeichert, damit sich die Personen, die die Sitzungen durchführen, ganz auf die Teilnehmenden konzentrieren können. In den Gruppenstunden werden alle fünf Sinne stimuliert, und zwar mit Musik, gemeinsamem Singen, ruhigen Bewegungen, Gedächtnisübungen und Raum für persönliche Beiträge. Geschultes Personal leitet die etwa acht Personen starken Gruppen. Der sich wiederholende Ablauf vermittelt den Teilnehmenden Sicherheit. Weil nicht die verlorenen, sondern die verbliebenen Fertigkeiten im Fokus stehen und die Vorraussetzung dafür geschaffen wird, dass niemand einen Fehler machen kann, entsteht eine Atmosphäre, in der sich alle frei und unzensiert äußern können (Moriaty et al., 2003).

Dieser Abschnitt darf nicht enden ohne den dankbaren Hinweis auf die Arbeit der Bradford Dementia Group, der wir die Methode des Dementia Care Mapping verdanken (DCM, Kitwood/Bredin, 1992). Sie ist zwar keine spezifische Therapie, sondern ein Verfahren zur Beobachtung des Wohlbefindens von Menschen mit Demenz, das Gesundheitsfachpersonen Rückmeldungen über ihren Kommunikationsstil gibt. DCM hat sich als hochwirksames Arbeits- und Ausbildungsinstrument erwiesen, das auf den individuellen Bedarf von Organisationen und Sachverständigen zugeschnitten wurde (Brooker, 2006).

Die DCM-Methode räumt der Schulung von Gesundheitsfachpersonen hohe Priorität ein. Viele der hier dargestellten Maßnahmen sind in der Tat wirkungslos, wenn nicht gar schädlich, wenn sie nicht fachgerecht durchgeführt werden. Deshalb ist sehr zu begrüßen, dass für die Mehrzahl der genannten Verfahren Leitlinien vorliegen, die beschreiben, wie sie angemessen und sensibel eingesetzt werden (Brooker, 2007).

4.6.3 Interventionsstrategien

In den folgenden Abschnitten werden einige «formulierungsgelenkte» (engl.: *formulation-led*) Ansätze beschrieben. Diese Interventionen gelten den Ursachen einer bereits vorhandenen herausfordernden Verhaltensweise (Schlagen, Schreien, etc.). Vor der eigentlichen Intervention wird stets

---

3 Sonas, gälisch, bedeutet «Wohlbefinden»; *activating potential for communication* (apc) bedeutet Aktivierung des Kommunikationspotenzials. (Anm. d. Übersetzerin)

eine Formulierung entwickelt (d. h. eine Beschreibung des herausfordernden Verhaltens in Bezug auf die Person und ihre Vergangenheit), um zu verstehen, welche Auslöser das Problem auslösen und aufrechterhalten (Cohen-Mansfield et al., 2007). Zuerst (Abschnitt 4.6.4) werden zwei bekannte psychotherapeutische Verfahren geschildert, deren Einsatz auf Menschen mit nur leichten Beeinträchtigungen beschränkt ist, nämlich die Kognitive Verhaltenstherapie und die Interpersonelle Psychotherapie (James, 2010). Anschließend werde ich therapeutische Verfahren erörtern, die bei allen Erscheinungsformen, auch bei schwer demenzkranken Menschen, angebracht sind (Verhaltenstherapie und bedürfnisorientierte Therapie). Es ist wichtig festzuhalten, dass die Formulierungen (engl.: *formulations*) der Kognitiven Verhaltenstherapie und der Interpersonellen Psychotherapie von jenen der Verhaltenstherapie und des bedürfnisorientierten Bezugsrahmens abweichen. So sollen beispielsweise die Formulierungen im Rahmen einer Kognitiven Verhaltenstherapie und einer Interpersonellen Psychotherapie dem «Klienten» oder der «Klientin» helfen, seine oder ihre Probleme besser zu verstehen; dies setzt aber voraus, dass die betroffene Person eine gewisse Einsichtsfähigkeit besitzt und in der Lage ist, eine Verhaltensänderung zu initiieren. Ganz anders die Formulierungen der Verhaltenstherapie und der bedürfnisorientierten Methoden: Sie richten sich an die Gesundheitsfachpersonen und sollen ihr Verständnis für Probleme von Menschen mit Demenz verbessern. Dieser Punkt ist besonders wichtig, weil es in Fällen schwerer Demenz die Gesundheitsfachpersonen sind, welche die Interventionen durchführen.

4.6.4 Kognitive Verhaltenstherapie und Interpersonelle Psychotherapie

In den letzten zehn Jahren [bezogen auf das Erscheinen des englischen Originals; Anm. des Verlags] ist das Interesse am Einsatz von Kognitiver Verhaltenstherapie und Interpersoneller Psychotherapie für Menschen mit einer kognitiven Beeinträchtigung angestiegen (James, 2010; Miller/Reynolds, 2007). Im Zusammenhang mit herausforderndem Verhalten werden diese Therapieverfahren gewählt, wenn jemand bedrückt oder verängstigt ist oder wenn die an Demenz erkrankte Person noch über eine gewisse Einsichtsfähigkeit verfügt und Problemlösungsfähigkeiten bewahrt hat. Die Kognitive Verhaltenstherapie untersucht die Not der Person innerhalb eines Kreises (s. **Abb. 4-5a** und **4-5b**), wobei der innere Zustand durch die Bearbeitung äußerer Faktoren verändert werden soll. Besondere

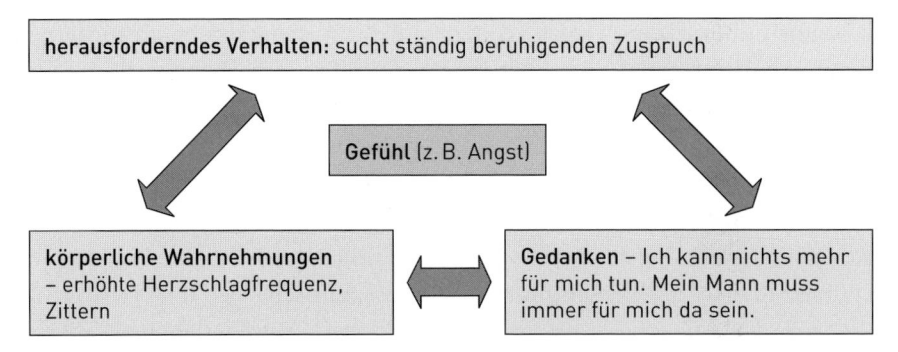

```
┌─────────────────────────────────────────────────────────────┐
│ herausforderndes Verhalten: sucht ständig beruhigenden Zuspruch │
└─────────────────────────────────────────────────────────────┘
                    ↕                    ↕
                 ┌─────────────────┐
                 │ Gefühl (z.B. Angst) │
                 └─────────────────┘
┌──────────────────────────┐      ┌──────────────────────────┐
│ körperliche Wahrnehmungen │  ⇔  │ Gedanken – Ich kann nichts mehr │
│ – erhöhte Herzschlagfrequenz, │  │ für mich tun. Mein Mann muss    │
│ Zittern                   │      │ immer für mich da sein.         │
└──────────────────────────┘      └──────────────────────────┘
```

Abbildung 4-5a: Triade einer Person mit leichter Demenz

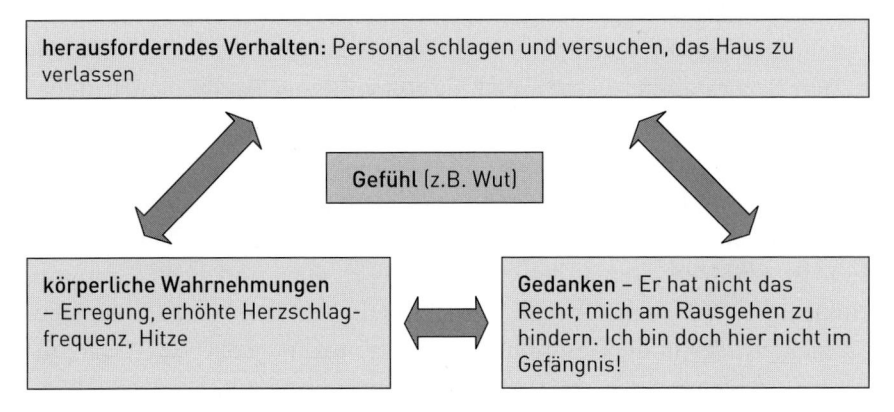

```
┌─────────────────────────────────────────────────────────────┐
│ herausforderndes Verhalten: Personal schlagen und versuchen, das Haus zu │
│ verlassen                                                   │
└─────────────────────────────────────────────────────────────┘
                    ↕                    ↕
                 ┌─────────────────┐
                 │ Gefühl (z.B. Wut) │
                 └─────────────────┘
┌──────────────────────────┐      ┌──────────────────────────┐
│ körperliche Wahrnehmungen │  ⇔  │ Gedanken – Er hat nicht das │
│ – Erregung, erhöhte Herzschlag- │ │ Recht, mich am Rausgehen zu │
│ frequenz, Hitze          │      │ hindern. Ich bin doch hier nicht im │
│                          │      │ Gefängnis!                  │
└──────────────────────────┘      └──────────────────────────┘
```

Abbildung 4-5b: Triade einer Person mit mittelschwerer bis schwerer Demenz

Aufmerksamkeit gilt dabei den kognitiven Aspekten (also den Gedanken und Überzeugungen), weil Menschen unter Belastung dazu neigen, sich negativen Gedanken hinzugeben (z.B. «Ich bin wertlos.», «Alle hassen mich.», «Niemand mag mich.» etc.). Die Kognitive Verhaltenstherapie hilft diesen Menschen, mit bestimmten Strategien ihre Denkmuster zu hinterfragen und sich auf «hilfreiche» Aktivitäten und Beziehungen einzulassen, die sie zuvor gemieden haben (James, 2010). Auch das problematische Verhalten schwer demenzkranker Personen, deren Verhaltensweisen mit der verzerrten Wahrnehmung ihrer aktuellen Wirklichkeit zu tun haben, lässt sich mit dieser Triade besser verstehen (s. Abb. 4-5b). Ihre neurologischen Defizite hindern sie jedoch daran, selbst etwas zu verändern.

Teri und Gallagher-Thompson (1991) berichten von positiven Befunden einer klinischen Studie über Kognitive Verhaltenstherapie bei Menschen in frühen Stadien der Alzheimer-Erkrankung. Andere Forschungsarbeiten haben sich mit der Kognitiven Verhaltenstherapie in Einzel- und Gruppen-Settings befasst und kamen zu einigen erfreulichen Ergebnissen (Koder, 1998; Kipling et al., 1999). Es ist beachtenswert, dass unser Newcastle-Dienstleistungsangebot etliche Prinzipien der Kognitiven Verhaltenstherapie integriert hat (s. Kap. 6) und dass diese Prinzipien die tragende Säule unserer Arbeit mit pflegenden Angehörigen und Gesundheitsfachpersonen ist (James et al., 2001). Diese Themen werden in den nächsten beiden Kapiteln ausführlich behandelt.

Die Interpersonelle Psychotherapie untersucht – der Name legt es nahe – den Zusammenhang zwischen den Problemen und den zwischenmenschlichen Beziehungen einer Person. Betroffene werden ermutigt, sich zu überlegen, wie sich ihre wichtigen Beziehungen, verändert haben, seit das Problem besteht; auch sollen sie ihren Kommunikationsstil kritisch betrachten, um herauszufinden, ob er verbessert werden kann. Dieser Ansatz wird insbesondere Pflegeexpertinnen und Pflegeexperten zusagen, die davon ausgehen, dass herausforderndes Verhalten eine «Kommunikationsstrategie in einer Form ist, die andere Menschen nicht akzeptieren». Ein Mensch mit eingeschränkter Verbalisierungs- und Einsichtsfähigkeit kann beispielsweise nicht mehr um Essen bitten und holt es sich deshalb vom Teller seines Tischnachbarn. Interpersonelle Psychotherapie und der personzentrierte Ansatz von Kitwood (1997) und Stokes (2001) überschneiden sich an manchen Stellen. Empirische Beweise für diese Form der Behandlung alter Menschen gibt es zur Genüge (Miller/Reynolds, 2002), im Bereich demenzkranker Menschen ist sie noch recht neu (James 2010; James et al., 2003a; Miller/Reynolds, 2007). Weil die Interpersonelle Psychotherapie einige Anforderungen an Einsichts- und Reflexionsfähigkeit stellt, ist sie bei Menschen mit mittelschwerer bis schwerer Demenz nur begrenzt einsetzbar.

4.6.5 Auf Gesundheitsfachpersonen fokussierte und personzentrierte Ansätze

Die folgenden Methoden eignen sich für viele verschiedene Krankheitsbilder und Situationen, auch für Leute mit beeinträchtigter Kommunikations- und/oder Einsichtsfähigkeit und somit für die Arbeit mit schwer demenzkranken Menschen. Der Hauptgrund dafür ist, dass der Fokus dieser Behandlungsansätze zwar auf die Person mit Demenz gerichtet ist, die eigentliche Arbeit wird jedoch von der Gesundheitsfachperson geleistet. Deshalb erfordert die Arbeit mit diesen Interventionen einen systemischen

Ansatz, wobei der Erfolg größtenteils davon abhängt, ob Gesundheitsfachpersonen die für eine wirksame Durchführung der Therapie erforderliche Unterstützung bekommen. Aus diesem Grund werden diese Verfahren auf Gesundheitsfachpersonen fokussierte, personzentrierte Ansätze genannt (engl.: *carer-centred, person-focused*).

Verhaltenstherapie

Die Verhaltenstherapie erfordert ein gründliches Assessment, bei dem die Auslöser, die Verhaltensweisen und deren Verstärker (also die Vorgeschichte, das Verhalten, die Folgen, engl.: *Antecedents, Behaviour, Consequences* – ABC) identifiziert und ihre Beziehungen untereinander geklärt werden. Dieser Prozess wird meist als funktionales Assessment bezeichnet (Moniz-Cook et al., 2001a, im Druck). Häufig sammelt die Pflegeexpertin/der Pflegeexperte die Informationen über die Verhaltensmanifestationen (B) und die Handlungsabfolge, die dazu führte, (A) in Form eines Diagramms, einer Tabelle oder eines Tagebuchs. Die Reaktionen auf das Verhalten (C) werden ebenfalls studiert, weil sie oft entscheidend dafür sind, ob die Handlung künftig öfter oder seltener auftritt. Überprüfungen dieser Art erlauben es, herauszufinden, welche Funktion das herausfordernde Verhalten hat, und gute Hypothesen lassen sich nur aufgrund genauer Beobachtungen aufstellen. Nehmen wir das Beispiel von Joan, deren anhaltendes Schreien anfänglich auf Arthritisschmerzen zurückgeführt wurde. Das funktionale Assessment ergab jedoch, dass sie nur in Anwesenheit von Männern schrie. Das bedeutete, dass ihre Schmerzmittel abgesetzt werden konnten, worauf sich ihrer Obstipation besserte, und die Therapeutin das Problem, das Joan offenbar mit Männern hatte, in den Fokus nehmen und eine angemessenere Intervention entwickeln konnte.

Teri und Mitarbeiter (Teri et al., 1997) haben ein elf Sitzungen umfassendes Schulungsprogramm entwickelt, um 41 Gesundheitsfachpersonen von Menschen mit Demenz beizubringen, wie sie im Pflegeheim das agitierte Verhalten der Bewohnerinnen und Bewohner mithilfe funktional-analytisch begründeter Verhaltensinterventionen günstig beeinflussen können. In den Sitzungen arbeiteten die Gesundheitsfachpersonen mit einem Therapeuten daran, problematische Verhaltensweisen zu definieren, eine funktionale Analyse durchzuführen und zu deuten und geeignete Interventionen zu entwickeln. Um die Wirksamkeit ihres Programms zu illustrieren, haben Teri und Mitarbeiter (Teri et al., 1998) vier Fallstudien vorgelegt. Bei den vier Teilnehmerinnen und Teilnehmern wurde folgende Vorgeschichte ermittelt: (a) Mangel an Aktivitäten, (b) Streit über verwirrte Äußerungen, (c) Inaktivität, besonders am Abend, (d) fehlende soziale Zuwendung, weil Gesundheitsfachpersonen mit anderen Aufgaben beschäftigt waren. In der Folge wurden Interventionen geplant, um die Vorgeschichten unter Kontrolle zu bringen (z. B. individuell passende Aktivierungsangebote).

In einem Fall führten die Interventionen zur Eliminierung verbaler und körperlicher Aggressionen. Bei den anderen drei Personen der Studie wurde eine Reduktion agitierter und aggressiver Verhaltensweisen festgestellt. Leider wurden keine Daten, auch kaum qualitative Aussagen der Teilnehmenden dokumentiert, die es erlaubt hätten, das Ergebnis zu messen. Deshalb lässt sich schwer beurteilen, wie erfolgreich die Interventionen tatsächlich waren.

Die Wirksamkeit der Verhaltenstherapie im Kontext von Demenzerkrankungen ist durch mehrere Studien aufgezeigt worden (Doyle et al., 1997; Allen-Burge et al., 1999; Fossey et al., 2006). Spira und Edelstein (2006) haben in jüngerer Zeit den Einsatz von Verhaltenstherapie bei Menschen mit Demenz einer systematischen Überprüfung unterzogen und konnten erfreuliche Ergebnisse vorlegen. Sie stellen jedoch fest, dass nur wenige der 23 Artikel, die ihre Einschlusskriterien erfüllten, als «qualitativ hochwertige» Studien gelten können. Eine strengere Cochrane-Review wurde von Moniz-Cook und Mitarbeitern durchgeführt (Moniz-Cook et al., im Druck). Sie identifizierten 15 Proben, 10 aus häuslichen und 5 aus stationären Pflege-Settings. Über das primäre Ziel, die Häufigkeit problematischer Verhaltensweisen zu reduzieren, enthielten nur 10 Studien (n = 1140 Teilnehmende) verwertbare Angaben. Moniz-Cook und ihre Mitautoren kommen zu dem Schluss, dass Wirksamkeitsbehauptungen für die funktionale Analyse verfrüht wären, obschon es vielversprechende Anzeichen gibt. Begründet wird dies mit der Tatsache, dass der Nachweis weitgehend auf einer Handvoll Studien beruht, in denen die tatsächliche Wirksamkeit unklar ist, weil die Interventionen meist im Rahmen breit angelegter psychosozialer, viele Komponenten umfassender Programme durchgeführt wurden. Zudem handelte es sich überwiegend um kleinere Studien mit jeweils unterschiedlich langen Interventionszeiten.

Bedürfnisorientierte Interventionen

Zurzeit werden mehrere Konzepte diskutiert, welche den Zusammenhang zwischen herausforderndem Verhalten und (unbefriedigten) Bedürfnissen untersuchen (Cohen-Mansfield, 2000b; James, 1999; James et al., 2006b).

Charakteristisch für diese Erklärungsansätze ist die Notwendigkeit, zwei Arten von Daten zu erheben: 1. Hintergrundinformationen (Lebensgeschichte, prämorbide Persönlichkeit und Coping-Stil vor der Erkrankung, kognitiver Status, psychischer Gesundheitszustand, körperlicher Gesundheitszustand, Umgebung und Kontext), 2. eine umfassende Beschreibung der Episode herausfordernden Verhaltens – also ein funktionales Assessment. Beide Informationsarten zusammengenommen ermöglichen und erleichtern es, die Bedürfnisse einer Person zu erkennen. Modelle, die von unbefriedigten Bedürfnissen ausgehen, betonen die Tatsache, dass herausfordernde Verhaltensweisen meist keine unvorhersehbaren, zufälligen Handlungen sind, sondern rationale, sehr vorhersehbare Aktivitäten. In der Tat sind Verhaltensauffälligkeiten häufig Versuche einer Pflegeheimbewohnerin oder eines Pflegeheimbewohners, ein unbefriedigtes Bedürfnis zu erfüllen. Dazu drei Beispiele:

1. herausforderndes Verhalten als Versuch, ein Bedürfnis zu erfüllen (z. B. ein Fenster einschlagen, um die Pflegeeinrichtung verlassen und im Garten spazieren gehen zu können)

2. herausforderndes Verhalten als Mittel, ein Bedürfnis zu erfüllen (z. B. ins Waschbecken urinieren, um den Blasendruck zu erleichtern)

3. herausforderndes Verhalten als Ausdruck der Frustration, weil ein Bedürfnis nicht erfüllt wird (z. B. eine Pflegende schlagen, die darauf besteht, dass man ins Bett geht, obwohl man gerade das Nachtprogramm im Fernsehen genießt).

Cohen-Mansfield (2000a und b) legt eine der besten Beschreibungen des Modells der unbefriedigten Bedürfnisse vor, und ihre jüngste empirische Studie bestätigt die Wirksamkeit ihres Ansatzes (Cohen-Mansfield et al., 2007). Grundlage ihrer Arbeit ist die Maslow'sche Bedürfnispyramide: das Bedürfnis nach körperlichem und seelischem Wohlbefinden, nach Sicherheit, Liebe und Zugehörigkeit, Anerkennung und Selbstentfaltung. Cohen-Mansfield hat beobachtet, dass herausforderndes Verhalten meist dann auftritt, wenn ein «verletzlicher und benachteiligter» Mensch nach der Erfüllung einiger dieser fundamentalen Bedürfnisse strebt. Nach ihrer Überzeugung stoßen Menschen mit Demenz mit dem dringenden Wunsch nach Erfüllung ihrer Grundbedürfnisse oft auf Hindernisse: Sie können sich nicht mehr gut mitteilen, ihre früheren Coping-Mechanismen nicht mehr einsetzen und ihre Bedürfnisse nicht mehr ohne fremde Hilfe erfüllen. Oft kommt dazu, dass die soziale Umgebung nicht in der Lage ist, das Bedürfnis zu erfüllen, oder einfach nicht versteht, was die Person will und braucht. Wie das Newcastle-Modell auch (James/Stephenson, 2007), hebt Cohen-Mansfield besonders hervor, dass ihre Behandlungsmethode jeder Person individuell anzupassen ist.

Auch Bird und Mitarbeiter (Bird et al., 2007) vertreten die bedürfnisorientierte Perspektive und haben mit zahlreichen Fallbeispielen die Vorteile dieser Erklärungsmethodologie belegt. Bird hat vor Kurzem eine kontrollierte Studie durchgeführt, welche die Wirksamkeit seiner Arbeit illustriert. Die bedürfnisorientierte, vom NCBT eingesetzte Methodologie wird in den Kapiteln 6 und 7 erläutert. Kapitel 7 enthält mehrere Fallgeschichten, die diese Methodologie illustrieren, die man als auf Gesundheitsfachpersonen fokussierten, personzentrierten Ansatz (engl.: *carer-centred person-focused*) bezeichnet. Das Newcastle-Team hat einige Anleitungen entwickelt, die uns die Arbeit mit Pflegenden erleichtern; inzwischen haben sich alle Teammitglieder die dort festgelegten Grundprinzipien angeeignet. Eine dieser nützlichen Richtlinien wird mit dem Akronym LCAPS bezeichnet (s. **Tab. 4-2**): *Listen, Clarify, Agree, Plan, Support* (zuhören, klären, übereinkommen, planen, unterstützen).

Die LCAPS-Merkmale erinnern uns an die Tatsache, dass Gesundheitsfachpersonen den größten Teil der Informationen liefern, dass sie es sind, die ihren Schützlingen helfen, ihre Bedürfnisse zu erfüllen, und deshalb Anspruch darauf haben, gehört, respektiert und angeleitet zu werden. Gesundheitsfachpersonen müssen zu Wort kommen, mit zusätzlichen Informationen versorgt und zu Hypothesen geführt werden; es ist unsere Aufgabe, sie zu inspirieren und anzuregen, ihre derzeitigen Praktiken gegen neue, vernünftige und praktisch begründbare Praktiken auszuwechseln. Wie das am besten geschieht, wird im Rahmen der Vorstellung des Newcastle-Modells erklärt (s. Kap. 6). Dort werden auch die für einen «bedürfnisorientierten» Arbeitsansatz erforderlichen Fertigkeiten, insbesondere die geeigneten therapeutischen Fragetechniken, erörtert.

4.7 Fazit

Oft höre ich von leitenden Pflegekräften die Frage: «Mit welchem psychosozialen Ansatz kann herausforderndem Verhalten wirksam begegnet werden?», und die Fragenden sind frustriert, wenn ich antworte: «Das hängt ganz davon ab, wer was wie wann und wo tut.» Die leitenden

Tabelle 4-2: Die LCAPS-Richtlinien für die Arbeit mit Pflegenden

	Grundsatz	Besonderheiten
listen zuhören	Der Therapeut/die Therapeutin muss die verschiedenen Geschichten über das herausfordernde Verhalten von den unmittelbar Betroffenen anhören und herausfinden, welche Strategien sie bereits mit welchem Erfolg eingesetzt haben.	Die Betroffenen müssen Gelegenheit bekommen, ihre Ansichten darüber, warum das Verhalten auftritt, mitzuteilen. Vielleicht haben sie erstmals die Gelegenheit, ihre Meinung zu äußern; außerdem tut es ihnen gut, sich selbst die die Geschichte formulieren zu hören; das allein kann bereits eine Veränderung bewirken. Sachdienliche Überzeugungen und Emotionen werden zur Kenntnis genommen. In diesem Stadium hört der Therapeut/die Therapeutin nur zu, ohne viel zu hinterfragen. Dabei werden auch Hintergrundinformationen gesammelt, um das Verhalten in einen Kontext stellen zu können. Ein Protokoll der bislang versuchten Strategien hilft, festzustellen, was sich bewährt hat; ferner soll erfragt werden, wer den besten Kontakt zur Person mit Demenz hat.
clarify klären	Die Erzählungen müssen überprüft und geklärt werden, weil sie oft widersprüchliche Informationen enthalten. Es gilt, die Fakten zu ermitteln (z. B. Welches Verhalten ist problematisch? Wann tritt es auf, wann tritt es nicht auf? Wer ist dabei? etc.)	Mit Hintergrundinformationen und Fachwissen über herausforderndes Verhalten und Demenz ausgestattet, beginnt der Therapeut/die Therapeutin, die Widersprüche in den verschiedenen Berichten aufzuspüren. Dabei soll er/sie wichtige Informationen weitergeben und zwischen Fakten und «ungesicherten» Annahmen unterscheiden. Eine weitere therapeutische Aufgabe besteht darin, auf Gefühlen beruhendes Denken von tatsachengestützten Beweisgrundlagen zu unterscheiden. Als Teil dieses Klärungsprozesses ermittelt der Therapeut/die Therapeutin, was in der Vergangenheit funktioniert hat, warum es diesmal nicht funktioniert, wer mit der demenzkranken Person am besten zurechtkommt und was andere vom Umgangsstil dieser Pflegeperson lernen können.
agree übereinkommen	Der Therapeut/die Therapeutin muss zu einer allgemein akzeptierten, einheitlichen Version der Geschichte gelangen, die auch Lösungsansätze enthält.	Nach dem Assessment der Situation wird im nächsten Schritt eine einzige Version (Geschichte/Erzählung) des Verhaltens vorgelegt. Das bedeutet normalerweise, dass ein Treffen mit allen Beteiligten organisiert wird, um eine von allen akzeptierte Version der Ereignisse zu erarbeiten.

Tabelle 4-2: Fortsetzung

	Grundsatz	Besonderheiten
plan planen	Um mit der problematischen Situation künftig besser zurechtzukommen, muss der Therapeut/die Therapeutin zusammen mit der Person und ihren Gesundheitsfachpersonen eine geeignete Behandlungsstrategie entwickeln.	Die mit allen Beteiligten abgestimmte Geschichte ist die Grundlage für die Entwicklung von Behandlungsstrategien. Alle Anwesenden müssen erklären, dass sie mit diesen Strategien einverstanden sind und die Behandlungsbegründungen und -ziele verstanden haben.
support unterstützen	Die Umsetzung der Behandlungsstrategie soll vom Therapeuten/der Therapeutin unterstützt und begleitet werden.	Nachdem man sich auf einen Behandlungsansatz geeinigt hat, wird es oft erforderlich sein, durch Beratung, «Modelling» etc. die Umsetzung anzubahnen. Manchmal gelingt es nicht, eine wirklich angemessene Strategie zu finden; in solchen Fällen brauchen die Betreuungspersonen unter Umständen den Unterstützung, um das störende Verhalten besser tolerieren zu können.

Pflegefachpersonen hätten offensichtlich gern ein Patentrezept, das psychosoziale Pendant zu einer hoch wirksamen Tablette. Leider gibt es weder eine derartige Therapie noch ein derartiges Medikament. Tatsache ist, dass wir angesichts der multifaktoriellen Ursachen von herausforderndem Verhalten meist ein sorgfältiges Assessment durchführen und daraus eine auf den jeweiligen Handlungsrahmen ausgerichtete und auf das Individuum zugeschnittene Intervention ableiten müssen (Vernooij-Dassen et al., 2010).

In diesem Kapitel wurde zudem aufgezeigt, dass es im Umgang mit herausforderndem Verhalten nicht immer um Reaktionen geht. So wurden einige proaktive, präventive Strategien entworfen, die verhindern sollen, dass sich herausfordernde Verhaltensweisen überhaupt erst entwickeln. Wir erwarten wohl zu Recht, dass in Pflegeeinrichtungen, die sich die Förderung des Wohlbefindens ihrer Klientinnen und Klienten auf die Fahnen geschrieben haben, sowohl mit Präventions- als auch mit Interventionsstrategien gearbeitet wird.

5 Theoretische Modelle zur Unterstützung von Assessment und Behandlung

5.1 Einführung

Im vorliegenden Text wurde mehrmals darauf hingewiesen, dass die Wirksamkeit vieler nichtpharmakologischer Therapien nicht ausreichend belegt ist. Ich habe den Eindruck, dass die Wirksamkeitsnachweise deshalb noch nicht erbracht sind, weil es an Theorien zum Demenzerleben fehlt. Es gibt relativ wenige Ausnahmen, die im folgenden Kapitel fast alle vorgestellt werden (z. B. Cohen-Mansfield, 2000a; Kitwood, 1997; Stokes, 2001, etc.). Vergleichen wir diese unbefriedigende Ausgangslage mit der Situation der Behandlungsverfahren bei affektiven Störungen, stellen wir fest, dass für Depressionen, Panik, Zwangsstörungen, Psychosen etc. verschiedene theoretische Modelle und Konzepte vorliegen, die es ermöglicht haben, passende Behandlungsmodule zu entwickeln, wobei jede Therapiemethode über ihre eigenen Beweisgrundlagen verfügt (James, 2010). Dazu kommt, dass für die genannten Störungsbilder Bezugsrahmen vorliegen, die erklären, wodurch das Problem entstanden ist und verstetigt wird, woraus klinische Erkenntnisse über geeignete Interventionen zur Symptomlinderung gewonnen werden.

In diesem Kapitel werden mehrere theoretische (konzeptuelle) Modelle für Demenz und herausforderndes Verhalten vorgestellt mit dem Ziel, Bezugsrahmen zu liefern, die zur Entwicklung erfolgreicher Interventionen beitragen. Die Leserschaft wird anhand der hier vorgestellten theoretischen Modelle in der Lage sein, für jede Situation das am besten geeignete Modell zu wählen.

Am Ende dieses Kapitels wird die Leserschaft folgende Dinge gelernt und erkannt haben:

- Es gibt mehrere theoretische Modelle, die erklären, was Menschen mit Demenz empfinden und welchen Belastungen sie ausgesetzt sind.

- Diese Erklärungsmodelle unterstützen Pflegeexperten und Pflegeexpertinnen beim Assessment und bei der Wahl ihrer Interventionen.

- Es ist oft ratsam, die zwischen der demenzkranken Person und ihren Gesundheitsfachpersonen vorhandene Dynamik zu konzeptualisieren, um Empathie zu ermöglichen und Veränderungen den Boden zu bereiten.

5.2 Konzepte, Modelle und Theorien zur Erklärung von Demenz

Theoretische Modelle werden in der Pflegeliteratur sehr geschätzt, weil sie Strukturen bieten und Anhaltspunkte geben, was ermittelt und wie interveniert werden muss (James 2010; Volicer/Hurley, 2003). Sie erleichtern zudem die Entwicklung klarerer Begründungen für bestimmte Behandlungsansätze. Weist beispielsweise ein Modell darauf hin, dass es vier Schlüsselaspekte sind, die ein Problem aufrechterhalten, kann eine informierte Entscheidung darüber getroffen werden, welcher Aspekt zuerst anzugehen ist. Oft lässt sich anhand des Modells auch bereits absehen, wie sich die Bearbeitung eines Aspekts vermutlich auf andere Aspekte des Modells auswirkt. Wird beispielsweise das aggressive Verhalten einer Person darauf zurückgeführt, dass sie Angst hat und sich verwundbar fühlt, wäre es sinnvoll, die Angst zu behandeln, um die Aggression zu eliminieren. In diesem Kapitel werden aus drei Hauptgruppen mehrere theoretische Modelle vorgestellt. Die erste Gruppe umfasst theoretische Modelle zur Konzeptualisierung des Demenzerlebens, die sich dafür recht unspezifischer Bezugsrahmen bedienen. Dann folgt ein Abschnitt, der sich mit theoretischen Modellen beschäftigt, die spezifischer auf herausfordernde Verhaltensweisen und deren Behandlung eingehen (s. Abschnitt 5.2.2, S. 110). Schließlich wird ein Modell präsentiert, das die emotionale Dynamik beschreibt, die zwischen der demenzkranken Person und ihren Betreuungskräften vorhanden sein kann (s. Abschnitt 5.2.3, S. 116).

5.2.1 Konzeptualisierungen von Demenz

Kitwoods Fünf-Elemente-Modell (1997)

Kitwoods einfache, lineare, beschreibende Formulierung nennt fünf Merkmale, die es erleichtern, das Demenzerleben eines Menschen zu erfassen. Beim Assessment sollen folgende Informationen über die Person gesammelt werden: 1. prämorbide Persönlichkeit + 2. Lebensgeschichte + 3. Gesundheitszustand + 4. intellektuelle Beeinträchtigung + 5. Umfeld. Dieses Modell ist zwar nicht besonders ausgeklügelt, fordert aber dennoch dazu auf, den Blick über die medizinischen Aspekte der Erkrankung hinaus auf die Person und ihre Lebensgeschichte zu richten. Ist uns beispielsweise bekannt, dass eine Frau Kinder hatte, verstehen wir eher, warum sie jeden Nachmittag um fünf, wenn die Schulkinder am Pflegeheim vorbei kommen, darauf besteht, die Station zu verlassen.

Kitwoods Modell ist durchaus hilfreich, weil es aber mehr beschreibend als erklärend ist, eignet es sich nicht als Richtschnur zur Entwicklung von Interventionen. Wesentlich informativer ist das Modell der Konzeptualisierung von Demenz (*conceptualisation of dementia,* CoD). Mit Hilfe dieses Bezugsrahmens wird versucht, einige Prozesse zu beschreiben, die Menschen mit Demenz durchleben und die möglicherweise dazu führen, dass sie deprimiert, ängstlich und/oder aggressiv werden.

Bezugsrahmen zur Konzeptualisierung von Demenz (CoD; James, 2010)

Abbildung 5-1 veranschaulicht diesen Bezugsrahmen grafisch; es handelt sich im Grunde um ein ABC-Modell. Wie das Ereignis erlebt und empfunden wird, hängt von der Denkweise und inneren Haltung der demenzkranken Person ab. Der Aspekt der «Selbstwahrnehmung» wird von kontextuellen Faktoren bestimmt, die mit der prämorbiden Persönlichkeit, der Lebensgeschichte und dem kognitiven Status der Person zu tun haben. Wie sich ein Mensch in den verschiedenen Stadien des Demenzprozesses selbst sieht, wird weitgehend bestimmt vom früheren sozialen Status, Persönlichkeitstyp und früheren Beruf, von Lebensrollen, religiösen Einstellungen und sexuellen Neigungen, von seiner körperlichen Verfassung, seinen Ängsten und seinem Umgang mit Krankheit, etc.

In den frühen Stadien der Erkrankung, wenn der Grad der Einsichtsfähigkeit noch recht hoch ist, weiß die Person sehr wohl, dass sie Probleme mit dem Gedächtnis und der kognitiven Verarbeitung hat, und wird dies

108 5 Theoretische Modelle zur Unterstützung von Assessment und Behandlung

Selbstwahrnehmung
wie sich die Person in der Welt, in der Zeit und im Ort wahrnimmt

Kongruenz mit der Realität wird vom Grad ihrer Einsicht bestimmt

Ereignisse
Vorkommnisse und Interaktionen in/mit der Umwelt/dem Umfeld

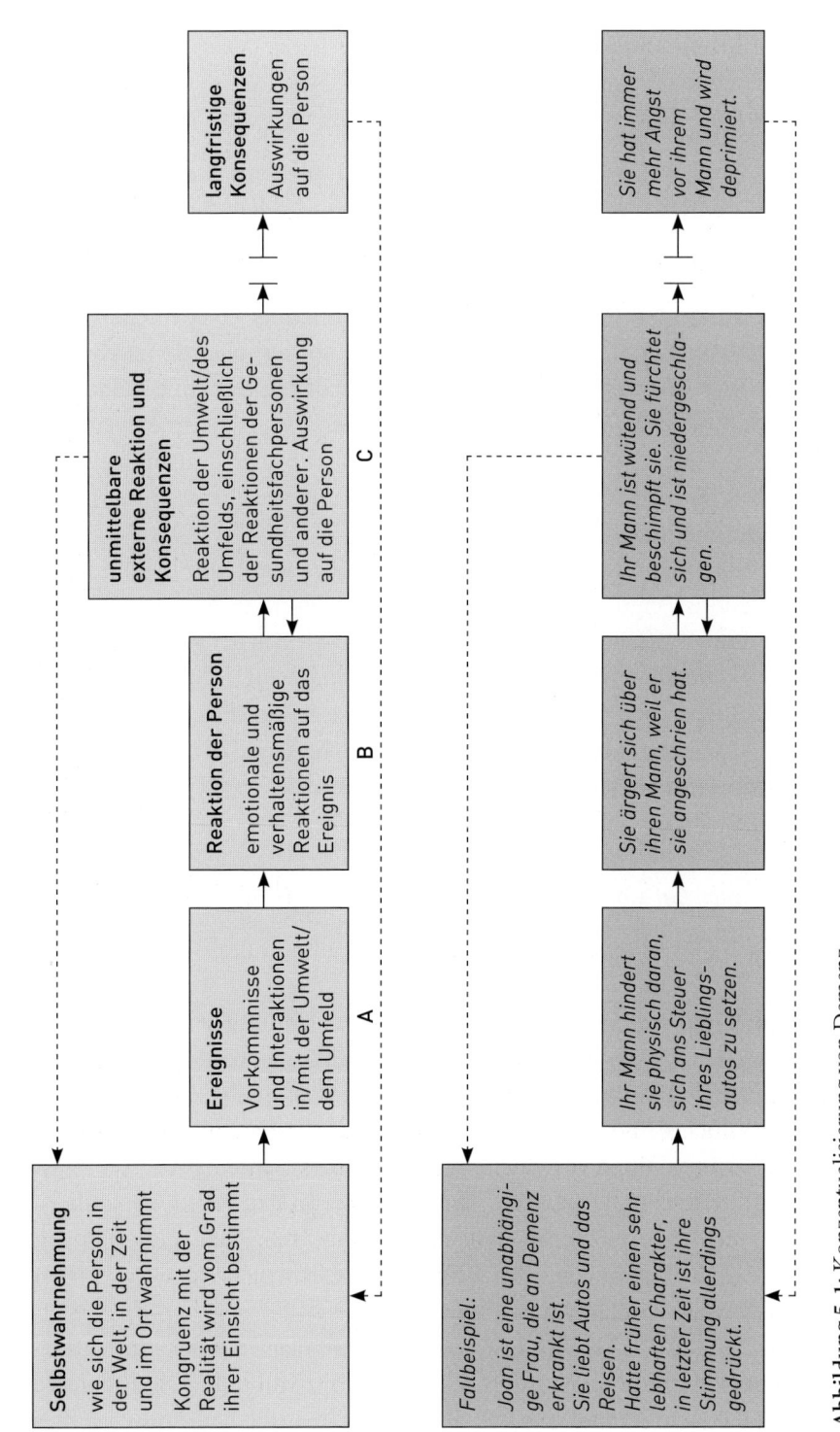

Reaktion der Person
emotionale und verhaltensmäßige Reaktionen auf das Ereignis

unmittelbare externe Reaktion und Konsequenzen
Reaktion der Umwelt/des Umfelds, einschließlich der Reaktionen der Gesundheitsfachpersonen und anderer. Auswirkung auf die Person

langfristige Konsequenzen
Auswirkungen auf die Person

A   B   C

Fallbeispiel:

Joan ist eine unabhängige Frau, die an Demenz erkrankt ist. Sie liebt Autos und das Reisen. Hatte früher einen sehr lebhaften Charakter, in letzter Zeit ist ihre Stimmung allerdings gedrückt.

Ihr Mann hindert sie physisch daran, sich ans Steuer ihres Lieblingsautos zu setzen.

Sie ärgert sich über ihren Mann, weil er sie angeschrien hat.

Ihr Mann ist wütend und beschimpft sie. Sie fürchtet sich und ist niedergeschlagen.

Sie hat immer mehr Angst vor ihrem Mann und wird deprimiert.

Abbildung 5-1: Konzeptualisierung von Demenz

bei ihren Reaktionen auf Ereignisse vermutlich berücksichtigen. Weil einer Frau beispielsweise bewusst ist, dass sie oft vergisst, ob sie ihre Tabletten bereits eingenommen hat oder nicht, wird sie weniger geneigt sein, mit ihrem Mann zu streiten, wenn er ihr sagt, dass sie ihre Medikamente vergessen hat. Situationen, die negative Konsequenzen haben (z. B. wenn sie ständig kritisiert wird oder sich immer wieder verläuft), werden ihr Selbstvertrauen erschüttern, sie wird vermutlich Angst bekommen, sich beschämt fühlen oder niedergeschlagen werden.

Wenn die Person langsam die Einsichtsfähigkeit verliert und sich ihre Realitätswahrnehmung zunehmend von der ihrer Mitmenschen unterscheidet, werden die Interaktionen mit dem Umfeld vermutlich problematischer («A»). Das kann verschiedene negative Emotionen und Coping-Strategien hervorrufen. Einige dieser Strategien («B» – beruhigenden Zuspruch suchen, Vermeidung, etc.) werden von ihrem Wohnumfeld (eigenes Heim, Betreutes Wohnen, Krankenhaus, Pflegeheim, etc.) möglicherweise als herausfordernd empfunden. Die Antworten des Umfelds (d. h. die materiellen und sozialen Konsequenzen – «C») auf ihre Reaktionen können weitere emotionale und das Verhalten betreffende Reaktionen auslösen, die zu «herausfordernden Verhaltensweisen» führen. Denken wir beispielsweise an eine 89-jährige Bewohnerin eines Pflegeheims, die der zuständigen Pflegeperson nicht glaubt, wenn diese ihr sagt, sie könne nicht rausgehen, um ihre Kinder von der Schule abzuholen. Gut möglich, dass die alte Dame aggressiv wird, falls man sie auf wenig empathische Weise auf die Tatsachen hinweist und überdies außer Acht lässt, dass sie die Realität verkennt. Sie reagiert vielleicht positiver, wenn die Pflegeperson mit Hilfe von Validierungstechniken auf die innere Realität der Bewohnerin eingeht (Feil/de Klerk-Rubin, 2002).

Langfristig gesehen wird die Häufung solcher Begebenheiten das Selbstwertgefühl der Person zunehmend erschüttern. Reagiert beispielsweise das Umfeld stets strafend oder feindselig, kann die Person misstrauisch werden, erlernte Hilflosigkeit an den Tag legen oder das Gefühl entwickeln, wertlos zu sein. Erlebt sie Tag für Tag solche Dinge, wird sie womöglich depressiv.

Dieses Modell zeigt zwar, dass negative Informationen dazu führen können, dass sich die Person schlechter fühlt, es zeigt aber auch auf, wie Wohlbefinden gefördert werden kann. Tatsächlich verdeutlicht es, wie wichtig es ist, den Grad der Einsichtsfähigkeit und das aktuelle Selbstbild der Person zu kennen. Therapeutinnen und Therapeuten werden aufgefordert, durch geeignete Interaktionen eine positive Selbstwahrnehmung ihrer Klientinnen und Klienten zu fördern.

Das Modell der Konzeptualisierung von Demenz ist nicht nur deshalb so wertvoll, weil es die Hauptkennzeichen von Demenzerleben aufzeigt, sondern weil es zudem verdeutlicht, wie dieses Erleben zustande kommt. Wenn wir also die Kennzeichen verändern, die in jedem einzelnen Stadium des Diagramms auftreten, können wir – dem Diagramm zufolge – beeinflussen, ob sich die Dinge für die Person mit Demenz zum Besseren oder zum Schlechteren wenden. Das lässt sich anhand des in Abbildung 5-1 dargestellten Falls beispielhaft ablesen: Hätte der Mann seine Frau nicht beschimpft, als sie ärgerlich wurde, hätte sie nicht Angst vor ihm bekommen, etc. Hätten wir den Mann dabei unterstützen können, empathisch statt aggressiv zu reagieren, hätten wir vermutlich das Selbstwertgefühl der Frau verbessert.

Im nächsten Abschnitt werden Modelle vorgestellt, die das Verständnis der mit herausforderndem Verhalten zusammenhängenden Faktoren vertiefen.

5.2.2 Modelle zur Erklärung herausfordernden Verhaltens

Die folgenden fünf Modelle befassen sich mit Problemen und Fragen im Zusammenhang mit herausfordernden Verhaltensweisen. Die einzelnen Modelle haben jedoch unterschiedliche Funktionen. Stokes (2001) betont, dass der «Mensch» gesehen werden muss, nicht bloß die Demenzerkrankung. Die Modelle zwei, drei und vier (Kunik et al., 2003; Volicer/Hurley, 2003; Cohen-Mansfield, 2000a) sind allesamt Bezugsrahmen für die Durchführung von Assessments und Interventionen. Bemerkenswert ist, dass das vierte Modell, Cohen-Mansfields Modell der unbefriedigten Bedürfnisse, die derzeit bekannteste Konzeptualisierung von herausforderndem Verhalten darstellt. Das letzte Modell haben wir in Newcastle entwickelt. Es integriert Merkmale anderer Bezugsrahmen und bildet die Grundlage für die vom Newcastle Challenging Behaviour Team (NCBT) benutzten Formulierungen (engl.: *formulations*), die in den Kapiteln 6 und 7 erörtert werden.

Stokes' psychogenes Modell herausfordernden Verhaltens (Stokes, 2001)

Dieses Modell (s. Abb. 5-2) hebt hervor, dass die Leute dazu neigen, die Probleme eines Menschen, der einmal die Diagnose Demenz bekommen hat, stets auf die Erkrankung zurückzuführen und psychosoziale Aspekte zu

5.2 Konzepte, Modelle und Theorien zur Erklärung von Demenz

Person und herausforderndes Verhalten verstehen

Medikalisierung der Person
Neuropathologie
körperliche Erkrankungen
Medikation

Psychologie der Person
Persönlichkeit
Motivationen, Vorlieben und
Abneigungen, etc.

≡ = Demenz-Schranke

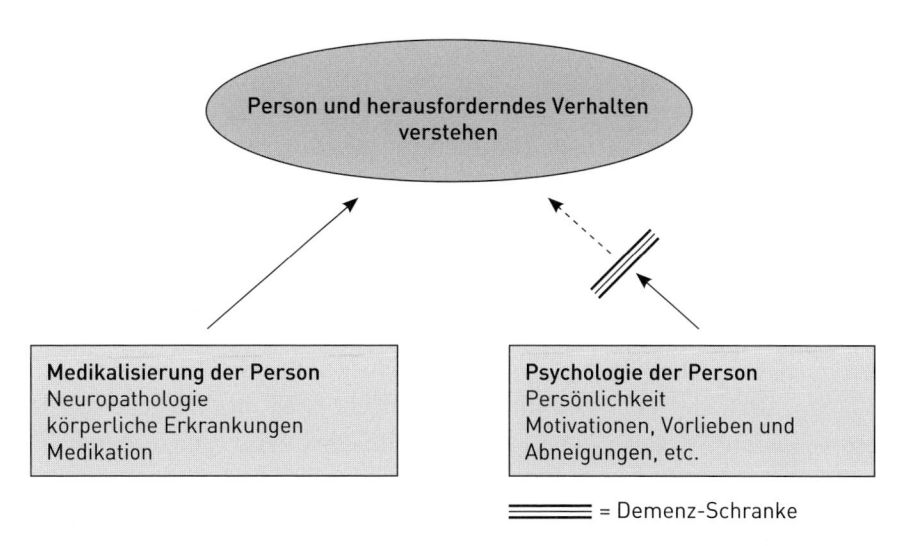

Abbildung 5-2: Die Person hinter der Demenz-Schranke (adaptiert nach Stokes, 2001)

vernachlässigen. Reagiert beispielsweise eine Person aggressiv, wenn sie zur Toilette begleitet wird, wird dies möglicherweise als Symptom der Alzheimer-Krankheit betrachtet, und nicht als nachvollziehbaren Einwand dagegen, sich von einer fremden Person beim Toilettengang helfen zu lassen.

Stokes schlägt vor, Demenz als Barriere zu betrachten, die verhindert, dass wir den Menschen sehen und verstehen. Wie hoch die Barriere ist, hängt vom kognitiven und körperlichen Status der Person ab, von der Krankheit sowie von der Medikation und sensorischen Einschränkungen. Stokes sagt:

> Wenn die normalen Kommunikationswege versperrt sind, fällt es schwer, die Persönlichkeit des anderen zu erkennen. Trotzdem dürfen wir nicht zulassen, dass wir plötzlich nicht mehr verstehen, wer dieser Mensch mit Demenz ist und warum er tut, was er tut. Wenn wir Kontakt aufnehmen mit der Person hinter der Barriere, haben wir die Chance zu verstehen, was in ihrem demenzkranken Kopf vorgeht, und festzustellen, dass viele Verhaltensweisen nicht sinnlos, sondern sinnvoll sind. (Stokes 2001, S. 55)

In seinem erweiterten Modell fordert Stokes dazu auf, herausforderndes Verhalten nicht isoliert, sondern im Kontext des sozialen Umfelds (Pflegepraktiken, Beziehungen) und der baulichen Umgebung (Architektur, Raumaufteilung) zu sehen, weil beide das Verhalten beeinflussen.

Kuniks Modell der Verhaltensprobleme (Kunik et al., 2003)

Kunik und Mitarbeiter bezeichnen ihr Modell als multidimensionales Modell problematischer Verhaltensformen. Sie gehen davon aus, dass sich ein Verhalten nur erklären lässt, wenn drei Aspekte untersucht werden, nämlich Merkmale im Zusammenhang mit 1. der Person, 2. den Betreuungspersonen und 3. der Umgebung. Bei allen drei Aspekten wird dann zwischen festen und veränderlichen Determinanten unterschieden. Feste Determinanten lassen sich nur schwer oder überhaupt nicht verändern; veränderbare Determinanten lassen sich hingegen durch Bemühungen der Therapeuten oder Therapeutinnen, der Angehörigen, des Pflegepersonals etc. verändern. **Abbildung 5-3** zeigt eine vereinfachte Version dieses Modells.

Das Modell hilft zu unterscheiden zwischen «unabänderlichen» Aspekten, die zu dem herausfordernden Verhalten gehören, und Aspekten, die einem Veränderungsprozess zugänglich sind. Ein Beispiel: Wir können zwar die Gehfähigkeit einer Person nicht wiederherstellen, ihr aber dennoch regelmäßige Ausflüge ermöglichen, indem wir sie mit einem Elektrorollstuhl ausstatten. Wer regelmäßig aus dem Haus kommt, wird vermutlich weniger frustriert sein und sich seltener herausfordernd verhalten.

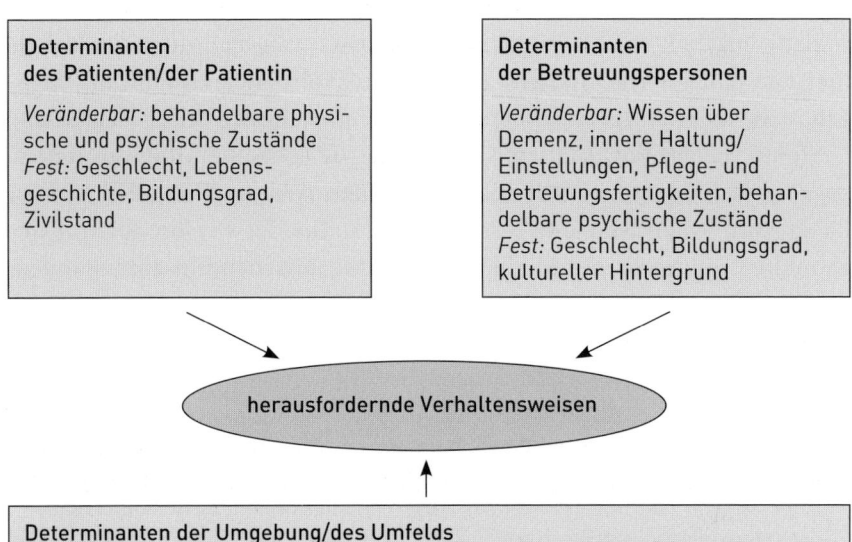

Determinanten des Patienten/der Patientin
Veränderbar: behandelbare physische und psychische Zustände
Fest: Geschlecht, Lebensgeschichte, Bildungsgrad, Zivilstand

Determinanten der Betreuungspersonen
Veränderbar: Wissen über Demenz, innere Haltung/Einstellungen, Pflege- und Betreuungsfertigkeiten, behandelbare psychische Zustände
Fest: Geschlecht, Bildungsgrad, kultureller Hintergrund

→ herausfordernde Verhaltensweisen ←

Determinanten der Umgebung/des Umfelds
Veränderbar: Lichtverhältnisse, Temperatur, Geräuschpegel, soziale Interaktion
Fest: Struktur und Gestaltung der eigenen Wohnung/des Hauses, Ehemann/Ehefrau

Abbildung 5-3: Konzeptuelles Modell demenzbedingter Verhaltensprobleme (Kunik et al., 2003)

Umfassendes Modell von psychiatrischen Symptomen progressiv degenerativer Demenzen (Volicer/Hurley, 2003)

Das Modell von Vorlicer und Hurley integriert das Verhalten betreffende und psychiatrische Ansätze zur Erklärung von und zum Umgang mit herausforderndem Verhalten. Optisch erinnert das Modell an vier Ringe einer quer durchgeschnittenen Zwiebel: Der innerste Ring ist der «Demenzprozess», bestimmt von der prämorbiden Persönlichkeit und vom Wesen der Demenz. Die beiden nächsten Ringe beschreiben die möglichen primären respektive sekundären Ursachen des herausfordernden Verhaltens. Die Autoren beschreiben sie folgendermaßen:

> Die primären Folgen von Demenz sind funktionale Einschränkungen, Stimmungsschwankungen, Wahnvorstellungen und Halluzinationen. Diese primären Folgen haben zusammen oder jede für sich sekundäre Folgen: das Unvermögen, sinnvolle Tätigkeiten durchzuführen, Abhängigkeit bei den Aktivitäten des täglichen Lebens, räumliche Desorientierung und Angst. Die primären und sekundären Folgen von Demenz verursachen periphere Symptome (herausforderndes Verhalten). (Volicer/Hurley, 2003)

Der äußerste Ring enthält herausfordernde Verhaltensweisen (Widerspenstigkeit, Streitsucht, Nahrungsverweigerung, andere stören, etc.). Das Modell betont zudem die Rolle der vier kontextuellen Faktoren, welche die Art und Intensität des vorhandenen herausfordernden Verhaltens beeinflussen, nämlich 1. Betreuungsqualität, 2. soziales Umfeld, 3. räumliche Umgebung und 4. medizinische Behandlung. Die Autoren halten ihr Modell für ein hilfreiches Instrument zur Behandlung von herausforderndem Verhalten, weil es dazu zwingt, sich mit der Entstehung der problematischen Verhaltensweisen zu befassen.

Cohen-Mansfields Modell der unbefriedigten Bedürfnisse (Cohen-Mansfield, 2000a)

In den Kapiteln 1 und 2 wurde die Arbeit von Cohen-Mansfield bereits vorgestellt. Ihr umfangreiches Werk ist Pflichtlektüre für alle in der Altenpflege tätigen Personen. Eines ihrer aufschlussreichsten Modelle basiert auf dem Gedanken der «unbefriedigten Bedürfnisse» (s. **Abb.** 5-4), das Ähnlichkeiten mit dem bedürfnisgesteuerten Verhaltensmodell (*needs-driven behaviour model*, NDB) von Algase und Mitarbeitern (Algase et al., 1996) aufweist.

Die Verhaltensweisen werden als Produkt unbefriedigter Bedürfnisse aufgefasst. Deshalb kann das Verhalten der Versuch sein, ein Bedürfnis zu

5 Theoretische Modelle zur Unterstützung von Assessment und Behandlung

```
┌─────────────────────┐      ┌──────────────────┐      ┌──────────────────────┐
│ Hintergrundinforma- │      │                  │      │ funktionale Analyse  │
│ tionen über Person, │  ⇨   │ herausforderndes │  ⇦   │ des problematischen  │
│ Umgebung und        │      │ Verhalten        │      │ Verhaltens           │
│ Störung/Krankheit   │      │                  │      │                      │
└─────────────────────┘      └──────────────────┘      └──────────────────────┘
                                      ⇩
```

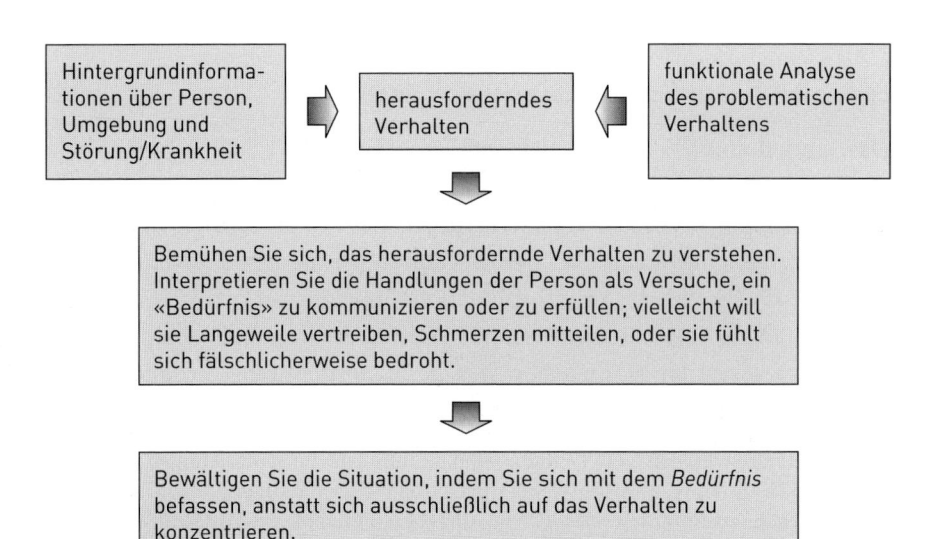

┌──┐
│ Bemühen Sie sich, das herausfordernde Verhalten zu verstehen.   │
│ Interpretieren Sie die Handlungen der Person als Versuche, ein   │
│ «Bedürfnis» zu kommunizieren oder zu erfüllen; vielleicht will   │
│ sie Langeweile vertreiben, Schmerzen mitteilen, oder sie fühlt   │
│ sich fälschlicherweise bedroht.   │
└──┘
                                      ⇩
┌──┐
│ Bewältigen Sie die Situation, indem Sie sich mit dem *Bedürfnis* │
│ befassen, anstatt sich ausschließlich auf das Verhalten zu   │
│ konzentrieren.   │
└──┘

Abbildung 5-4: Cohen-Mansfields Modell der unbefriedigten Bedürfnisse (2000a)

erfüllen, ein Hinweis auf ein Bedürfnis oder der Ausdruck von Frustration, weil ein Bedürfnis nicht erfüllt wird. Pflegende sind aufgefordert, die Bedürfnisse der Person zu erkennen, was durch Beachtung aktueller und früherer Aspekte ihres Lebens geschieht. Ist dann ermittelt, welches Bedürfnis das Verhalten verursacht, zielen die Interventionen auf die Erfüllung dieses Bedürfnisses. Cohen-Mansfield hat ihr Modell der unbefriedigten Bedürfnisse um Behandlungspfade zur Exploration von Agitation (*Treatment Routes for Exploring Agitation,* TREA) erweitert (s. Kap. 1). Dieser Bezugsrahmen wird zur Behandlung unterschiedlicher Agitationsformen herangezogen (verbale Agitation, physisch nichtaggressive und aggressive Verhaltensweisen) und geht davon aus, dass Verhaltensauffälligkeiten unterschiedliche Ätiologien und Bedeutungen haben und deshalb unterschiedliche Behandlungsstrategien erfordern. Cohen-Mansfields Sammlung empirischer Daten lässt beispielsweise den Schluss zu, dass verbale Agitation typischerweise auf Unbehagen, fehlende Sozialkontakte und körperliche Schmerzen zurückzuführen ist, wobei auch Inaktivität und Depression eine Rolle spielen (s. Abb. 5-5). Zur Ermittlung der wahrscheinlichsten Ursache herausfordernden Verhaltens bedient sich der TREA-Ansatz eines Entscheidungspfades, der auf dem Assessment des Verhaltens und des Umfelds sowie auf Informationen über frühere Vorlieben und Bedürfnisse der demenzbetroffenen Person basiert.

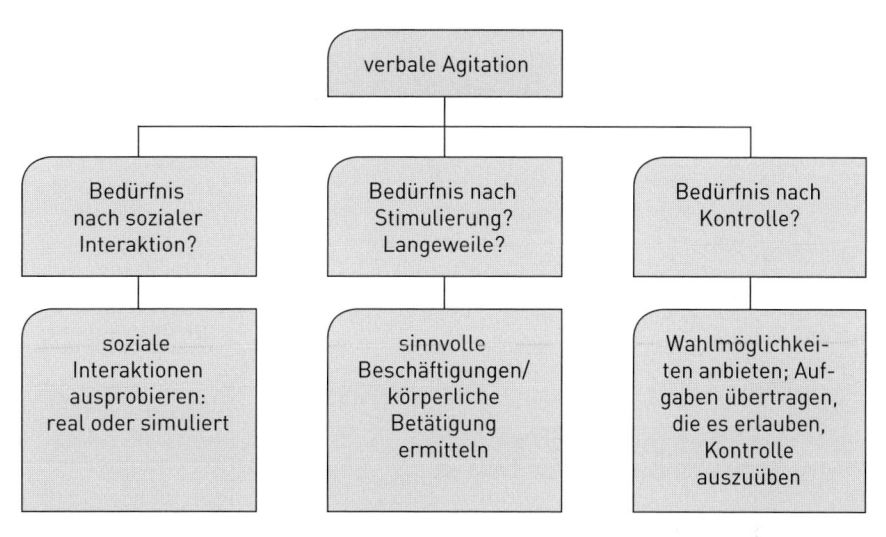

5.2 Konzepte, Modelle und Theorien zur Erklärung von Demenz

```
                        verbale Agitation
         ┌──────────────────┼──────────────────┐
   Bedürfnis            Bedürfnis nach        Bedürfnis nach
   nach sozialer        Stimulierung?         Kontrolle?
   Interaktion?         Langeweile?
         │                    │                    │
   soziale              sinnvolle             Wahlmöglichkei-
   Interaktionen        Beschäftigungen/      ten anbieten; Auf-
   ausprobieren:        körperliche           gaben übertragen,
   real oder simuliert  Betätigung            die es erlauben,
                        ermitteln             Kontrolle
                                              auszuüben
```

Abbildung 5-5: Beispiele für verschiedene Ansätze im Umgang mit verbaler Agitation nach dem TREA-Modell

Gesundheitsfachpersonen sollen mit Hilfe des Entscheidungspfades ermitteln, welches Bedürfnis am ehesten zu der Verhaltensweise beiträgt.

James' Konzeptualisierung von herausforderndem Verhalten (James, 2010)

Dieses Erklärungsmodell weist viele Gemeinsamkeiten mit Cohen-Mansfields Modell auf. Es zeigt, dass Verhalten meist nur dann als herausfordernd gilt, wenn es von jemandem als herausfordernd bezeichnet wird (s. Abb. 5-6). So ist beispielsweise das ständige Herumwühlen in Schubladen nur dann belastend, wenn sich eine andere Person davon gestört fühlt. Das Modell geht davon aus, dass man das Bedürfnis einer Person nur dann erkennt, wenn man weiß, wie sie die Welt derzeit wahrnimmt und inwieweit diese Weltsicht der demenzkranken Person mit jener ihrer Gesundheitsfachpersonen (d. h. mit der Norm) übereinstimmt. Um diese Frage zu beantworten, muss man unter anderem folgende Dinge in Erfahrung bringen: Weiß die Person, wo sie ist? Kennt sie ihr Lebensalter? Weiß sie um ihre Stärken und Schwächen? Welches sind ihre Coping-Strategien? Wovor hat sie Angst? Kann sie Schmerzen kommunizieren? Was pflegt sie aufzuregen? Um solche Dinge zu erkennen, ist ein gründliches Assessment ihres früheren und derzeitigen Status erforderlich.

Flussdiagramm

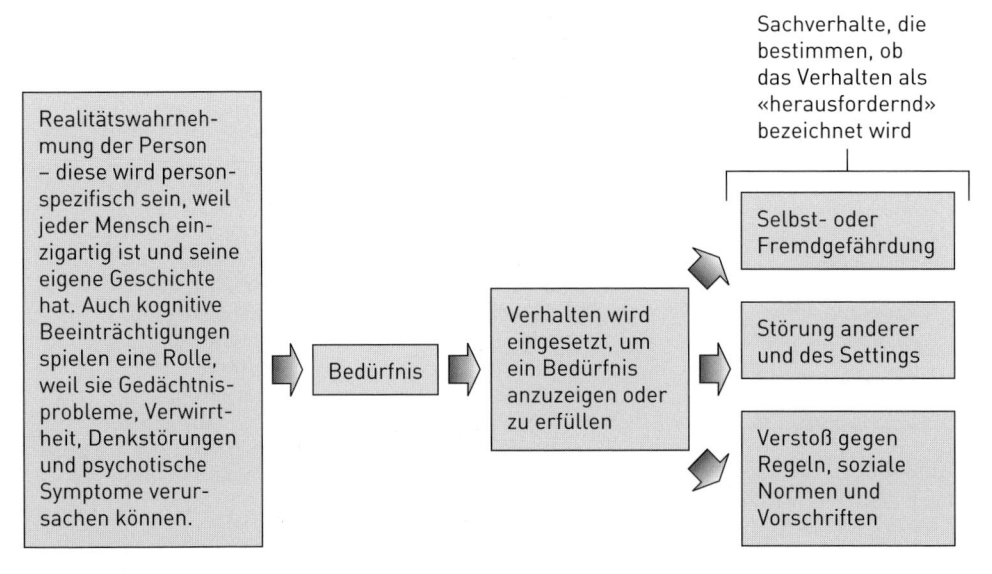

Realitätswahrnehmung der Person – diese wird personspezifisch sein, weil jeder Mensch einzigartig ist und seine eigene Geschichte hat. Auch kognitive Beeinträchtigungen spielen eine Rolle, weil sie Gedächtnisprobleme, Verwirrtheit, Denkstörungen und psychotische Symptome verursachen können.

⇨ **Bedürfnis** ⇨ **Verhalten wird eingesetzt, um ein Bedürfnis anzuzeigen oder zu erfüllen** ⇨

Sachverhalte, die bestimmen, ob das Verhalten als «herausfordernd» bezeichnet wird:
- Selbst- oder Fremdgefährdung
- Störung anderer und des Settings
- Verstoß gegen Regeln, soziale Normen und Vorschriften

Abbildung 5-6: James' Modell von herausforderndem Verhalten

Die Besonderheiten dieses Modells wurden im Laufe mehrerer Jahre zu einem klinischen Bezugsrahmen entwickelt, der inzwischen als Newcastle-Modell bekannt ist (s. Abb. 5-7) und in Kapitel 6 im Detail erläutert wird.

Im letzten Abschnitt dieses Kapitels geht es nun um ein Modell, das Gesundheitsfachpersonen im Allgemeinen anwenden, um Empathie zu entwickeln und sich in die Gefühlswelt von Menschen mit unzureichenden Kommunikationsfähigkeiten hineinzuversetzen. Es ist überdies ein guter Weg zum besseren Verständnis der emotionalen Dynamik des Betreuungsprozesses.

5.2.3 Konzeptuelles Modell zur Erklärung emotionaler Dynamiken

Kognitive Triaden

Herausforderndes Verhalten ist stets mit sehr vielen Gefühlsäußerungen und emotionsgeladenen Gedanken verbunden, und zwar seitens der Person mit Demenz wie auch seitens der Gesundheitsfachpersonen. Werden unsere Gedanken von Emotionen bestimmt, denken wir weniger rational und umso impulsiver. Dieser Zustand beeinträchtigt allerdings unsere

5.2 Konzepte, Modelle und Theorien zur Erklärung von Demenz

Hintergrund-Status:
- kognitive Fähigkeiten
- soziales Umfeld
- Persönlichkeit
- Medikation
- geistiger Gesundheitszustand
- körperlicher Gesundheitszustand
- Biografie

Auslöser

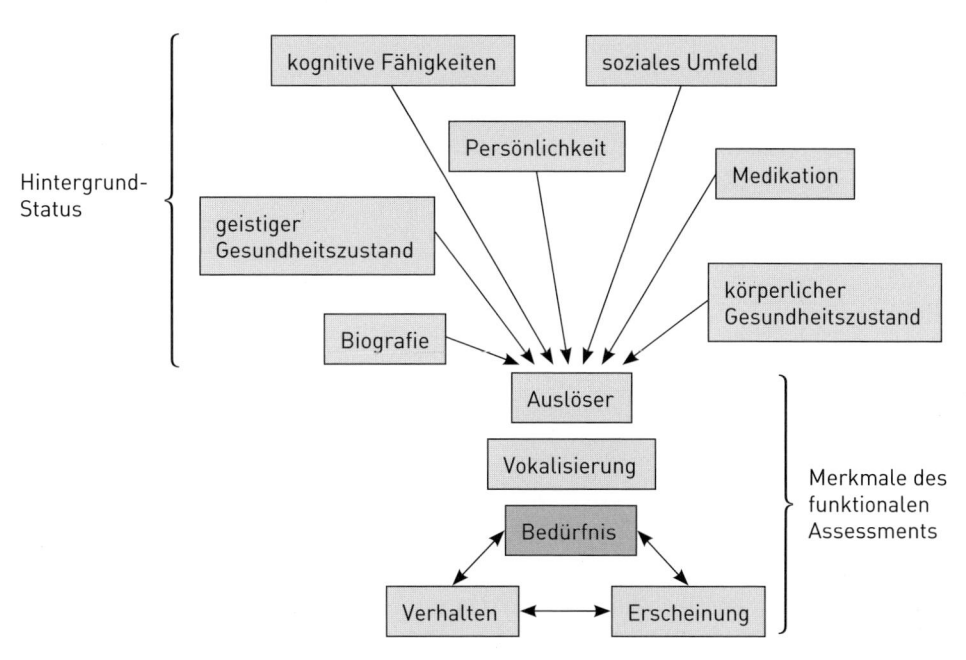

Merkmale des funktionalen Assessments:
- Vokalisierung
- Bedürfnis
- Verhalten
- Erscheinung

Abbildung 5-7: Das Newcastle-Praxismodell (James, 1999)

Problemlösungsfähigkeiten, was sich auf Menschen mit kognitiven Schwierigkeiten natürlich besonders nachteilig auswirkt. Eine Person, die Pflegeaufgaben übernommen hat, sollte in der Lage sein, die eigenen Emotionen zu verstehen und wahrzunehmen; weil das so wichtig ist, sind Therapeuten und Therapeutinnen aufgefordert, sich für die Unterstützung von Gesundheitsfachpersonen viel Zeit zu nehmen, damit sie emotionale Veränderungen bei sich selbst und der an Demenz erkrankten Person erkennen können. Darwins (1872) Theorie lässt darauf schließen, dass Menschen Emotionen sehr gut unterscheiden und sich in ihre Mitmenschen, die solche Gefühle äußern, einfühlen können. Darwin hat festgestellt, dass Menschen aller Kulturen sechs grundlegende emotionale Äußerungen richtig zu deuten vermögen: 1. Wut, 2. Depression, 3. Angst, 4. Ekel, 5. Überraschung, 6. Glück (Ekman, 1973). Für unsere Zwecke sind drei Gefühlszustände besonders relevant, nämlich Depression, Angst und Wut, weshalb diese Problemkreise hier erörtert werden. Beck hat mit seinen Modellen der Inhaltsspezifität (engl.: *content specifity*) dieses Gebiet noch erweitert (Beck 1976). Laut Beck lässt das Erscheinungsbild einer Person auf bestimmte Gedankengänge schließen, was sich am besten mit einer kognitiven Triade verdeutlichen lässt (s. **Tab. 5-1**). Dazu drei Beispiele: Bei einer

Tabelle 5-1: Zusammenhang zwischen kognitiven Problemen und emotionalem Erscheinungsbild

Erscheinungsbild	Kognitive Probleme
depressiv	Die Person fühlt sich wertlos oder unzulänglich, empfindet die Welt als feindselig oder gleichgültig und die Zukunft als hoffnungslos.
verängstigt	Die Person fühlt sich verwundbar, empfindet ihre Umgebung als chaotisch und die Zukunft als unberechenbar.
wütend	Die Person hat das Gefühl, ungerecht behandelt und in ihren Rechten beschnitten zu werden. Sie nimmt das Umfeld als feindselig wahr und hat den Eindruck, sofort handeln zu müssen, um ihre Selbstachtung vor künftigem Schaden zu bewahren.

Depression lautet die Triade etwa so: «Ich bin nichts wert.», «Die Welt ist grausam.», «Die Zukunft ist düster.», bei Angst etwa so: «Ich bin verwundbar.», «Die Welt ist bedrohlich/chaotisch.», «Die Zukunft ist unberechenbar.», bei Wut etwa so: «Warum passiert das ausgerechnet mir?», «Die Welt ist feindselig.», «Die Zukunft ist gefährlich.» (James, 2001).

Besonders hilfreich sind diese Triaden im Bereich von herausforderndem Verhalten, und zwar insbesondere dann, wenn sich die betreffende Person nicht mehr gut verständlich machen kann. In solchen Situationen kann man eine Person oft gar nicht fragen, wie sie sich fühlt oder was sie denkt. Dann genügt oft ein Blick in ihr Gesicht, um in etwa zu erfassen, was sie bekümmert oder worüber sie sich ärgert. Die Triade ist aber auch eine gute Behandlungsanleitung – wenn die Pflegeexpertin beispielsweise die ängstliche Miene einer Person sieht und sich einfach fragt: (a) Weshalb fühlt sich Mrs Smith verletzlich … kann ich irgendetwas tun, um es zu ändern?, (b) Was kann ich tun, um die Dinge etwas berechenbarer zu gestalten?, (c) Wie kann ich die chaotische Umgebung übersichtlicher machen? **Abbildung 5-8** veranschaulicht, dass Mrs Smith zwar wütend ist, im Grunde aber Angst hat. Sie hat sich geärgert, weil sie das Gefühl hatte, herablassend behandelt zu werden, als sie wegen früherer Scham- und Angstgefühle in höchster Aufregung war. Daraus folgt, dass die Behandlung darauf auszurichten ist, ihre Panik zu lindern und ihr mit geeigneten Maßnahmen den Weg zur Toilette zu erleichtern, etwa durch bessere Beschilderung und Richtungsangaben etc.

Diese Triaden sind auch nützlich wenn es darum geht, die Dynamiken zu ergründen, die zwischen einzelnen Episoden herausfordernden Verhaltens auftreten: Sie bieten den Gesundheitsfachpersonen die Gelegenheit, ihre eigenen Reaktionen auf schwierige Situationen zu hinterfragen. Das

Fallbeispiel auf Seite 120 ist ein typisches Beispiel dafür. Es zeigt auf, wie triadische Modelle pflegende Angehörige darin unterstützen können, sich in das Erleben der beeinträchtigten Person einzufühlen, indem sie die Stimmung und das Verhalten der pflegebedürftigen Person beobachten.

Angst, weil sie die Toilette nicht findet
Ihr Ausdruck ließ darauf schließen, dass sie sich fürchtete und sich unsicher fühlte, wie sie mit dieser verwirrenden Situation umgehen sollte.

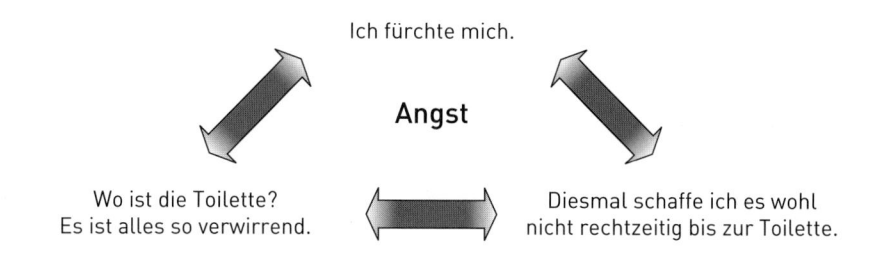

Ich fürchte mich.

Angst

Wo ist die Toilette?
Es ist alles so verwirrend.

Diesmal schaffe ich es wohl
nicht rechtzeitig bis zur Toilette.

Mrs Smiths Angst hat ihre Fähigkeit zu denken vermindert, und sie wurde noch verwirrter. In ihrer Panik ist es ihr nicht gelungen, die Toilette rechtzeitig zu finden.

Scham, weil sie sich in die Hose gemacht hatte (Scham hängt mit dem Gefühl der Demütigung zusammen.)
Mrs Smith fühlte sich gedemütigt, weil sie sich in die Hose gemacht hatte und andere das an dem Fleck an ihrer Kleidung sehen konnten.
Weil sie emotional aufgeladen war und sich nicht mehr schämen wollte, wurde Mrs Smith aggressiv, als eine Pflegende ihr zu Hilfe kommen wollte und sie bat, in ihr Zimmer zu gehen und sich umzuziehen.

Wut, weil sie sich bloßgestellt fühlt
Die Triade für Wut legt nahe, dass Mrs Smith sich schlecht behandelt fühlte.

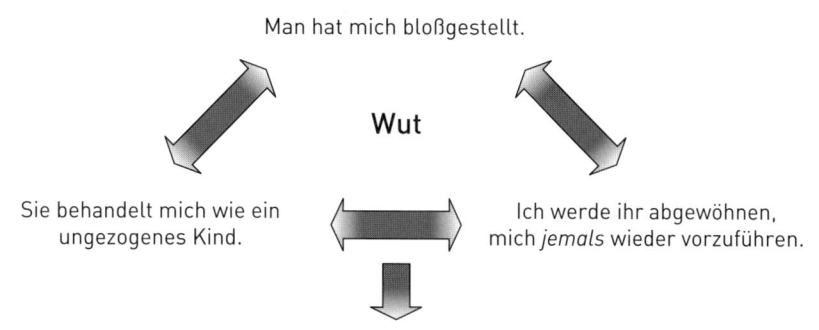

Man hat mich bloßgestellt.

Wut

Sie behandelt mich wie ein
ungezogenes Kind.

Ich werde ihr abgewöhnen,
mich *jemals* wieder vorzuführen.

Schlug die Pflegende, was als unprovozierte
Aggression bezeichnet wurde.

Abbildung 5-8: Mrs Smiths Wut verstehen, die auf Angst und Scham begründet ist

Fallbeispiel

Mrs Joan Taylor (71 Jahre alt) besuchte die Angehörigengruppe demenzkranker Menschen. Bei Tom (75 Jahre alt), mit dem sie seit 52 Jahren verheiratet ist, wurde vor drei Jahren eine Alzheimer-Demenz diagnostiziert. Vor kurzem hatte er die Gewohnheit entwickelt, sehr früh aufzustehen und seine Bergarbeitermontur anzuziehen. Dass er inzwischen Rentner ist, hatte er vergessen. Joan fühlte sich hilflos und war der Situation nicht gewachsen. Sie ärgerte sich, weil Tom ihre wiederholten Bitten, doch endlich damit aufzuhören, einfach ignorierte und überhaupt nicht zuhörte, wenn sie ihn daran erinnerte, dass er im Ruhestand ist. Sie betrauerte auch den Verlust des ihr so vertrauten «Menschen» und hatte ein schlechtes Gewissen, weil sie ihn angeschrien hatte.

Nachdem Joan die Sache mit ihrem Hausarzt besprochen hatte, wurde Tom zum Assessment seines herausfordernden Verhaltens in die Ambulanz der örtlichen Psychiatrie überwiesen. Dort bekam Joan die Empfehlung, sich einer Angehörigengruppe von Menschen mit Demenz anzuschließen. Zusammen mit anderen Mitgliedern der Gruppe durchlebte Joan große emotionale Erschütterungen. Sie war fest entschlossen, alles für das Wohlbefinden ihres Mannes zu tun, doch ihre körperliche (durch Schlafmangel verursachte) und seelische Erschöpfung hinderten sie daran, Lösungen für die Probleme zu finden, die ihr Tag für Tag das Leben schwer machten, was wiederum ihr Gefühl der Überforderung verstärkte.

Die Gruppe tat Joan gut. Zu wissen, dass sie «nicht die Einzige» war, die sich frustriert, verärgert und schuldig fühlte, war ihr ein Trost. Sie verstand zwar ihren eigenen Seelenzustand immer besser, für die Situation ihres Mannes brachte sie jedoch keineswegs mehr Verständnis auf. Negative Gedanken, etwa: «Er muss doch wissen, was er tut!» und «Er hört mir ja nicht einmal zu!» machten sie wütend, besonders wenn er sie am frühen Morgen aufweckte, weil er nach seinem Grubenhelm suchte. Manchmal allerdings, wenn sie ihn angeschrien hatte, bemerkte sie seinen Kummer und wie jämmerlich er sich fühlte. Wenn sie ihn so laut zurechtwies, merkte er offenbar doch, dass etwas Wahres dran war. Oft schrie sie: «Verdammter alter Egoist! Du kannst ja nicht mal bis zur nächsten Ecke laufen, geschweige denn in den Schacht fahren und eine Hacke halten.»

Nachdem Joan gelernt hatte, eine Triade zu formulieren, fiel es ihr leichter, die geistige Verfassung ihres Mannes, die emotionale Dynamik ihrer Auseinandersetzungen und die schnell wechselnden Stimmungslagen zu verstehen. **Abbildung 5-9** veranschaulicht typische Interaktionen zwischen Mr. und Mrs Taylor. Die Szene beginnt am frühen Morgen, als Joan bemerkt, dass Tom aufgestanden ist, um sich anzukleiden. Einige der Tom zugeschriebenen Aussagen in der Triade wurden von Joan zusammen mit dem Therapeuten entwickelt und sind lediglich «Einschätzungen». Die «Einschätzungen» beruhen jedoch auf beobachtbaren Informationen über Toms Verhalten, Körpersprache und Stimmungsäußerungen und nicht um Mutmaßungen aufgrund von Joans emotionaler Denkweise.

Abbildung 5-9 ist zu entnehmen, dass Joan wütend wird, sobald ihr Mann aufsteht, und dass sie ihn dann anschreit. Er erschrickt daraufhin und wird ausfallend (niemand hat ihn so angeschrien, seitdem er ein Kind war!). Seine Beleidigungen machen sie jetzt noch aggressiver. Sie ist fest entschlossen, nicht nachzugeben: «Ich kann ihn doch nicht um 5.00 Uhr früh aus dem Haus gehen und durch die Straßen laufen lassen.» Manchmal merkt Tom im Laufe dieser Auseinandersetzungen, dass irgendetwas nicht stimmt. Dann wird er ganz still, zieht sich zurück, schaut verwirrt und wirkt verängstigt. Diese Reaktion deprimiert Joan, und sie hat ein schlechtes Gewissen.

Die zusammen mit dem Therapeuten erarbeitete Triade war Joan eine große Hilfe. Jetzt verstand sie Toms Perspektive wesentlich besser und konnte daraufhin die Situation neu einschätzen. Sie sah ein, dass Toms verwirrte und verängstigte Miene nicht zu ihren negativen Gedanken passte, dass er absichtlich so störrisch und eigensinnig war. So konnte sie ihre Sichtweise, dass er sie mutwillig «auf die Palme brachte», neu überdenken und neue Hypothesen für das Verhalten ihres Mannes suchen. Beispielsweise gelang es ihr allmählich, sein Verhalten nicht als das eines «ganz anderen» Mannes zu sehen, sondern als das vertraute Verhalten ihres Mannes, der sein Leben lang zuverlässig gearbeitet hatte. Fast ein wenig stolz stellte sie fest, dass Tom in all den Jahren nie zu spät zur Arbeit gekommen war. Das erinnerte sie auch daran, dass er immer gut für die Familie gesorgt hatte. Mit etwas Nachhilfe konnte sie Toms Verhalten sogar als Versuch interpretieren, ein Stück Selbstachtung zu bewahren und aus seiner früheren Rolle, die er so vorbildlich ausgefüllt hatte, Sicherheit zu schöpfen.

auslösendes Verhalten
Tom steht am frühen Morgen auf und zieht sich an, um «zur Arbeit» zu gehen. Er sagt: «Ich darf nicht zu spät zur Schicht kommen.»

JOANS TRIADEN

Wut-Triade
Wie kann er es wagen, nicht auf mich zu hören; er tut es absichtlich; ich kann nicht nachgeben! *«Leg dich wieder hin, du alter Idiot!»*

TOMS TRIADEN*

Wut-Triade
Sie behandelt mich wie ein Kind; sie will mich herumkommandieren; das lass' ich mir nicht gefallen. *«Schrei mich nicht an! Als gute Ehefrau würdest du mir das Frühstück richten!»*

Wut-Triade
Ich will nicht angeschrien werden!
Er ist ein undankbarer «***»;
Ich werde ihn schon lehren, das nicht mehr zu tun.
«Du dementer Blödmann, du bist doch seit 20 Jahren in Rente.»

Angst-Triade
Oh nein, mach' ich «etwas» falsch?!; Es ist alles so verwirrend. Ich bin ganz verunsichert. Dabei war ich früher so selbstsicher und überzeugt von dem, was ich tat.

Schuld-Dyade
Oh nein, ich hätte ihn nicht anschreien dürfen; ich habe ihn ganz durcheinander gebracht.

Depressions-Triade
Ich bin eine schlechte Betreuerin und Ehefrau; niemand kann mir helfen; es wird nur immer schlimmer werden.

NB: Die *kursiv* gesetzten Zitate entsprechen dem tatsächlich Gesagten, die anderen Sätze sind Beispiele für innere Dialoge.

* Tom war aufgrund seiner kognitiven Beeinträchtigungen nicht in der Lage, seine Gedanken zu den Vorfällen genau wiederzugeben. Deshalb wurden seine Triaden vom Therapeuten und Joan gemeinsam erarbeitet. Der Therapeut verhalf ihr mit spezifischen Fragen zu einem besseren Verständnis und unterstützte sie bei der Entwicklung der Triade ihres Mannes (z. B. «Bitte versetzen Sie sich nun in die Lage Ihres Mannes. Wie würden Sie auf das, was gesagt wurde, und die Art und Weise, wie es gesagt wurde, reagieren?»)

Abbildung 5-9: Darstellung der Triaden von Mr. und Mrs Taylor

Nun galt es, praktische Lösungen zu finden, um das belastende Verhalten zu reduzieren. Joan kam unter anderem auf folgende Ideen: Im Schlafzimmer Fotos aufhängen, die mit Toms Berufstätigkeit und seinem Ruhestand zu tun haben; die anlässlich der Grubenschließung erschienenen Zeitungsartikel auf Karton kleben, einrahmen, an der Wand neben seinem Bett aufhängen und die Bilder immer wieder kommentieren; alle Kleidungsstücke die irgendwie mit Arbeit assoziiert sind (z. B. Latzhosen für Gartenarbeit, etc.) in einem anderen Raum aufbewahren und im Schlafzimmerschrank nur noch Gesellschaftsanzüge lassen. Joan stellte aber auch die Uhr um zwei Stunden zurück. Wenn sich Tom anschickte aufzustehen, wies sie ihn darauf hin, dass es noch nicht Zeit für die Arbeit ist. Joan gewöhnte sich einen ruhigen Ton an und lernte, die Situation nicht eskalieren zu lassen, weil ihr Geschrei Tom offensichtlich nur noch störrischer machte. Im Laufe der Zeit fand sie heraus, dass er sich oft wieder besser zurechtfand, wenn sie ihn einfach in die Küche hinuntergehen und dort herumräumen ließ. Besonders hilfreich war es, ihn zu bitten, ihr eine Tasse Tee ans Bett zu bringen, weil sich danach sein Drang, zur Arbeit zu gehen, verflüchtigt hatte. Die Haustür wurde mit einer Alarmvorrichtung ausgestattet, als letzte Vorsichtsmaßnahme, damit Joan es merken würde, falls Tom doch einmal das Haus verlassen sollte. Die Möglichkeit, aktiv zu werden und festzustellen, dass sich Toms Verhalten tatsächlich änderte, verstärkte ihr Gefühl, der Sache gewachsen zu sein.

Die Formulierungen der Triade halfen Mrs Taylor, ihre Reaktionen auf problematische Situationen zu normalisieren, deren Dynamik zu verstehen, ihre Selbstvorwürfe zu hinterfragen und neue Interventionen zu entwickeln. Schließlich war sie auch in der Lage zu akzeptieren, dass sie gelegentlich emotional extrem negativ reagiert (Wut, Frustration, kurze Hassausbrüche) und solche Empfindungen Teil eines normalen Betreuungsalltags sind. Diese Erkenntnisse dienten dazu, übertriebene Schuldgefühle und eine Depression bei Joan und vielleicht die negativen Gefühle zu verhindern, die womöglich sogar zu Misshandlungen geführt hätten.

5.3 Fazit

In diesem Kapitel wurden mehrere Konzepte und Modelle vorgestellt, wobei jedes einen etwas anderen Betreuungsaspekt abdeckt und unterschiedliche Funktionen erfüllt. Allen gemeinsam ist das Bestreben, Demenzerleben zu erklären und Verständnis zu wecken für die prädisponierenden, auslösenden und verfestigenden Belastungsfaktoren, denen demenzkranke Menschen ausgesetzt sind. In einigen der genannten Modelle werden auch Schutzfaktoren genannt, die man verstärken kann, um das Wohlbefinden zu fördern (z. B. CoD, James, 2010).

Wie in Abschnitt 5.2.3 ausgeführt, sind Konzeptualisierungen auch geeignet, den Belastungsgrad pflegender Angehöriger zu erfassen. Alle Anzeichen deuten darauf hin, dass pflegenden Angehörigen der Umgang mit herausforderndem Verhalten leichter fällt, wenn sie die damit verbundenen Dynamiken kennen und das Problemverhalten entsprechend einordnen können. Mit entsprechenden Kenntnissen ausgestattet fällt es ihnen leichter, sich weniger auf das Verhalten als auf die Person zu konzentrieren (Moniz-Cook et al., 2000).

Bleibt zu hoffen, dass, mit Blick auf den potenziellen Nutzen, die Konzeptualisierung im Bereich der Demenzpflege weiter voranschreitet. Andere klinische Disziplinen arbeiten bereits erfolgreich mit Konzeptualisierungen (Eells et al., 1998), und ich finde, unser Fachgebiet sollte nachziehen.

6 Das Newcastle-Angebot: die Arbeitsweise eines Experten-Teams für herausforderndes Verhalten

6.1 Einführung

In diesem Kapitel wird erläutert, wie sich die bislang vorgestellten Verfahren und Methoden erfolgreich in die Praxis umsetzen lassen. Der hier beschriebene Ansatz bietet eine glaubwürdige Alternative zur medikamentösen Behandlung und bedient sich einer biopsychosozialen Sichtweise auf herausforderndes Verhalten. Herausfordernde Verhaltensweisen werden als Folge eines unbefriedigten Bedürfnisses betrachtet, die Intervention als gezielter Versuch, das Bedürfnis zu befriedigen. Die Arbeit mit konzeptualisierten Modellen des Demenzerlebens erlaubt die Formulierung gezielter Interventionen für zahlreiche Verhaltensauffälligkeiten. Deshalb wird in diesem Kapitel dargestellt, wie die bereits erwähnten Prinzipien und Theorien die Arbeit eines Experten-Teams für herausforderndes Verhalten – des Newcastle Callenging Behaviour Teams (NCBT) – geprägt haben. Das Team ist in Vollzeitpflegeeinrichtungen tätig, berät aber auch die Arbeitsgruppen anderer Einrichtungen in Großbritannien, etwa den Doncaster Care Homes Liaison Service (Hirst/Oldknow, 2009), dessen Arbeit in den nationalen Richtlinien als beispielhaft erwähnt wird.

Am Ende des Kapitels wird die Leserschaft Bescheid wissen über:

- die wichtigsten Strukturen und Verfahren eines biopsychosozialen Bezugsrahmens zur Behandlung von herausforderndem Verhalten sowie

- die verschiedenen, für eine kompetente Arbeit mit Klientinnen und Klienten und mit dem Betreuungspersonal in Pflegeheimen erforderlichen psychotherapeutischen Fertigkeiten.

Die Arbeitsweise des NCBT gilt als auf Pflegende fokussiert, personzentriert (engl.: *carer-centred, person-focused*), weil sie einem systemischen Ansatz folgt, bei dem die Reaktionen der Pflegenden auf das herausfordernde Verhalten der Gepflegten als Schlüsselfaktoren gelten, die darüber entscheiden, ob das Problem bestehen bleibt oder gelöst wird. Bei vielen dieser Interventionen handelt es sich nicht um offiziell anerkannte Psychotherapieverfahren (Realitätsorientierung, Erinnerungsarbeit, Kognitive Stimulationstherapie), sondern um speziell auf die jeweilige Person zugeschnittene praktische Strategien (s. Tab. 2-1 bis 2-6). Gut möglich, dass das Gesundheitsfachpersonal einige der genannten Methoden bereits ausprobiert hat, wenn auch mit geringem Erfolg, weil sie nicht mit der nötigen Konsequenz eingesetzt wurden. Viele Interventionen sind – und das ist ihr wichtigstes Kennzeichen – recht elementar und leicht durchführbar, weil im Bereich der Demenzpflege die Ressourcen oft begrenzt sind und das Personal nicht sehr qualifiziert ist. Komplexe und anspruchsvolle Behandlungsstrategien, die womöglich teure Gerätschaften oder Ausstattungen erfordern, werden deshalb in der Praxis wohl kaum Chancen haben.

Um zu betonen, wie wichtig die Zusammenarbeit mit dem Pflegepersonal ist, werden in Tabelle 6-1 die LCAPS-Prinzipien vorgestellt (*Listen, Clarify, Agree, Plan, Support,* d. h. zuhören, klären, übereinkommen, planen, unterstützen). Anschließend wird erläutert, wie diese Prinzipien praktisch angewandt werden und zur Arbeitsgrundlage des Newcastle-Teams geworden sind.

6.2 Protokoll des Newcastle-Ansatzes

Wer sich im Falle des herausfordernden Verhaltens einer Person mit Demenz für den mehrstufigen, 14 (5 plus 9) Programmwochen umfassenden NCBT-Ansatz entscheidet, muss die in Tabelle 6-2 erläuterten Stadien berücksichtigen. Wie unschwer zu erkennen ist, ist die Hauptarbeit in den ersten fünf Wochen zu leisten. In den darauffolgenden Wochen wird der Therapeut oder die Therapeutin, gestützt auf die Rückmeldungen des Personals, die Formulierung und die Interventionen überwachen und optimieren.

Tabelle 6-1: Die LCAPS-Richtlinien für die Arbeit mit Pflegenden

	Grundsatz	Besonderheiten	Anpassungen an das Setting, in dem das Verhalten auftritt
listen zuhören	Der Therapeut/die Therapeutin muss sich über die verschiedenen Geschichten über das herausfordernde Verhalten von den unmittelbar Betroffenen anhören.	Die Betroffenen müssen Gelegenheit bekommen, ihre Erklärungen für das Verhalten mitzuteilen. Vielleicht haben sie erstmals die Gelegenheit, ihre Meinung zu äußern, außerdem tut es ihnen gut, sich selbst die Geschichte formulieren zu hören; das allein kann bereits eine Veränderung bewirken. Sachdienliche Überzeugungen und Emotionen werden zur Kenntnis genommen. In diesem Stadium hört der Therapeut/die Therapeutin nur zu, ohne viel zu hinterfragen. Dabei werden auch Hintergrundinformationen gesammelt, um das Verhalten in einen Kontext stellen zu können.	*Häusliche Umgebung*: Folgende Personen müssen unbedingt gehört werden: die Person selbst, ihre nächsten Angehörigen, Hausarzt/Hausärztin, die Mitarbeiterinnen des ambulanten Pflegedienstes, die jeden Tag ins Haus kommen. Dabei ist vor allem darauf zu achten, ob die Äußerungen der Angehörigen auf Stress hindeuten, und einzuschätzen, wie der Stress ihre Informationen beeinflusst. Ferner empfiehlt es sich zu klären, ob und inwieweit die hauptverantwortlichen Pflegepersonen der Situation gewachsen sind und welche Ressourcen ihnen zur Verfügung stehen. *Pflegeheim*: Mit der Bewohnerin/dem Bewohner sprechen, mit den Pflegepersonen (Führungskräfte, qualifiziertes und weniger qualifiziertes Personal), Angehörigen und anderen Besucherinnen/Besuchern. Vielleicht haben auch der Hausarzt und/oder Psychiater eine Meinung und eine bestimmte Sicht der Dinge. Krankengeschichte und Medikationsberichte liefern ebenfalls wichtige Informationen. *Krankenhaus*: Mit dem Patienten/der Patientin sprechen, mit den Pflegenden (qualifizierte und weniger qualifizierte), dem Psychiater und anderen Mitgliedern des Stationsteams. Es ist wichtig, auch mit den Angehörigen und regelmäßigen Besucherinnen und Besuchern zu sprechen. Stationsbesprechungen und Besucher sind wertvolle Informations- und Kommunikationsquellen.

Tabelle 6-1: Fortsetzung

	Grundsatz	Besonderheiten	Anpassungen an das Setting, in dem das Verhalten auftritt
clarify klären	Die Erzählungen müssen überprüft und geklärt werden, weil sie oft widersprüchliche Informationen enthalten. Die tatsächlichen Umstände müssen geklärt werden (z. B. Welches Verhalten ist problematisch? Wann tritt es auf, wann tritt es nicht auf? Wer ist dabei? etc.)	Mit relevanten Hintergrundinformationen und Fachwissen über herausforderndes Verhalten und Demenz ausgestattet, beginnt der Therapeut/die Therapeutin, die Widersprüche in den verschiedenen Berichten aufzuspüren und Tatsachen und «ungesicherte» Annahmen auseinanderzuhalten. Eine weitere Aufgabe besteht darin, auf Gefühlen beruhendes Denken von tatsachengestützten Beweisgrundlagen zu unterscheiden.	Jeder Person, die ihre Sicht der Dinge dargestellt hat, werden Fragen gestellt, damit ein klareres Bild der Situation entsteht. Die Fragen sind vorsichtig zu formulieren, direkte Konfrontationen sind möglichst zu vermeiden. *Häusliche Umgebung:* Die Berichte der Angehörigen werden überprüft und weitere Informationen über den Kontext und die Vorgeschichte eingeholt. Oft wird man die Familie bitten, mit Hilfe von Beobachtungsbögen etc., das Verhalten genauer zu überwachen. *Pflegeheim:* wie oben, zusätzliche Informationen von Pflegepersonal und aus der Krankengeschichte *Krankenhaus:* wie oben, zusätzliche Informationen von anderen Mitarbeitern des Stationsteams
agree übereinkommen	Der Therapeut/die Therapeutin muss zu einer allgemein akzeptierten, einheitlichen Version der Geschichte gelangen, die auch Lösungsansätze enthält.	Nach dem Assessment der Situation wird im nächsten Schritt eine einzige Version (Geschichte/Erzählung) des Verhaltens vorgelegt. Das bedeutet normalerweise, dass ein Treffen mit allen Beteiligten organisiert wird, um eine von allen akzeptierte Version der Ereignisse zu erarbeiten.	*Häusliche Umgebung:* Eigens für diesen Zweck ein Treffen mit den Angehörigen und allen an der Pflege und Betreuung beteiligten Personen vereinbaren. *Pflegeheim:* Eigens für diesen Zweck im Pflegeheim ein Treffen mit dem Pflegepersonal vereinbaren, d. h. Treffen zum Informationsaustausch organisieren, an dem möglichst viele Pflegende teilnehmen sollen (s. detaillierte Beschreibung in diesem Kapitel). *Krankenhaus:* Die Geschichte wird bei den Stationsbesprechungen entwickelt und der nächsten Schicht bei der Übergabe mitgeteilt.

Tabelle 6-1: Fortsetzung

	Grundsatz	Besonderheiten	Anpassungen an das Setting, in dem das Verhalten auftritt
plan planen	Um mit der problematischen Situation künftig besser zurechtzukommen, muss der Therapeut/die Therapeutin zusammen mit der Person und ihren Gesundheitsfachpersonen eine geeignete Behandlungsstrategie entwickeln.	Die mit allen Beteiligten abgestimmte Geschichte ist die Basis für die Entwicklung von Behandlungsstrategien. Alle Anwesenden müssen erklären, dass sie mit diesen Strategien einverstanden sind und die Behandlungsbegründungen und -ziele begriffen haben.	*Häusliche Umgebung*: Die Angehörigen benötigen oft Hilfe beim strukturierten Vorgehen und viel Anleitung, um einen durchführbaren Plan entwickeln zu können. *Pflegeheim*: Hier ist ein Pflegeplan mit klaren und kurzgefassten Informationen erforderlich. Wichtig ist, den Plan in Zusammenarbeit mit dem Personal zu entwickeln, damit die Pflegenden ihn als ihren eigenen Plan wahrnehmen. *Krankenhaus*: wie oben
support unterstützen	Die Umsetzung der Behandlungsstrategie soll vom Therapeuten/der Therapeutin unterstützt und begleitet werden.	Nachdem man sich auf einen Behandlungsansatz geeinigt hat, wird es oft erforderlich sein, die Umsetzung durch Beratung, «Modelling» etc. anzubahnen. Manchmal gelingt es nicht, eine wirklich angemessene Strategie zu finden; in solchen Fällen brauchen die Pflegekräfte unter Umständen Unterstützung, um das störende Verhalten besser tolerieren zu können.	*Häusliche Umgebung*: Vielleicht müssen die Instruktionen schriftlich festgehalten werden, vielleicht ist «Modelling» oder unterstützender Telefonkontakt erforderlich. *Pflegeheim*: wie oben; vielleicht müssen Einzelheiten des Pflegeplans mit der Heimaufsicht besprochen werden. *Krankenhaus*: wie oben; weil hier das Pflegepersonal über mehr Fachwissen und Erfahrung verfügt, muss der Therapeut/die Therapeutin darauf achten, dass er/sie nicht herablassend oder besserwisserisch wirkt.

Tabelle 6-2: Die Stadien des «5 plus 9»-Behandlungsmodells des Newcastle Challenging Behaviour Teams

Leitgedanke: Wenn in einem Pflege-Setting mit diesem Ansatz gearbeitet wird, ist es wichtig, darauf zu achten, dass das Pflegepersonal stets einbezogen wird und in allen Stadien – vom Assessment bis zur eigentlichen Intervention – das Gefühl hat, beteiligt zu sein.
Wochen 1–5: intensive Behandlungsphase
1. Woche: Nachdem der hinzugezogene Therapeut/die Therapeutin den Fall übernommen hat, beginnt er/sie mit dem Prozess der «Tatsachenermittlung». Zuerst muss sichergestellt sein, dass ein Arzt/eine Ärztin alle körperlichen Untersuchungen durchgeführt hat, um ausschließen zu können, dass eine akute Infektion oder temporäre Störung das Problemverhalten verursacht (z. B. Schmerzen nach einem Sturz, Obstipation). Die verwendeten Medikamente sollten ebenfalls überprüft und gegebenenfalls begründet werden.
2. Woche: Inzwischen wird der Therapeut/die Therapeutin mehrmals in der Einrichtung gewesen sein und mit allen relevanten Personen einschließlich dem Klienten/der Klientin gesprochen haben. In den Gesprächen mit dem Personal werden die Erwartungen des Newcastle Challenging Behaviour Teams verdeutlicht. Um diesen Aspekt zu unterstreichen, wird ein Informationsblatt überreicht, das beschreibt, welche Pflegemaßnahmen in den Verantwortungsbereich des Beratungsteams und welche in den Verantwortungsbereich der Pflegekräfte fallen. Im Laufe dieser Woche werden aus den verschiedenen Quellen weitere Informationen gesammelt und die problematischen Verhaltensweisen mit Hilfe von Beobachtungsbögen genau analysiert. In diesem Stadium geht es hauptsächlich darum, den Schilderungen der Betroffenen zu lauschen, um sich ein umfassendes Bild machen zu können. Vorausgesetzt, dass keine unmittelbaren Gefahren abzuwenden sind, werden die Praktiken und das Verhalten der Pflegenden in dieser Phase noch nicht hinterfragt, da dies die Beziehungen zu den Gesundheitsfachpersonen beeinträchtigen könnte. Vor der eigentlichen Behandlung wird, zusammen mit der hauptverantwortlichen Gesundheitsfachperson, eine Spezialuntersuchung durchgeführt (d. h. ein Neuropsychiatrisches Inventar [NPI] nach Cummings et al., 1994)
3. Woche: Die bisher gesammelten Informationen werden erstmals analysiert und die Probleme klarer herausgearbeitet. Falls nicht bereits geschehen, wird das Feedback der Angehörigen dem wachsenden Datenbestand hinzugefügt.
4./5. Woche: Das wichtigste Ereignis in dieser Phase ist das Treffen zum Informationsaustausch *(information sharing session)*. An diesem besonderen, etwa einstündigen Treffen nehmen die Pflegenden des Settings teil (es sollten Pflegende aller Ebenen vertreten sein). In diesen Sitzungen werden die Informationen über das Problemverhalten der Person in den Kontext ihres individuellen Hintergrunds gestellt. Ziel ist es, auf diese Weise Verständnis für das Verhalten in einem größeren Zusammenhang zu entwickeln und den Pflegenden die Möglichkeit zu geben, Mutmaßungen über die Bedürfnisse des Klienten, nämlich dafür, was sein Verhalten verursachen könnte, anzustellen. Bezogen auf das LCAPS-Modell geht es in dieser Phase darum, die einheitliche, von allen akzeptierte Geschichte über das herausfordernde Verhalten zu entwickeln. Dieser Prozess ist handlungsleitend, d. h. er dient der Entwicklung und Planung von Interventionen. Eine der Aufgaben des Therapeuten/der Therapeutin des Newcastle Challenging Behaviour Teams besteht darin, sicherzustellen, dass die geplanten Interventionen den SMART-Kriterien entsprechen, also spezifisch, messbar, durchführbar, sachbezogen und zeitlich passend sind.

Tabelle 6-2: Fortsetzung

Der Therapeut/die Therapeutin führt das Treffen durch effektive Fragetechniken, Feedback, Zusammenfassung, Schulung, herausfordernde Strategien und gelenkte Reflexionstechniken zum Erfolg. Zweck dieser Methoden ist es, das Pflegepersonal zu veranlassen, «einen Schritt zurückzutreten», also die Situation etwas distanzierter zu betrachten, einen frischen Blick auf das Verhalten zu werfen und dabei den historischen und situationsbedingten Kontext zu berücksichtigen. Die Zusammenarbeit mit dem Pflegepersonal ist besonders wichtig, wenn es darum geht, die Bedürfnisse des Klienten/der Klientin zu erkennen und mögliche Erklärungen für die Situation zu finden.
Die ISS soll den Wissensstand des Personals erhöhen, die Leute stärken und motivieren, durch angemessene Interventionen das Wohlbefinden des Klienten/der Klientin zu verbessern. Im Laufe dieses Prozesses wird man viele Informationen aus verschiedenen Quellen heranziehen, damit Pflegende eine Vorstellung davon entwickeln können, welche Faktoren für das Verhalten der Person mitverantwortlich sind. Bei diesem Ansatz kommt es entscheidend darauf an, dass die Interventionen von den Mitarbeiterinnen und Mitarbeitern entwickelt werden, damit sie den Behandlungsprozess zur eigenen Sache machen.
Woche 6 bis zum Ende: Optimierungs- und Unterstützungsphase
6. Woche: Nachdem das Treffen zum Informationsaustausch stattgefunden hat, liegt es am Therapeuten/an der Therapeutin, aus den im Gespräch diskutierten und auf dem Flipchart festgehaltenen Einzelheiten Schlussfolgerungen zu ziehen und auf einem DIN-A4-Blatt zusammenzufassen (auch Formulierung genannt, Abb. 6-1). Dem Blatt mit der Formulierung wird eine detaillierte Beschreibung der Interventionen beigeheftet (d. h. ein Betreuungs- und Pflegeplan, Sells/Shirley, 2010). Die Interventionen müssen von allen Pflegenden konsequent durchgeführt werden, weil sie nur unter dieser Voraussetzung Erfolg haben können. Um sicherzugehen, dass wirklich alle über die Interventionen Bescheid wissen, müssen alle Mitarbeiterinnen und Mitarbeiter eine vorbereitete Erklärung unterschreiben und damit bestätigen, dass sie den Pflege- und Betreuungsplan gelesen und verstanden haben.
7.–11. Woche: Die verbleibenden Sitzungen sind der Unterstützung des Pflegepersonals gewidmet. Bei den Besuchen im Pflegeheim wird sichergestellt, dass die Interventionen tatsächlich konsequent durchgeführt werden. In manchen Fällen kann es erforderlich sein, die Formulierung zu verändern oder die Interventionen zu optimieren.
12.–14. Woche: Normalerweise steht am Ende dieser Phase die Verabschiedung, sofern nicht außergewöhnliche Gründe eine Fortsetzung notwendig machen. Beim letzten Treffen findet ein Abschlussgespräch statt, in dem die hauptverantwortliche Pflegeperson gebeten wird, die Veränderung mit dem NPI qualitativ und quantitativ zu messen.

In den folgenden Abschnitten werden die Prozess- und die Strukturmerkmale des Ansatzes beschrieben, vom Assessment bis zum Ergebnis: Prozess- und Strukturmerkmale der Assessment-Phase (Abschnitt 6.3), Treffen zum Informationsaustausch (Abschnitt 6.4), Formulierung (Abschnitt 6.5), Behandlungsplanung und -unterstützung (Abschnitt 6.6), Assessment der Auswirkungen des Dienstleistungsangebots (Abschnitt 6.7).

6.3 Prozess- und Strukturmerkmale der Assessment-Phase: zuhören und behutsam klären

Das Assessment verfolgt zwei Ziele: Erstens sollen dabei Informationen gesammelt werden, die es erleichtern, die passende Intervention zu finden; zweitens soll die Informationssammlung auf eine Art und Weise erfolgen, die das Engagement der Pflegenden verstärkt. Um dies zu erreichen, muss der Therapeut oder die Therapeutin viel Zeit damit verbringen, den Berichten der Gesundheitsfachpersonen über das herausfordernde Verhalten und über ihre Strategien im Umgang damit aufmerksam zuzuhören (s. LCAPS). Solange die derzeitige Praxis keine sofortige Korrektur erfordert, sollen die Berichte der Pflegenden erst hinterfragt werden, nachdem ein klares Bild der Situation entstanden ist. Während die Geschichte des herausfordernden Verhaltens allmählich entsteht, werden immer ein paar klärende Fragen notwendig sein, die jedoch behutsam und keinesfalls kritisierend zu formulieren sind. Das geht nicht ohne therapeutischen Umgang mit dem Pflegepersonal, das heißt empathisch sein, zusammenarbeiten, nachfragen (s. **Tab.** 6-3, adaptiert nach Fossey/James, 2007). Mit diesem Vorgehen kann der NCBT-Therapeut das Personal motivieren und es für die Person und die Hintergründe ihres herausfordernden Verhaltens interessieren.

Wie aus Tabelle 6-3 ersichtlich ist, erfordert die Arbeit in einer Pflegeeinrichtung gute zwischenmenschliche Fertigkeiten. Ich bin überzeugt, dass in Pflege-Settings arbeitende Psychotherapeuten und Psychotherapeutinnen nicht weniger qualifiziert sein müssen als Leute, die in allen anderen Bereichen der geistigen Gesundheit tätig sind.

Eine der in Tabelle 6-3 genannten Fertigkeiten ist die Entwicklung einer Formulierung (engl.: *formulation*). Das ist der strukturelle Rahmen, der die Geschichte des herausfordernden Verhaltens zusammenfasst. Die einzelnen Bestandteile der Formulierung werden in Abschnitt 6.5 im Detail erläutert und in **Abbildung** 6-1 veranschaulicht. Beispiele für solche

Tabelle 6-3: Welche Fertigkeiten erfordert die Arbeit mit dem Personal von Pflegeeinrichtungen?

Technik	Definition	Beispiele: Charakteristische Aussagen/Fragen im Zusammenhang mit dem Thema in den Worten eines Mitglieds des Newcastle Challenging Behaviour Teams
den Gesprächen über die Klientin/ den Klienten Ziele setzen	mit dem Pflegepersonal darüber verhandeln, welche Inhalte mit welchen Methoden diskutiert werden sollen	Heute werden wir über Ellens Verhalten sprechen und uns überlegen, warum sie auf diese Weise kommuniziert. Welche drei Dinge sollten Ihrer Ansicht nach im Laufe dieser Sitzung unbedingt zur Sprache kommen?
zusammenarbeiten	sicherstellen, dass sich die Pflegenden als Teil des Schulungsprozesses begreifen; sie ermuntern, sich aktiv einzubringen	Sie haben ja in dieser Sache viel Erfahrung. Bevor ich näher auf das Thema eingehe, möchte ich fragen, wer von Ihnen weiß, was man ihr am besten antwortet, wenn sie Sie «ein Miststück» nennt.
Informationen sammeln	Fakten ermitteln und von den Pflegenden Informationen über die Situation, über Gefühle, Gedanken und/oder Verhaltensweisen sammeln	Um welche Zeit wacht Ellen normalerweise auf? Wie war ihr Gesichtsausdruck, nachdem sie Sie geschlagen hatte?
Feedback	spezifische, das Lernen unterstützende Rückmeldungen geben, Rückmeldungen erbitten, um die eigenen Lehrmethoden überprüfen zu können	Der vorige Pflege- und Betreuungsplan war zu vage. Die Vorschläge, die wir heute gesammelt und besprochen haben sind wesentlich klarer und spezifischer. Gut gemacht!
zusammenfassen, klären	Informationen herunterbrechen, um Verbindungen erkennen und die wesentlichen Teile hervorheben zu können	Sehr schön. Mal sehen, ob ich richtig verstanden habe, wie Sie dabei vorgegangen sind: Sie merkten also, dass sie nach der Toilette suchte und wussten, dass sie nicht fragen wollte, weil es ihr peinlich ist. Da haben Sie sich erkundigt, ob sie vielleicht die Hände waschen möchte, und sie dann zum Waschbecken in der Toilette geführt.
unterstützen und verstehen	Pflegende durch verbale und nonverbale Signale bestärken und ermuntern	Das war schwierig, aber Sie haben die Situation offenbar sehr, sehr gut gemeistert.
informieren und schulen	Fakten vermitteln, um den Wissensstand des Personals zu verbessern	Die Multiinfarkt-Demenz gehört zu den vaskulären Demenzen. Oft ist es sehr schwierig, eine Multiinfarkt-Demenz von der Alzheimer-Krankheit zu unterscheiden.

Tabelle 6-3: Fortsetzung

Technik	Definition	Beispiele: Charakteristische Aussagen/Fragen im Zusammenhang mit dem Thema in den Worten eines Mitglieds des Newcastle Challenging Behaviour Teams
das Reflektieren fördern	das Personal unterstützen, damit es anfängt, Dinge zu durchdenken, um die Schlüsselfragen besser zu verstehen	Wir sollten mal einen Moment innehalten und überlegen, was das bedeutet. Wenn Schmerz tatsächlich oft der Grund für herausforderndes Verhalten ist, was sollten wir dann tun?
formulieren	mit dem Pflegepersonal zusammen einen Bezugsrahmen entwickeln, der hilft, die Verhaltensweisen und Bedürfnisse der Bewohnerin/des Bewohners zu erklären	Okay, mir scheint, wir haben bereits ziemlich viele Informationen über Ellen zusammengetragen. Jetzt sollten wir das Gesamtbild betrachten und überlegen, ob es uns erklärt, warum sie so niedergeschlagen ist.
Selbstoffenbarung	das Personal über eigene Erlebnisse informieren, um bestimmte Themen und Konzepte zu illustrieren	Dass Neuroleptika Nebenwirkungen haben, wusste ich, aber dass sie einen Diabetes auslösen können, das war mir wirklich neu. Eine der Krankenschwestern hat es mir vor zwei Wochen bei unserer Schulung gesagt.
hinterfragen	Pflegende dazu bringen, die eigenen Ansichten zu überdenken, oft indem man sie auf Widersprüche aufweist	Nun ja, es können wohl nicht beide recht haben. Eine von Ihnen sagt, Ellen sei mit allen Pflegenden so schwierig, die andere sagt, mit bestimmten Pflegenden sei sie kooperativ.
widersprechen	einen anderen Standpunkt einnehmen als das Personal, um auf eine alternative Sichtweise aufmerksam zu machen	Dem muss ich leider widersprechen. Sie stellt sich nicht einfach ungeschickt an. Vergessen wir nicht: Sie ist demenzkrank, und deshalb fällt es ihr oft schwer zu verstehen, was man mit ihr bei der Körperpflege alles anstellt.
das Verhalten betreffende Aufgaben	mit Hilfe aktivitätsbasierter Aufgaben (Rollenspiel, «Modelling») bestimmte Fertigkeiten demonstrieren	Wir haben jetzt über die Probleme gesprochen und uns überlegt, welche Strategien geeignet wären, um mit Ellen zu kommunizieren. Probieren wir das Ganze doch mal mit einem Rollenspiel aus.

6.3 Prozess- und Strukturmerkmale der Assessment-Phase: zuhören und behutsam klären

geistiger Gesundheitszustand
Psychische Gesundheitsprobleme treten häufig auf, und es ist wichtig, ihren Einfluss zu erkennen. Frühere Schwierigkeiten können mit aktuellen Problemen interagieren (Ängste, Psychose, etc.)

Lebensgeschichte
Um das Verhalten der Personen zu verstehen und zu verstehen, was sie damit kommunizieren, und um eine gute therapeutische Beziehung herzustellen, ist die Kenntnis ihrer Lebensgeschichten unerlässlich. Im Laufe der Demenzerkrankung können wichtige lebensgeschichtliche Ereignisse (Verluste, Traumata) erneut ins Bewusstsein rücken.

soziales Umfeld
Die strukturelle Umgebung und das soziale Umfeld beeinflussen das Wohlbefinden. Die äußeren Umstände bis zu einem gewissen Grad beherrschen oder wählen zu können, ist wichtig.

Persönlichkeit
Die Persönlichkeit eines Menschen bleibt im Verlauf einer Demenz erhalten, wenngleich einige Veränderungen wahrscheinlich sind. Die Menschen wollen weiterhin ihren gewohnten Lebensstil beibehalten (Wohnverhältnisse, religiöse Bräuche, Ernährung und sexuelle Orientierung)

kognitive Fähigkeiten
Um das herausfordernde Verhalten zu verstehen und richtig behandeln zu können, müssen die intellektuellen Stärken und Schwächen der Personen bekannt sein. Neurologische Untersuchungen liefern Informationen über kognitive Beeinträchtigungen.

Auslöser
Alle Dinge, die bewirken, dass das herausfordernde Verhalten einsetzt
Verhalten
ABC-Analyse des Verhaltens der Person, um spezifische Details ihrer Handlungen zu ermitteln

körperlicher Gesundheitszustand
Viele alte Menschen haben zunehmend Probleme mit ihrer körperlichen Gesundheit (z. B. Seh- oder Hörprobleme) und mit altersbedingten Erkrankungen (Arthritis, Rückenschmerzen, Krebs, Zahnschmerzen, Obstipation, Probleme mit den Füßen)

Medikation
Polypharmazie ist ein bekanntes Problem von Menschen mit Demenz. Deshalb sind Kenntnisse über die verschiedenen Medikamente gegen körperliche und psychische Leiden unbedingt erforderlich.

Erscheinungsbild
Das Erscheinungsbild gibt Hinweise auf den emotionalen Status der Person (ängstlich, wütend, depressiv, fürchtet sich, etc.)

BEDÜRFNIS und mögliche Gedanken
Nachdem der Hintergrund ermittelt und ein funktionales Assessment durchgeführt worden sind, bringt das Pflegepersonal Ideen hervor über das, was die Person denken könnte. Dies wird in ein BEDÜRFNIS umgewandelt, das man dann auf irgendeine praktische Art zu erfüllen versucht.

Gespräche oder Vokalisierungen
Wenn immer möglich soll die Person mit Demenz ihre Schwierigkeiten selbst beschreiben. Falls sie das nicht tun kann, werden ihre Vokalisierungen untersucht (Inhalt, Zeitpunkt, Art – kreischen, stöhnen, repetitive Geräusche, etc.).

Abbildung 6-1: Übersicht über Formulierungen des Newcastle Challenging Behaviour Teams

Formulierungen werden in Kapitel 7 vorgestellt. Für jede vom Newcastle Challenging Behaviour Team betreute Person werden die Formulierungen auf einem DIN-A4-Blatt erstellt.

Die zur Formulierung benötigten Hintergrundinformationen (Lebensgeschichte, Gesundheitsstatus, etc.) werden von den Angehörigen und vom Personal zusammengetragen. Diese Schritte wurden bereits in Kapitel 2 ausführlich dargestellt. Um die Auslöser und weitere Einzelheiten des herausfordernden Verhaltens zu identifizieren, werden auch Tagebücher und Assessment-Bögen eingesetzt. Die Assessment-Bögen des Newcastle Challenging Behaviour Team wurden in Kapitel 2, Abbildungen 2-1 und 2-2, vorgestellt.

Das Newcastle Challenging Behaviour Team arbeitet normalerweise mit dem Neuropsychiatrischen Inventar (Cummings et al., 1994) als Prä-/Post-Assessment-Instrument, also vor und nach der Intervention; die verwendete Version enthält auch eine Skala zur Einschätzung der Belastung pflegender Angehöriger (NPI-D).

Einzelheiten über die Wirkung des NCBT-Angebots werden in Abschnitt 6.7 erläutert.

6.4 Treffen zum Informationsaustausch: eine Übereinkunft finden

Wie aus Tabelle 6-2 hervorgeht, findet das Treffen zum Informationsaustausch meist in der fünften Woche statt. Dabei werden die gesammelten Hintergrundinformationen vorgestellt und mit den Daten der Verhaltensbeobachtungsbögen in Verbindung gebracht. Muster werden untersucht und entdeckt, potenzielle Auslöser erläutert, und das Personal wird ermuntert, von seinen Erfahrungen mit dem Problemverhalten zu berichten, und anschließend werden Fragen im Zusammen mit diesen Berichten geklärt. Ein Großteil dieser Arbeit erfordert geschicktes und sorgfältiges Nachfragen, um die Muster zu erkennen und Hypothesen aufzustellen. Wird beispielsweise angenommen, dass das herausfordernde Verhalten mit Schmerzen zu tun hat, werden sich die Fragen wohl um Schmerzen drehen (Zahnschmerzen – Probleme tagsüber, vielleicht verstärkt beim Essen und Trinken; Arthritisschmerzen – verstärkt am Morgen oder wenn sich die Person bewegt oder bewegt wird). Die Hypothese, dass das herausfordernde Verhalten auf Reizüberflutung zurückzuführen ist, wird erhärtet, wenn es während einer lebhaften Tageszeit verstärkt auftritt oder wenn das

Telefon klingelt oder wenn mehrere Dinge gleichzeitig geschehen. Meiner Meinung nach sollte die Kunst der richtigen Fragestellung nicht unterschätzt werden, weil viele Hypothesen bereits nach einer oder zwei richtig gestellten Fragen gestützt oder verworfen werden können (James et al., 2010).

Das Ziel des Treffens zum Informationsaustausch besteht darin, zu einem einheitlichen Bericht über das Problem (d. h. die Geschichte) zu gelangen und einen Plan für den Umgang damit zu entwerfen. Dazu kann auch gehören, bereits eingesetzte, teilweise erfolgreiche Betreuungsstrategien zu überdenken. Vielleicht müssen sie lediglich modifiziert oder konsequenter eingesetzt werden. Nach dem Verständnis des Newcastle-Modells wird das problematische Verhalten als Ausdruck eines unbefriedigten Bedürfnisses des Bewohners oder der Bewohnerin wahrgenommen (Cohen-Mansfield, 2000a). Am Ende des Treffens werden verschiedene, mit den Pflegenden gemeinsam erarbeitete Interventionen und Behandlungsansätze vorliegen. Der Therapeut oder die Therapeutin hat die wichtige Aufgabe, darauf zu achten, dass die Ziele realistisch und erreichbar sind. Tatsächlich soll er oder sie bei jeder Intervention prüfen, ob sie im Hinblick auf die Zielsetzung den SMART-Kriterien *(specific, measurable, achievable, relevant, timely)* entspricht, also ob sie spezifisch, messbar, durchführbar, sachbezogen und zeitlich passend ist (Fossey/James, 2007). Auf die Ziele wird in Abschnitt 6.6 über die Behandlungsplanung und -unterstützung näher eingegangen.

6.5 Formulierung: die Geschichte vereinheitlichen

Nachdem das Treffen zum Informationsaustausch stattgefunden hat, wird eine Formulierung (engl.: *formulation*) entwickelt (s. Abb. 6-1 und Fallbeispiele in Kap. 7). Viele der in Abbildung 6-1 enthaltenen Informationen werden den Pflegenden bereits während des Treffens am Flipchart präsentiert worden sein. Sie werden Diskussionen ausgelöst und Pflegende dazu gebracht haben, größeres Verständnis für das Verhalten des Bewohners oder der Bewohnerin aufzubringen. Nun gilt es, die Informationen zusammenzufassen und auf ein DIN-A4-Blatt zu übertragen. Das Newcastle-Team hat die Erfahrung gemacht, dass auf mehrere Blätter verteilte, allzu ausführliche Formulierungen das Pflegepersonal abschrecken und eher vom Lesen abhalten. Eine Formulierung auf einem einzigen Blatt, dem ein kurzgefasster Pflegeplan angefügt ist, bietet die wirksamste Behandlungsstrategie.

Die in Abbildung 6-1 dargestellten Komponenten sind in zwei Teile unterteilt: 1. Hintergrundfaktoren (körperlicher Gesundheitszustand, geistiger Gesundheitszustand, Lebensgeschichte, soziales Umfeld, kognitive Fähigkeiten, Medikation) und 2. funktionales Assessment des herausfordernden Verhaltens (Auslöser, Verhalten, Vokalisierungen, Erscheinungsbild).

6.5.1 Hintergrundfaktoren

Die Hintergrundfaktoren wurden bereits in Kapitel 2 beschrieben und in Abbildung 1-1 als Eisberg-Modell veranschaulicht. Dabei ist zu beachten, dass sämtliche Informationen zu den Hintergrundfaktoren der Krankenakte entnommen und durch Gespräche mit Pflegenden, mit den Angehörigen und – sofern dies möglich ist – mit der demenzkranken Person ermittelt werden. Das Newcastle Challenging Behaviour Team hat eigene Vordrucke entwickelt, die das Datensammeln erleichtern, beispielsweise Fragebögen zur Ermittlung des Persönlichkeitsprofils. Sie werden von den Angehörigen ausgefüllt und enthalten Fragen nach der Vergangenheit der Person, ihren Vorlieben und Abneigungen, ihrem Coping-Stil, ihren Freizeitbeschäftigungen, Ernährungsgewohnheiten, ihrem Musikgeschmack etc.

6.5.2 Funktionales Assessment des herausfordernden Verhaltens

Abbildung 6-1 zeigt ein Dreieck mit drei Themen: Vokalisierungen, Erscheinungsbild und Verhalten. Dank dieser Triade lässt sich die Denkweise der Person besser verstehen und feststellen, wie sie die Episode herausfordernden Verhaltens erlebt. Eine Möglichkeit herauszufinden, was die Person innerlich erlebt, ist das direkte Gespräch. Demenzkranke Menschen werden jedoch nicht immer in der Lage sein, dem Gegenüber zu schildern, was hinter ihrem Verhalten steckt. Wertvolle Informationen werden durch schlichtes Beobachten der Person gewonnen, wobei auf drei Dinge besonders zu achten ist:

1. das Verhalten der Person
2. was sie sagt und/oder vokalisiert (ob kohärent oder nicht)
3. wie sie sich zu fühlen scheint (d. h. Erscheinungsbild und Gesichtsausdruck).

Diese Beobachtungen können uns wichtige Hinweise auf die Überzeugungen und Gedanken der Person geben; sie verhelfen uns zum besseren Verständnis ihrer Bedürfnisse. Ist mehr als eine herausfordernde Verhaltensweise vorhanden, gibt es auch mehr als einen Auslöser und eine Triade.

Auslöser

Das Kästchen mit der Bezeichnung «Auslöser» befindet sich zwischen den Hintergrundinformationen und der Triade. Dieses Kästchen hebt lediglich die Umstände hervor, unter welchen die problematischen Verhaltensweisen auftreten.

Verhalten

Ein Teil des Assessments besteht darin, Einzelheiten darüber zusammenzutragen, was während einer Episode herausfordernden Verhaltens geschieht (d. h. ein funktionales Assessment). Allgemeine Bezeichnungen wie «Aggression» oder «ruheloses Umhergehen» (Wandering) sagen wenig darüber aus, was die Person tatsächlich tut, und noch weniger darüber, warum sie es tut. Deshalb ist eine sorgfältige Verhaltensanalyse unerlässlich.

Ein derartige Analyse muss sich mit der Vorgeschichte und den Konsequenzen befassen sowie mit der Frage, wo und mit wem das Verhalten auftritt respektive nicht auftritt (s. Abb. 6-1).

Gespräche oder Vokalisierungen

Oft hilft es, die Person direkt zu fragen, was sie belastet. Die meisten Informationen erhält, wer mit der Person spricht und ihr zuhört. Die verbalen Äußerungen schwer demenzkranker Menschen sind jedoch nicht immer kohärent. Deshalb muss beachtet werden, welcher Art die Vokalisation ist (rufen, Art der Schreie – schmerzbedingt, Hilferufe), wann sie auftritt und worin sie besteht (die genauen Worte).

Erscheinungsbild

Wir müssen auch das Erscheinungsbild einer Person beobachten. Wirkt sie verängstigt, depressiv oder wütend? Die äußere Erscheinung gibt wichtige Hinweise auf das Demenzerleben. Die drei häufigsten emotionalen Belastungen sind Angst, Wut und Depression. Empirischen Forschungsarbeiten ist zu entnehmen, dass alle drei mit einem charakteristischen Problem verknüpft sind (Beck, 1976; James, 2001). Diese Probleme werden in Tabelle 6-4 dargestellt.

Wie weiter oben erläutert, haben die Angstgefühle eines Menschen oft damit zu tun, dass er den Eindruck hat, verwundbar und den Anforderungen der Situation nicht gewachsen zu sein. Wer depressiv wirkt, hält sich vermutlich für unzulänglich und wertlos und die Situation für hoffnungslos. Ein wütender Mensch schließlich neigt dazu, sich als schlecht behandelt oder auf andere Art missbraucht wahrzunehmen. Nur wenn wir diese Zeichen verstehen, können wir das Bedürfnis der Person ermitteln. Die ängstliche Person fürchtet möglicherweise um ihre Sicherheit und braucht deshalb Unterstützung, damit sie sich nicht mehr so verletzlich fühlt. Die depressive Person braucht eine Stärkung des Selbstwertgefühls, während wir dem wütenden Bewohner oder der wütenden Bewohnerin das Gefühl vermitteln müssen, dass seine/ihre Rechte nicht missachtet werden.

Bedürfnisse und mögliche Gedanken

Das Verhalten, die Vokalisierungen und das Erscheinungsbild während einer Episode herausfordernden Verhaltens können zusammen mit den Hintergrundinformationen Hinweise auf die Ursachen des Problems liefern. Ein Teil unsere Aufgabe als Experten-Team besteht darin, das Pflegepersonal dazu zu bewegen, sich in die Situation der Person einzufühlen,

Tabelle 6-4: Zusammenhang zwischen kognitiven Problemen und emotionalem Erscheinungsbild

Erscheinungsbild	Kognitive Probleme
depressiv	Die Person fühlt sich wertlos oder unzulänglich, empfindet die Welt als feindselig oder gleichgültig und die Zukunft als hoffnungslos.
verängstigt	Die Person fühlt sich verwundbar, empfindet ihre Umgebung als chaotisch und die Zukunft als unberechenbar.
wütend	Die Person hat das Gefühl, ungerecht behandelt und in ihren Rechten beschnitten zu werden. Sie nimmt das Umfeld als feindselig wahr und hat den Eindruck, sofort handeln zu müssen, um ihre Selbstachtung vor künftigem Schaden zu bewahren.

zu versuchen, sich deren Überzeugungen vorzustellen, sich zu fragen, was sich wohl in ihrem Kopf abspielt, und zu versuchen, die Hintergründe des herausfordernden Verhaltens zu verstehen. Mit anderen Worten: Pflegende sollen eine «Theory of Mind» entwickeln und die Person mit Demenz aus dieser Perspektive betrachten. **Tabelle 6-5** fasst zusammen, wie mit Hilfe oben genannter Informationen angemessene Interventionen entwickelt werden können.

6.6 Behandlungsplanung und -unterstützung

Die Interventionen basieren, wie bereits gesagt, auf den Vorschlägen der Pflegenden und werden gegen Ende des Treffens zum Informationsaustausch mit der Hilfe des Therapeuten oder der Therapeutin verfeinert. Nach der Gruppensitzung obliegt es dem Therapeuten oder der Therapeutin, aus den Vorschlägen einen kohärenten Betreuungs- und Pflegeplan zu entwickeln. Das Ergebnis ist dann ein neuer Pflegeplan, bei dem das problematische Verhalten im Mittelpunkt steht. Die Pflege- und Betreuungspläne sind auf ein Minimum reduziert, weil die Erfahrung einmal mehr gezeigt hat, dass allzu komplex formulierte Behandlungsanweisungen nicht befolgt, ja oft nicht einmal gelesen werden.

In den folgenden Wochen werden die Pflegenden bei der Umsetzung der Pläne unterstützt, wobei man die Strategien bei Bedarf optimiert, damit sie sowohl den Bedürfnissen der Gepflegten als auch jenen der Pflegenden entsprechen. Die Unterstützung kann in Form von Beratung, «Modelling» oder Unterricht erfolgen.

In Kapitel 7 werden einige der vom Newcastle Challenging Behaviour Team häufig eingesetzten Behandlungsstrategien vorgestellt (s. Tab. 7-3). Dabei sticht die Einfachheit vieler Interventionen ins Auge. Beispielsweise wird das Pflegepersonal dabei unterstützt, mit der Bewohnerin oder dem Bewohner besser zu kommunizieren, regelmäßige Ausflüge zu organisieren und der Person größere Wahlfreiheit im Alltag einzuräumen. Siehe dazu auch die Interventionstabellen in Kapitel 2, Tabellen 2-1 bis 2-6.

Tabelle 6-5: Wie das emotionale Erscheinungsbild einer Person hilft, deren Bedürfnis zu erkennen und die Intervention zu entwickeln

emotionales Erscheinungsbild	Problem	mit dem Problem einhergehendes herausforderndes Verhalten	Bedürfnis	mögliche Abhilfen
Die Person wird *wütend*, wenn eine Pflege- oder Betreuungsperson den Teller wegnimmt, ohne sie vorher zu fragen, ob sie fertig gegessen hat.	Sie denkt, dass man ihr nicht respektvoll genug begegnet.	beschimpft das Personal: «Ihr gemeinen Weiber»	respektiert zu werden	Bevor man ihren Teller anfasst, soll die Person gefragt werden, ob es geschmeckt hat und dann, ob sie fertig gegessen hat.
Die Person wirkt *depressiv* und einsam, wenn sie sieht, dass andere Bewohnerinnen und Bewohner Besuch bekommen.	Sie denkt, dass niemand sie mag.	sondert sich ab, verweigert das Essen	sich wertgeschätzt fühlen	Wenn Besuchszeit ist, soll eine Pflegende freigestellt werden, die sich zu ihr setzt und sich ihr widmet.
schämt sich und wird dann *wütend*, wenn ihr eine Gesundheitsfachperson sagt, dass sie inkontinent war.	Das anfängliche Problem hat mit dem Gefühl von Peinlichkeit zu tun; weil ihr aber kaum noch Coping-Strategien zur Verfügung stehen, um mit der Situation umzugehen, geht sie in die Offensive.	warf einen Becher mit Wasser auf den Boden und befahl der Pflegeperson, sich zu verpissen. Beschimpfte die Pflegende erneut, als diese versuchte, sie sauberzumachen.	ihre Würde bewahren, obwohl sie Hilfe braucht beim Wechsel ihrer nassen Wäsche (aus Gründen der Hygiene und der Hautpflege)	Eine therapeutische Lüge benutzen (James et al., 2006d) und ihr sagen, sie habe wohl aus Versehen etwas Wasser verschüttet und ob sie daher möchte, dass ihr jemand beim Umziehen hilft.

6.7 Assessment der Auswirkungen des Dienstleistungsangebots

In diesem Abschnitt werden die Auswirkungen des Angebots des Newcastle Challenging Behaviour Teams beschrieben, und zwar anhand der Ergebnisse eines Audits, das Rückmeldungen von Pflegeheimen untersucht und ausgewertet hat, in denen das Team tätig war (Wood-Mitchell et al., 2007b). Das Audit untersuchte die von zwei Pflegeexpertinnen und einer psychologischen Assistenzperson des Newcastle Challenging Behaviour Teams zwischen September 2005 und September 2006 vorgelegten ergebnisbezogenen Daten. Die statistischen Daten sind dem Neuropsychiatrischen Inventar (NPI) entnommen, mit dem das Team die Ergebnismessungen durchgeführt hat (Cummings et al., 1994). Das NPI ist ein Instrument zur Messung von herausforderndem Verhalten; dafür werden der Schweregrad und die Häufigkeit von zwölf psychiatrischen Symptomen anhand einer Punkteskala ermittelt (maximale Punktzahl = 144). Das Team arbeitete mit der NPI-D genannten Version der Skala, die auch die Belastung pflegender Angehöriger («*care-giver distress*») D erfasst (maximale D-Punktzahl = 60). Für jede Bewohnerin und jeden Bewohner wurde eine Pflegeperson, die die Person gut kannte, gebeten, vor und nach der Behandlung die Fragen des NPI-D zu beantworten. Alle auskunftgebenden Personen waren erfahrene Betreuerinnen und Betreuer oder Pflegefachpersonen oder Psychiatriefachpflegepersonen, die an der Pflege und Betreuung der Bewohnerin/des Bewohners beteiligt waren.

Abbildung 6-2 veranschaulicht die Ergebnisse des Audits und zeigt einen signifikanten Unterschied zwischen dem Verhalten vor und dem Verhalten nach der Intervention. Die Verhaltenswerte nach der Intervention (Mittel 13,61, Standardabweichung 9,51) lagen signifikant unter den vor der Intervention ermittelten Verhaltenswerten (Mittel 35,05, Standardabweichung 22,43). Auch die Belastung der pflegenden Angehörigen nach der Intervention unterschied sich signifikant von jener vor der Intervention (Mittel = 11,72, Standardabweichung = 7,60 respektive Mittel 3,77, Standardabweichung = 3,65). Im genannten Zeitraum wurden nur drei Personen (6,1 %) hospitalisiert und drei in ein anderes Pflege-Setting umgesiedelt. Diese Ergebnisse zusammengenommen lassen den Schluss zu, dass der Ansatz des Newcastle Challenging Behaviour Teams eine wirksame Methode zur Reduzierung von herausforderndem Verhalten und zur Entlastung von Pflegenden ist.

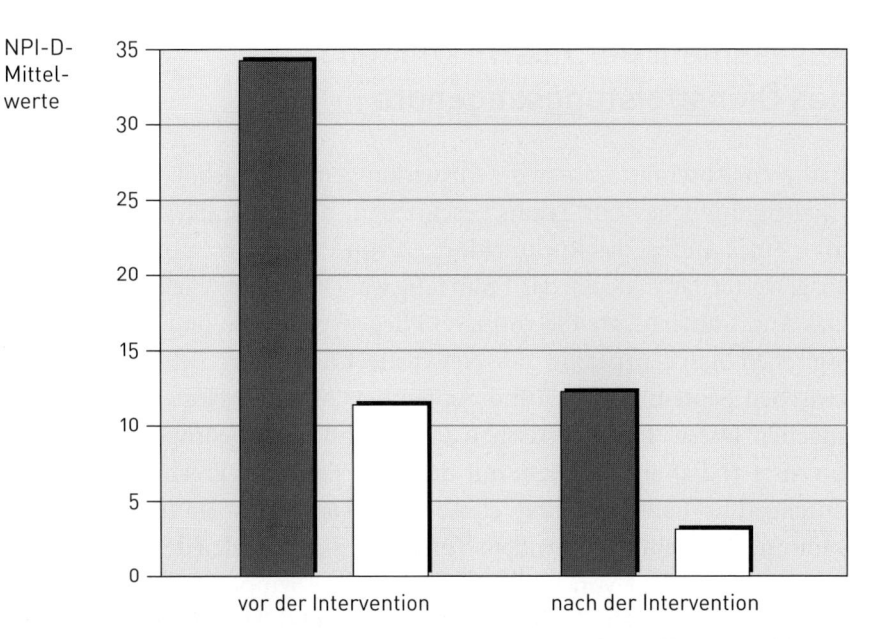

Abbildung 6-2: Ergebnisse des Outcome-Audits des Newcastle Challenging Behaviour Teams mit dem NPI (dunkle Säule = NPI-Wert, helle Säule = Wert der Belastung pflegender Angehöriger [«caregiver distress»])

Bezogen auf die Transfers und Hospitalisierungen wären wahrscheinlich einige dieser komplexen Fälle aufgrund ihrer anfänglich hohen NPI-D-Punktzahlen in ein Krankenhaus eingeliefert worden, auch wenn über die Anzahl der Bewohnerinnen und Bewohner, die umgesiedelt worden wären, Unsicherheit herrscht. Zur qualitativen Analyse der Arbeitsergebnisse des Newcastle Challenging Behaviour Teams wurden auch die hauptverantwortlichen Pflegepersonen befragt, deren demenzkranke Schützlinge das Team erfolgreich behandelt hatte (Scott, 2009). Hier einige Kommentare der Pflegeverantwortlichen:

- «Wir sind toleranter geworden, seit wir mehr über ihren Hintergrund erfahren haben.»
- «Wir bringen mehr Verständnis auf […]. Jetzt wissen wir, dass das, was wir als verbal aggressives Verhalten empfanden, nur neckisches Geplänkel ist – sie ist sehr sarkastisch, aber das ist einfach ihre Art.»
- «Das Pflegepersonal ist verständnisvoller […]. Das Pflegepersonal versteht inzwischen, warum sie dieses Verhalten einfach nicht unterdrücken kann.»

- «Mit ihm reden […]. Seit die Pflegenden die Informationsblätter gelesen haben, gehen sie ganz anders mit ihm um.»

- «Wir wissen jetzt mehr über sie, so dass wir uns besser mit ihr unterhalten können.»

- «Sie hat auch weiterhin ihre ‹schlechten Tage›, aber wir haben erkannt, dass das vor allem dann der Fall ist, wenn bestimmte Mitarbeiterinnen oder Mitarbeiter Dienst haben – Leute, die sich nicht an den Betreuungsplan halten.»

6.8 Fazit

In diesem Kapitel wurde die Arbeitsweise des Newcastle Challenging Behaviour Teams ausführlich dargestellt. Es zeigt auf, wie die in früheren Kapiteln beschriebenen Modelle und Konzepte in der Praxis angewendet werden. Jede demenzkranke Person, die dem Team überwiesen wird, bekommt dieses ganzheitliche Behandlungsangebot, wobei nicht immer das volle, 14 Wochen dauernde Kursprogramm absolviert werden muss. Wie ganz deutlich wurde, soll mit diesem Arbeitsansatz zwar das Wohlbefinden der Person mit Demenz verbessert werden, was jedoch nicht ohne Beteiligung der Pflegenden zu bewerkstelligen ist. Deshalb müssen die Pflegenden mit ins Boot genommen werden. Das ist ein Schlüsselelement der «auf Pflegende fokussierten, personzentrierten» (engl.: *carer-centred, person-focused*) therapeutischen Arbeit. Der letzte Abschnitt lieferte Daten über den Erfolg dieses Ansatzes und enthielt einige positive Kommentare von Pflegepersonen, die mit dem Newcastle Challenging Behaviour Team zusammengearbeitet haben.

Dass der Ansatz des Newcastle Challenging Behaviour Teams als zu zeitaufwändig und personalintensiv kritisiert wurde, soll nicht unerwähnt bleiben. Zu seiner Verteidigung ist vorzubringen, dass die Beschwerden, insbesondere die chronischen, der behandelten Personen sehr komplex sind. Zudem würden wir ein 14-wöchiges Behandlungsprogramm bei jüngeren Klienten als Kurzzeittherapie betrachten. Wer im Erwachsenenalter eine psychodynamische Therapie verschrieben bekommt, muss tatsächlich mit ein bis zwei intensiven Behandlungsjahren rechnen.

7 Fallstudien

7.1 Einführung

Im Folgenden werden vier Fälle beschrieben, wobei jeder einige der in früheren Kapiteln vorgestellten Theorien und Bezugsrahmen illustriert. Das Material ist den Arbeitsunterlagen des Newcastle Challenging Behaviour Teams (NCBT) entnommen. Andere Informationsquellen waren verschiedene Audits des NCBT, die Praktikantinnen und Praktikanten der Psychologischen Fakultät der Newcastle University durchgeführt haben (Cunningham, 2005; Makin, 2009; Scott, 2009).

Am Ende dieses Kapitels wird die Leserschaft über folgende Dinge Bescheid wissen:

- wie man herausforderndes Verhalten mit biopsychosozialen Modellen behandelt
- wie Formulierungen die Pflegepläne bestimmen
- Die Interventionen der Pflegepläne sind äußerst zweckmäßig, erfordern wenig Ressourcen und keine oder kaum besondere Schulung. Das ist wichtig, weil das Pflegepersonal in Pflegeheimen meist über geringe Ressourcen verfügt und keine lange Ausbildung genossen hat.

Die ausgewählten Fälle veranschaulichen die große Bandbreite herausfordernder Verhaltensweisen, die dem Newcastle Challenging Behaviour Team begegnen. Zuerst geht es um Gordon, der wegen seines aggressiven Verhaltens, besonders während der Körperpflege, ein typisches Beispiel ist. John, der zweite Fall, wurde wegen seiner sexuellen Enthemmung behandelt. Dieses Verhalten empfinden viele Pflegepersonen als besonders unangenehm; es kann dazu führen, dass die Person von einer Einrichtung oder Station zur anderen geschoben wird. Beim dritten Fall geht es um Isabel, deren Betreuung komplett umgestellt wurde, nachdem die Tochter Einzelheiten über die seit vielen Jahren bestehenden Verhaltensprobleme ihrer Mutter berichtet hatte. Intensives Nachforschen und der Einsatz des Fragebogens für Betreuungspersonen ergaben, dass Isabel eine Autismusstörung (Asperger-Syndrom) aufwies, und diese Diagnose floss in den Pflegeplan ein. Beim letzten Fall geht es um Betsy, die zu Hause behandelt wurde. Die Behandlung wurde mit Hilfe ihres Ehemanns und mit Unterstützung der anderen Familienmitglieder durchgeführt.

Am Ende des Kapitels werden alle vom Newcastle Challenging Behaviour Team normalerweise eingesetzten Interventionen kurz zusammengefasst dargestellt.

7.2 Fall 1: Gordon

Anlass für die Überweisung

Der 67-jährige Gordon litt an einer mittelschweren Alzheimer-Demenz. Zum Zeitpunkt der Überweisung lebte er seit zwei Jahren in einem gerontopsychiatrischen Pflegeheim. Er fiel durch seine Unruhe auf, ging in die Zimmer anderer Bewohnerinnen oder Bewohner und zog sich ihre Kleidungsstücke an. Dann wiederum weigerte er sich, aus seinem Zimmer zu kommen und wurde physisch aggressiv, besonders wenn ihm das Pflegepersonal bei der Körperpflege behilflich sein wollte. Außerdem lief er permanent den Pflegekräften hinterher, was diese als bedrohlich empfanden und als «Stalking» bezeichneten.

Assessment

Zuerst wurde das Gespräch mit Gordon, seinen Pflegepersonen und Angehörigen gesucht, um zu hören, was sie bewegt. Recht hilfreich war auch die Unterhaltung mit der Heimleitung und einer Pflegefachperson über die aktuellen Dienstpläne, weil Gordons Verhalten anscheinend etwas mit den wechselnden Schichten zu tun hatte. Den verschiedenen Gesprächen war zu entnehmen, dass das Personal Gordon gegenüber eine Abneigung entwickelt hatte und auf seine Verlegung in ein anderes Pflegeheim hoffte. Der Hausarzt teilte diese Einstellung, weil Gordon ihm einmal einen Schlag versetzt hatte.

Viele interpretierten sein Verhalten als lästige Versuche, «Aufmerksamkeit zu erhalten», und sie behaupteten, er wisse sehr wohl, dass er mit seinem Verhalten andere Leute erheblich stört. Man erkundigte sich eingehend nach Gordons lebensgeschichtlichem Hintergrund und setzte dann ein Treffen zum Informationsaustausch an. Die einzelnen Episoden herausfordernden Verhaltens wurden mit Hilfe von ABC-Verhaltensbeobachtungsbögen genauer untersucht. Dank dieser Detailkenntnisse konnten Hypothesen über die Ursachen des herausfordernden Verhaltens aufgestellt werden, wobei gewisse Punkte durch gezielte Rückfragen noch geklärt werden mussten. **Tabelle 7-1** enthält einige Fragen des Therapeuten oder der Therapeutin. Die intensiven Versuche, bestimmte Sachverhalte zu klären, sind überaus wichtige Schritte, weil dabei möglicherweise vorhandene Widersprüche aufgedeckt werden und das Pflegepersonal dazu gebracht wird, sich noch einmal genauer mit den Tatsachen zu befassen und neue Ideen zu entwickeln.

Tabelle 7-1: Fragen und Antworten. Wie Fragen des Therapeuten/der Therapeutin die verborgenen Ursachen von herausforderndem Verhalten erhellen können

Frage des Therapeuten/der Therapeutin	Antwort der Pflegenden – sie enthält Hinweise auf das Wesen des herausfordernden Verhaltens
Welchen Eindruck vermittelt Gordon, wenn er im Haus herum geht – wirkt er verärgert, bedrohlich, verwirrt oder ängstlich?	Es kommt darauf an. Wenn man versucht, ihn davon abzuhalten und ihn in sein Zimmer zu bringen, wird er wütend. Er will selbstständig sein; er tut immer nur das, was er selber tun möchte. Aber er ist ziemlich neugierig und merkt sofort, wenn wir etwas verändert haben. Wenn ein Möbelstück verrückt wurde oder so, kommt er gleich her und will sich die Sache ansehen.
Wird Gordon jedes Mal ärgerlich, wenn Sie ihn zur Toilette bringen wollen?	Fast jedes Mal. Mit Jim geht es ein wenig besser, aber am Abend hat selbst Jim Schwierigkeiten mit ihm.
Glauben Sie, dass Jim irgendetwas anders macht?	Jim ist kühl. Für den Geschmack der neuen Heimleitung vielleicht sogar ein wenig zu kühl. Jim lässt Gordon einfach machen. Es ist ihm egal, ob Gordon die Toilettenschüssel trifft oder nicht; es macht ihm nichts aus, sauberzumachen.
Sie sagten Gordon «verfolge» Sie. Wenn er so nah hinter Ihnen geht, hat er dabei eine bedrohliche Miene?	Nein, nein ... er verzieht keine Miene. Sein Gesicht verrät nichts, es ist ausdruckslos; vielleicht wirkt er ein wenig verloren. Wenn man ihn fragt, was los sei, erkundigt er sich manchmal nach seiner Frau.

Die Nachfragen zu Gordons Verhalten waren tatsächlich sehr hilfreich, weil sie die Komplexität seiner Handlungsweisen erschlossen. Zudem stellte sich heraus, dass Bezeichnungen wie «ruheloses Umhergehen» oder «Nachlaufen» irreführend waren und das reale Geschehen nicht richtig beschrieben. Die Antworten der Pflegenden waren auch insofern hilfreich, als sie neue Gedanken enthielten, die später zu Interventionen «verarbeitet» wurden. Viele der Fragen wurden im Rahmen des Treffens zum Informationsaustausch gestellt. Schließlich standen so viele Informationen zur Verfügung, dass eine Formulierung entworfen werden konnte (s. Abb. 7-1). Mit therapeutischer Unterstützung gelang es den Pflegenden, aus der Hypothese mögliche Interventionen abzuleiten, die dann in Form von Pflegeplänen niedergeschrieben wurden. Die Pflegepläne wurden dem DIN-A4-Blatt mit der Formulierung beigelegt und dem Pflegeheim und den Angehörigen ausgehändigt.

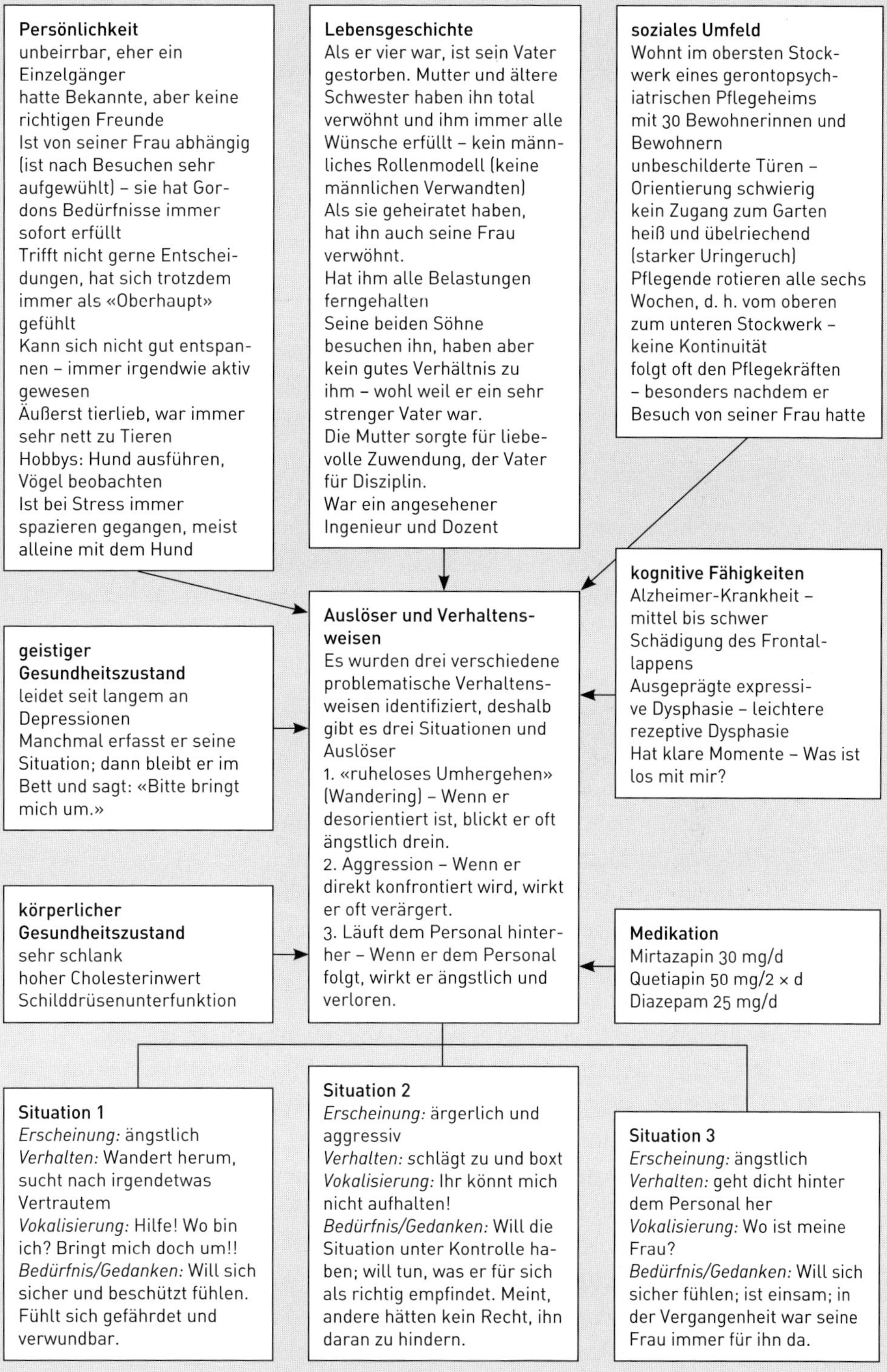

Persönlichkeit
- unbeirrbar, eher ein Einzelgänger
- hatte Bekannte, aber keine richtigen Freunde
- Ist von seiner Frau abhängig (ist nach Besuchen sehr aufgewühlt) – sie hat Gordons Bedürfnisse immer sofort erfüllt
- Trifft nicht gerne Entscheidungen, hat sich trotzdem immer als «Oberhaupt» gefühlt
- Kann sich nicht gut entspannen – immer irgendwie aktiv gewesen
- Äußerst tierlieb, war immer sehr nett zu Tieren
- Hobbys: Hund ausführen, Vögel beobachten
- Ist bei Stress immer spazieren gegangen, meist alleine mit dem Hund

Lebensgeschichte
- Als er vier war, ist sein Vater gestorben. Mutter und ältere Schwester haben ihn total verwöhnt und ihm immer alle Wünsche erfüllt – kein männliches Rollenmodell (keine männlichen Verwandten)
- Als sie geheiratet haben, hat ihn auch seine Frau verwöhnt.
- Hat ihm alle Belastungen ferngehalten
- Seine beiden Söhne besuchen ihn, haben aber kein gutes Verhältnis zu ihm – wohl weil er ein sehr strenger Vater war.
- Die Mutter sorgte für liebevolle Zuwendung, der Vater für Disziplin.
- War ein angesehener Ingenieur und Dozent

soziales Umfeld
- Wohnt im obersten Stockwerk eines gerontopsychiatrischen Pflegeheims mit 30 Bewohnerinnen und Bewohnern
- unbeschilderte Türen – Orientierung schwierig
- kein Zugang zum Garten
- heiß und übelriechend (starker Uringeruch)
- Pflegende rotieren alle sechs Wochen, d. h. vom oberen zum unteren Stockwerk – keine Kontinuität
- folgt oft den Pflegekräften – besonders nachdem er Besuch von seiner Frau hatte

kognitive Fähigkeiten
- Alzheimer-Krankheit – mittel bis schwer
- Schädigung des Frontallappens
- Ausgeprägte expressive Dysphasie – leichtere rezeptive Dysphasie
- Hat klare Momente – Was ist los mit mir?

geistiger Gesundheitszustand
- leidet seit langem an Depressionen
- Manchmal erfasst er seine Situation; dann bleibt er im Bett und sagt: «Bitte bringt mich um.»

Auslöser und Verhaltensweisen
Es wurden drei verschiedene problematische Verhaltensweisen identifiziert, deshalb gibt es drei Situationen und Auslöser
1. «ruheloses Umhergehen» (Wandering) – Wenn er desorientiert ist, blickt er oft ängstlich drein.
2. Aggression – Wenn er direkt konfrontiert wird, wirkt er oft verärgert.
3. Läuft dem Personal hinterher – Wenn er dem Personal folgt, wirkt er ängstlich und verloren.

körperlicher Gesundheitszustand
- sehr schlank
- hoher Cholesterinwert
- Schilddrüsenunterfunktion

Medikation
- Mirtazapin 30 mg/d
- Quetiapin 50 mg/2 × d
- Diazepam 25 mg/d

Situation 1
Erscheinung: ängstlich
Verhalten: Wandert herum, sucht nach irgendetwas Vertrautem
Vokalisierung: Hilfe! Wo bin ich? Bringt mich doch um!!
Bedürfnis/Gedanken: Will sich sicher und beschützt fühlen. Fühlt sich gefährdet und verwundbar.

Situation 2
Erscheinung: ärgerlich und aggressiv
Verhalten: schlägt zu und boxt
Vokalisierung: Ihr könnt mich nicht aufhalten!
Bedürfnis/Gedanken: Will die Situation unter Kontrolle haben; will tun, was er für sich als richtig empfindet. Meint, andere hätten kein Recht, ihn daran zu hindern.

Situation 3
Erscheinung: ängstlich
Verhalten: geht dicht hinter dem Personal her
Vokalisierung: Wo ist meine Frau?
Bedürfnis/Gedanken: Will sich sicher fühlen; ist einsam; in der Vergangenheit war seine Frau immer für ihn da.

Abbildung 7-1: Gordons Formulierungsblatt

Interventionen

Weil das Newcastle-Konzept einen biopsychosozialen Standpunkt vertritt, fanden psychologische Interventionen statt, aber auch Veränderungen der Medikation und Organisationsstruktur. Zuerst wurde Gordons Medikation überprüft und dabei festgestellt, dass das Diazepam paradox wirkte: Anstatt ihn zu sedieren, wurde er davon noch agitierter. Was die organisatorischen Veränderungen betraf, stellte sich heraus, dass sich Gordon nur ungern von Leuten betreuen ließ, die ihm nicht vertraut waren. Das Problem wurde verschärft durch die Tatsache, dass in diesem Pflegeheim das Personal planmäßig alle sechs Wochen komplett wechselte. Die Pflegenden stellten fest, dass Gordon immer kurz nach dem Personalwechsel besonders agitiert war. Die Heimleitung kam nach einiger Zeit zu der Erkenntnis, dass «fehlende Kontinuität» für viele Bewohnerinnen und Bewohner ein Problem darstellte, nicht nur für Gordon. Daraufhin wurden neue Dienstpläne mit kürzeren Schichten und häufigerem Personalwechsel eingeführt. Die nachstehenden Instruktionen zur Verbesserung der Interaktionen mit Gordon beruhen auf den Vorschlägen des Pflegepersonals und waren Teil des Pflegeplans.

Instruktionen in Gordons Pflegeplan

1. Auslöser vermeiden
   - Gordon möglichst wenig verwirren und ihm helfen, möglichst unabhängig zu bleiben. Er braucht das Gefühl, gewisse Dinge selber bestimmen zu können. Beispiel: Er soll im Zimmer essen dürfen, wenn er darum bittet. Richtungspfeile und Schilder einsetzen (Toiletten, Speisesaal, Aufenthaltsraum), um die Orientierung zu erleichtern und seine Unabhängigkeit zu fördern.
   - Kontakt mit Leuten verhindern, die ihn «nerven» (z. B. Joe)
   - Wenn er jemandem «nachläuft» ist das ein Zeichen, dass er Angst hat. Dann vermisst er vermutlich seine Frau. Deshalb soll man ihn bitten, das Foto seiner Frau zu betrachten, das er immer bei sich trägt, und ihm sagen, wann sie wieder zu Besuch kommt.
   - ihm Aktivitäten anbieten, die er mag, z. B.: spazieren gehen, Videos von Rugby- oder Fußballspielen anschauen, Boccia spielen, Bilder von Hunden und Vögeln betrachten
   - ihm ermöglichen, seine früheren Coping-Strategien einzusetzen – er soll einen Spaziergang machen dürfen, bis er sich wieder beruhigt hat.

- Gordon isst sehr gerne Eis. Ihm eines anbieten, wenn er nachmittags bedrückt wirkt.
- Ihm Aufmerksamkeit schenken, wenn er gut aufgelegt ist; dann freut er sich auch über körperlichen Kontakt.

2. Was tun, wenn Gordon bereits erregt oder verärgert ist?
   - Wenn Gordon «nein» sagt, *meint* er nein! Ihn in Ruhe lassen – man darf ihn nicht bedrängen und sollte niemals laut werden, weder ihn anschreien noch um Hilfe rufen, außer man fühlt sich tatsächlich bedroht. Immer ruhig und freundlich bleiben. Man soll seine Gefühle validieren und fragen, ob er vielleicht Hilfe braucht. Verneint er dies, behält man ihn aus einiger Entfernung im Auge, bis er sich beruhigt hat.

3. Unterstützung bei der Körperpflege
   - Nach einer günstigen Gelegenheit für Körperpflege-Maßnahmen Ausschau halten. Zu manchen Zeiten ist Gordon recht umgänglich, dann sind das Waschen, Rasieren etc. kein Problem; beispielsweise nach einem Spaziergang, nachdem er ein Eis gegessen oder ein Fläschchen Bier getrunken hat, nachdem er Aufmerksamkeit bekommen hat.
   - Beim Waschen und/oder Baden fühlt sich Gordon meist überfordert. Aus Gesprächen mit Pflegenden wissen wir, dass Joan (Pflegefachfrau) und Brian (Pflegehelfer) diese Situationen am besten bewältigen. Sie werden deshalb die anderen Pflegenden beraten und ihre Ansätze und Taktiken in Gordons Pflegeplan dokumentieren.

Bitte bedenken Sie, dass diese Interventionen aktive Behandlungsstrategien sind, die nach und nach entwickelt und im Laufe der Zeit verbessert worden sind. Sie wurden durch Versuch und Irrtum ermittelt und aufgrund der Rückmeldungen und neuer Erkenntnisse des Personals weiterentwickelt.

Ergebnis

Die problematischen Verhaltensweisen konnten nicht vollständig eliminiert werden. Die aggressiven Zwischenfälle traten jedoch sehr viel seltener auf, weil den Bedürfnissen, die das unangemessene Verhalten verursachten, Rechnung getragen wurde. Gordon konnte in diesem Pflegeheim bleiben, er wurde weder ins Krankenhaus noch in ein anderes Heim verlegt. Anstatt vorher 25 mg Diazepam/d bekam er nur noch 5 mg/d. Sein NPI-Wert hat sich durch die Behandlung von 14 auf 6 Punkte verbessert.

7.3 Fall 2: John

Anlass für die Überweisung

John, 71 Jahre alt, wurde von einem Psychiater überwiesen, den das Pflegeheim wegen Johns unangemessenen sexuellen Verhaltens hinzugezogen hatte. John litt seit zehn Jahren an Parkinson und war inzwischen intellektuell und körperlich schwer beeinträchtigt; auch seine verbalen Kommunikationsfähigkeiten hatten stark nachgelassen. Er lag die meiste Zeit im Bett und hat Druckgeschwüre. Zum Zeitpunkt der Überweisung hatte er seit acht Wochen «exzessiv» masturbiert, was dem Personal des Pflegeheims sehr unangenehm war. Er ejakulierte oft auf sich, das Bett und manchmal auch an öffentlichen Orten.

Assessment

Die Pflegenden waren, wie man sich denken kann, von seinem Verhalten abgestoßen, was folgende Zitate belegen:

> «Das ist nicht nett fürs Personal.»
> «Ich arbeite seit 30 Jahren in der Pflege, aber so etwas ist mir noch nie begegnet.»
> «Gibt es denn keine Pille dagegen?»
> «Wenn er nicht aufhört damit, wird er in diesem Heim untragbar.»
> «Pflegende sollten sich so ein Verhalten nicht gefallen lassen müssen.»

Johns herausforderndes Verhalten gefährdete seinen Heimplatz. Seine Pflegenden hatten offenbar wenig Verständnis für den an Parkinson erkrankten Bewohner und wussten kaum etwas über seine Lebensgeschichte.

Zum Zeitpunkt der Überweisung hatte sich die Situation krisenhaft zugespitzt. Um eine schnelle Verlegung zu verhindern, bestand der erste Schritt darin, Zeit zu gewinnen. Dies geschah durch die Bitte, eine Liste von Pflegepersonen zu erstellen, die freiwillig bereit waren, John in den ersten Wochen der Behandlung zu betreuen – dafür mussten die Dienstpläne geändert werden. Diese organisatorischen Veränderungen verschafften uns ausreichend Zeit für unsere Arbeit, zeigten aber auch, wer motivierter war und größere Bereitschaft zeigte als die anderen Pflegenden, sich mit John zu beschäftigen. Es empfiehlt sich bei jeder Intervention, nach solchen Leuten auszuschauen, weil sie oft eine andere Einstellung haben als ihre Kolleginnen und Kollegen. Ihnen gelingt es meist besser, mit diesem Menschen zu kommunizieren, weshalb andere Pflegekräfte viel von ihnen lernen und abschauen können.

Johns Verhalten wurde beobachtet und dokumentiert, ein Muster war jedoch kaum zu erkennen. Er masturbierte beispielsweise drei- oder viermal am Tag, anscheinend ohne besonderen Anlass und ohne erkennbaren Auslöser. Er tat es, wenn er alleine war, vor anderen Leuten und einmal sogar in Anwesenheit seiner Enkelkinder, die gerade zu Besuch waren. Interessant war, dass er selten, wie von anderen Fällen sexueller Enthemmung bekannt, während der Intimpflege masturbierte oder sexuell erregt war. Diesen Umstand zu berücksichtigen war wichtig, weil John offenbar nicht übererregbar war, ein Zustand, der gelegentlich mit Anti-Androgenen (d. h. die Libido dämpfende Medikamente) behandelt wird.

Johns Ehefrau zufolge war dieses herausfordernde Verhalten völlig untypisch für ihren Mann, im Gegenteil, er sei immer ein sehr zurückhaltender Mensch gewesen, allerdings auch sehr mitteilsam. Immer wenn er ein Problem hatte, zerbrach er sich den Kopf darüber und teilte anderen seine Sorgen in aller Ausführlichkeit mit. Sie hielt ihn für einen körperbetonten Menschen, der gerne Händchen hielt und eine «feste» Umarmung genoss. Er sei ein außerordentlich aktiver Mann gewesen, der oft zum Joggen und Radfahren gegangen war und lange Spaziergänge unternommen hatte.

Gespräche mit dem Psychiater und klinische Beobachtungen ergaben, dass John an Schädigungen im Bereich des Frontallappens litt. Leider konnte er kaum noch sprechen, was ein formales neuropsychologisches Assessment verhinderte. Um wenigstens ein paar Hinweise auf seine Fähigkeiten zu bekommen, setzten wir die Skala zur Messung der Frontalhirnfunktion (*frontal observation tool*, FOT, James, 2009) ein (s. auch Kap. 2, Tab. 2-9); die Punktezahl von Johns Messung ist in Tabelle 7-2 dargestellt. Die Ergebnisse ließen ein ausgeprägtes Frontalhirnsyndrom vermuten, weil aber viele Fragen aufgrund seiner körperlichen Probleme (also die «nicht anwendbaren») nicht beantwortet werden konnten, bekamen wir eine Vorstellung davon, wie isoliert sich dieser Mann fühlen musste.

Informationen über Johns Hintergrund und weitere Einzelheiten über sein auffälliges Verhalten sind Abbildung 7-2 zu entnehmen. Dabei ist zu bedenken, dass sich John verbal nicht mehr gut mitteilen und das Pflegepersonal aufgrund gemeinsamer Überlegungen während des Treffens zum Informationsaustausch nur Vermutungen anstellen konnte, was er wohl dachte und fühlte.

Tabelle 7-2: Johns Punktezahl beim FOT: ein Instrument zum Assessment der Frontallappenfunktion

Problem	praktische Beschreibung des Problems	Johns Punkte (1–5: für John völlig untypisches Verhalten – für John sehr typisches Verhalten)
beeinträchtigtes Kurzzeit-/Arbeitsgedächtnis	sich nicht mehr genau erinnern können, was am gleichen Tag geschehen ist (z. B. Frühstück, Tätigkeiten etc.)	5
erkennt Gegenstände, weiß sie aber nicht zu benutzen	einen Gegenstand zwar benennen, aber nicht mehr zeigen können, wie er benutzt wird (z. B. Person ist zwar in der Lage eine Gabel zu bezeichnen, weiß aber nicht, wie sie benutzt wird)	nicht anwendbar – Kommunikationsprobleme
Fixierung auf Personen oder Tätigkeiten	immer auf Personen oder Dinge achten, darüber sprechen, sie berühren; repetitive Handlungen oder Tätigkeiten	4
beeinträchtigte Entscheidungsfähigkeit	unfähig zu entscheiden, was als Nächstes zu tun ist (z. B. Person kann nicht sagen, was sie anziehen möchte, oder kann sich bei den Mahlzeiten nicht zwischen den einzelnen Speisen entscheiden)	nicht anwendbar – ? ist nicht mobil
beeinträchtigte Planungsfähigkeit	unfähig herauszufinden, wie man ein Problem löst. Die Person weiß nicht, wo sie anfangen soll, wenn ein Problem auftaucht, oder verkennt die Natur eines Problems (z. B. nimmt Sachen nicht vom Tisch, bevor sie neue dazu stellt; erkennt nicht, dass es hilfreich wäre, vor dem Einkaufen eine Einkaufsliste zu schreiben)	4
beeinträchtigte Ablaufplanung	unfähig, Handlungen in der logischen Reihenfolge durchzuführen (z. B. sich in logischer Reihenfolge anzukleiden, oder beim Stuhlgang zuerst die Unterhosen herunterzulassen und dann erst den Darm zu entleeren)	4
Beeinträchtigung des abstrakten Denkvermögens	unfähig, abstrakt zu denken; Gespräche werden wörtlich verstanden (hört z. B. «Das ist doch Jacke wie Hose» und meint, es gehe um Kleidungsstücke)	nicht anwendbar – kann sich nicht äußern
Konfabulation	Gedächtnislücken werden gerne mit Geschichten ausgefüllt und/oder betroffene Person reimt sich Erklärungen zusammen	nicht anwendbar
fehlende Einsicht	Person ist sich ihrer aktuellen Schwierigkeiten und Einschränkungen nicht bewusst, auch nicht der damit einhergehenden Gefährdungen (z. B. erkennt nicht, dass sie deshalb nicht mehr selbstständig zu Hause leben kann)	3

Tabelle 7-2: Fortsetzung

Problem	praktische Beschreibung des Problems	Johns Punkte (1–5: für John völlig untypisches Verhalten – für John sehr typisches Verhalten)
Konzentrationsschwäche	kann sich nicht längere Zeit auf etwas konzentrieren (z. B. auf eine Fernsehsendung, ein Buch); richtet die Aufmerksamkeit schnell auf etwas anderes	5
Ablenkbarkeit	lässt sich leicht ablenken durch Vorgänge in der Umgebung und verliert das Interesse an einer Aufgabe, wenn sie von irgendetwas oder irgendwem unterbrochen wird (z. B. einem Geräusch)	4
Perseveration	ständiges Wiederholen von Handlungen oder Aussagen	5
Unfähigkeit, Reaktionen zu unterdrücken	unfähig, aggressive sexuelle Handlungen/Aussagen zu kontrollieren, obschon sie für die prämorbide Persönlichkeit untypisch sind	5
Dinge sagen, die andere verletzen	macht unfreundliche Bemerkungen über andere, die diese provozieren oder verletzen können	nicht anwendbar
impulsive Handlungen und Emotionen	plötzlich etwas Gefährliches oder Riskantes tun – «aus heiterem Himmel», Gefühlsausbruch	3
verflachte Emotionen/Apathie	Person zeigt keine emotionale Reaktion, selbst wenn sie provoziert wird	5 – gelangweilt
Euphorie	ist völlig begeistert und/oder lacht unangemessen laut heraus	1

Intervention

Im Mittelpunkt der Intervention stand das Bestreben, dass die Pflegenden mehr über John erfahren und ihn besser verstehen und so ihre Haltung ihm gegenüber ändern.

Der Pflegeplan enthielt folgende Instruktionen:

1. Personalschulung
   Alle Pflegepersonen nehmen an einer Fortbildung über die drei folgenden Themenbereiche teil: 1. Sexualität und Demenz – Überlegungen zu

158 7 Fallstudien

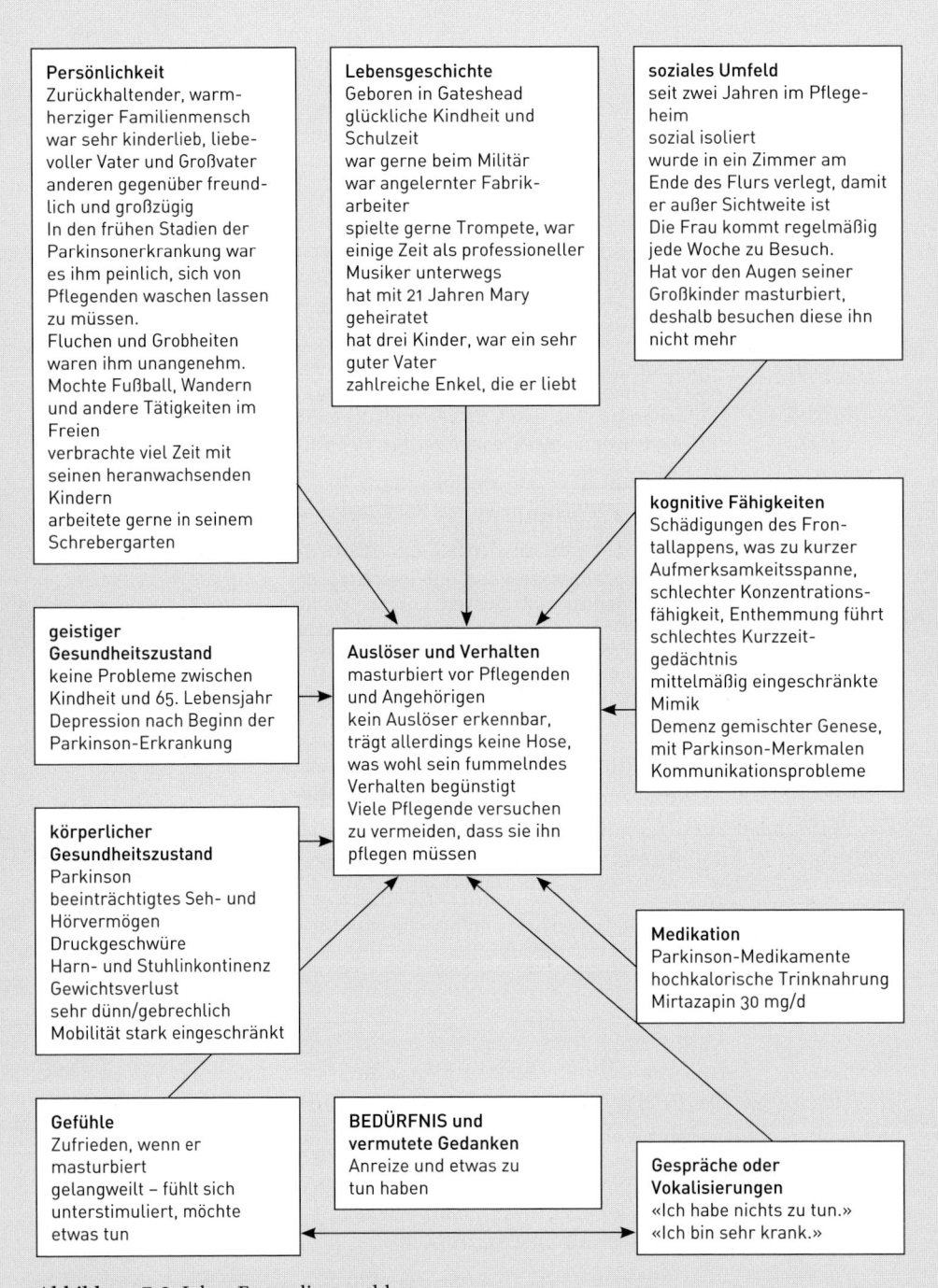

Persönlichkeit
Zurückhaltender, warmherziger Familienmensch
war sehr kinderlieb, liebevoller Vater und Großvater
anderen gegenüber freundlich und großzügig
In den frühen Stadien der Parkinsonerkrankung war es ihm peinlich, sich von Pflegenden waschen lassen zu müssen.
Fluchen und Grobheiten waren ihm unangenehm.
Mochte Fußball, Wandern und andere Tätigkeiten im Freien
verbrachte viel Zeit mit seinen heranwachsenden Kindern
arbeitete gerne in seinem Schrebergarten

Lebensgeschichte
Geboren in Gateshead
glückliche Kindheit und Schulzeit
war gerne beim Militär
war angelernter Fabrikarbeiter
spielte gerne Trompete, war einige Zeit als professioneller Musiker unterwegs
hat mit 21 Jahren Mary geheiratet
hat drei Kinder, war ein sehr guter Vater
zahlreiche Enkel, die er liebt

soziales Umfeld
seit zwei Jahren im Pflegeheim
sozial isoliert
wurde in ein Zimmer am Ende des Flurs verlegt, damit er außer Sichtweite ist
Die Frau kommt regelmäßig jede Woche zu Besuch.
Hat vor den Augen seiner Großkinder masturbiert, deshalb besuchen diese ihn nicht mehr

kognitive Fähigkeiten
Schädigungen des Frontallappens, was zu kurzer Aufmerksamkeitsspanne, schlechter Konzentrationsfähigkeit, Enthemmung führt
schlechtes Kurzzeitgedächtnis
mittelmäßig eingeschränkte Mimik
Demenz gemischter Genese, mit Parkinson-Merkmalen
Kommunikationsprobleme

geistiger Gesundheitszustand
keine Probleme zwischen Kindheit und 65. Lebensjahr
Depression nach Beginn der Parkinson-Erkrankung

Auslöser und Verhalten
masturbiert vor Pflegenden und Angehörigen
kein Auslöser erkennbar, trägt allerdings keine Hose, was wohl sein fummelndes Verhalten begünstigt
Viele Pflegende versuchen zu vermeiden, dass sie ihn pflegen müssen

körperlicher Gesundheitszustand
Parkinson
beeinträchtigtes Seh- und Hörvermögen
Druckgeschwüre
Harn- und Stuhlinkontinenz
Gewichtsverlust
sehr dünn/gebrechlich
Mobilität stark eingeschränkt

Medikation
Parkinson-Medikamente
hochkalorische Trinknahrung
Mirtazapin 30 mg/d

Gefühle
Zufrieden, wenn er masturbiert
gelangweilt – fühlt sich unterstimuliert, möchte etwas tun

BEDÜRFNIS und vermutete Gedanken
Anreize und etwas zu tun haben

Gespräche oder Vokalisierungen
«Ich habe nichts zu tun.»
«Ich bin sehr krank.»

Abbildung 7-2: Johns Formulierungsblatt

Freundschaft/Kameradschaft und Sexualität; 2. Frontallappenfunktion und ihre Auswirkungen auf das Verhalten; 3. Parkinson-Krankheit im fortgeschrittenen Stadium und wie sich Betroffene in ihrem Körper gefangen fühlen, besonders bei beeinträchtigten Kommunikationsfähigkeiten.

2. Praktische Lösungsvorschläge
Da nicht davon auszugehen ist, dass das problematische Verhalten vollständig unterbunden werden kann, müssen Wege gefunden werden um a) Johns Würde zu wahren, b) das Wegwischen des Ejakulats für das Personal weniger unangenehm zu machen und c) Gelegenheiten für positive Interaktionen mit dem Pflegepersonal geschaffen werden.
a) Würde – ein Leintuch über das Bettgitter legen, damit er beim Masturbieren vor Blicken geschützt ist.
John liegt meistens im Bett und trägt dabei nur seine Schlafanzugjacke und eine Inkontinenzvorlage. Er zerrt häufig an der Inkontinenzvorlage herum und kommt dabei leicht mit dem Penis in Berührung. Er soll möglichst oft eine locker sitzende Hose tragen und ermuntert werden, sich in den Rollstuhl zu setzen und aus dem Zimmer zu kommen.
b) Wegwischen des Ejakulats – John einen Kissenüberzug anbieten, in den er masturbieren kann, weil sich der Bezug anschließend leicht entfernen lässt. Feuchte Reinigungstüchlein in seine Reichweite stellen und ihn auffordern, sich regelmäßig die Hände abzuwischen.
c) Positive Interaktionen mit den Pflegenden – John mag Körperkontakt und soll deshalb täglich eine Armmassage mit Aromaöl erhalten; Melisse wirkt auf agitierte Menschen nachweislich beruhigend.

3. Johns Langeweile bekämpfen
Anscheinend ist John oft langweilig. Wegen seines störenden Verhaltens verbringt er viel Zeit alleine in seinem Zimmer. Vielleicht ist Langeweile die Hauptursache für das Masturbieren. Das Pflegepersonal soll ihm deshalb helfen, aus dem Zimmer zu kommen und mehr mit anderen in Kontakt zu treten. Die Pflegenden haben folgende zwei Aktivitäten vorgeschlagen:
1. Pflegende und Angehörige ermuntern, mit ihm ins Freie zu gehen – dafür sind einige Vorkehrungen nötig. Er soll beispielsweise eine Hose mit Gummizug tragen, wenn er im Rollstuhl spazieren gefahren wird, weil ihm damit das Berühren des Penis erschwert wird.

Man kann ihm auch Fäustlinge oder Fingerhandschuhe anbieten, die dann verhindern, dass er «fummelt». Weil John Rechtshänder ist, könnte während des Ausflugs jemand seine rechte Hand halten. Das würde John sicher gut gefallen.
2. Während der Körperpflege im Bad soll er gebeten werden, etwas zu halten (Seife, Shampoo), damit er keine Hand frei hat.

Als sich das Pflegepersonal öfter mit ihm beschäftigte, anstatt ihn wie bisher zu meiden, stellte sich heraus, dass er nicht masturbierte, wenn er in seinem Sessel saß. Jemand kam auf die gute Idee, John in den Sessel zu setzen, wenn er Besuch hatte. Das funktionierte hervorragend und bewirkte, dass ihn seine Angehörigen jetzt regelmäßig besuchten. Die freiwilligen, in den ersten Wochen für John zuständigen Pflegepersonen gaben den anderen gute Tipps. Am hilfreichsten war die Beobachtung, dass John auf eine entsprechende Bitte hin aufhörte zu masturbieren. Wegen seiner Gedächtnisprobleme musste er zwar alle paar Minuten darum gebeten werden, was jedoch stets Erfolg hatte.

Ergebnis

Die Intervention führte zu einer moderaten Reduzierung des herausfordernden Verhaltens. Am stärksten veränderte sich allerdings die Einstellung des Pflegepersonals, was dieses Zitat belegt: «Es ist normal, wir müssen einfach damit zurechtkommen.» Die praktischen Lösungen vermittelten den Pflegenden das Gefühl, die Situation besser zu beherrschen, und selbst Leute, die sich an Johns Verhalten nach wie vor erheblich störten, gaben ihm nicht mehr die Schuld dafür. John war nicht länger der «schmutzige Alte», vielmehr ein «einsamer und gelangweilter Mann mit einer Angewohnheit, die er nicht beherrschen kann».

Die NPI-Werte lagen vor der Behandlung bei 10 und danach bei 7 Punkten. Man beachte, dass sich die Werte der Verhaltensskala kaum verändert hatten, die Skala zur Einschätzung der Belastung pflegender Angehöriger dagegen große Veränderungen auswies: Der Wert fiel von 15 auf 5 Punkte.

7.4 Fall 3: Isabel

Anlass für die Überweisung

Isabel (87 Jahre) befand sich zum Zeitpunkt der Überweisung seit fünf Monaten auf einer gerontopsychiatrischen Station. Vor zwölf Jahren war bei ihr eine Schizophrenie diagnostiziert worden, weshalb sie bereits mehrere Krankenhauseinweisungen erlebt hatte. Sie litt derzeit an auditorischen Halluzinationen mit abwertendem Inhalt und reagierte darauf, indem sie sich schlug; dieses Verhalten trat unter Stress verstärkt auf.

Assessment

Während der ersten Begegnung schlug sich Isabel fortwährend mit der Hand ins Gesicht. Sie behauptete, die Stimmen von Verwandten zu hören, die sie um Geld bitten. «Wenn ich dann nein sage, fassen sie meine Hand und schlagen mich», berichtete sie. Das Pflegepersonal hatte den Eindruck, Isabel könne ihr Verhalten bis zu einem gewissen Grad durchaus beeinflussen und benutze es, um sich länger in ihrem Zimmer aufhalten zu dürfen. Wenn ihr der Zugang zu ihrem Zimmer verwehrt wurde, schlug sie sich öfter und stärker.

Am hilfreichsten war in diesem Fall, dass Isabels Tochter Joan, obwohl sie ihrer Mutter entfremdet war, am Treffen zum Informationsaustausch teilnahm. Sie schilderte ihre Mutter als eine sehr rigide Persönlichkeit, die feste Gewohnheiten hatte, an denen sie starr festhielt. Wir erfuhren, dass die einzige Freundin, die Isabel je gehabt hatte, mit sehr ähnlichen Charakterzügen ausgestattet war. Joans Vater hatte seine Frau wohl immer sehr umsorgt, und er war es auch, der sich liebevoll um ihre gemeinsamen Kinder gekümmert hatte. Isabel hatte offenbar selten emotionale Regungen gezeigt und war außer Stande gewesen, sich in ihre Tochter und ihren Sohn einzufühlen. Informationen der Pflegenden, die Isabel als verängstigte alte Frau bezeichneten, die oft den Eindruck erweckte, sich vor ihren Mitbewohnerinnen und Mitbewohnern zu fürchten, ergänzten die Angaben der Tochter. Im Laufe des Treffens äußerte eine Pflegende die Vermutung, dass Isabel sich möglicherweise ins Gesicht schlage als Zeichen dafür, dass sie leidet. Dieser Perspektivenwechsel bewirkte, dass ihr herausforderndes Verhalten als Ausdruck ihres Bedürfnisses nach Sicherheit, nach Alleinsein und größerer Eigenständigkeit wahrgenommen wurde. Abbildung 7-3 veranschaulicht diese und andere im Laufe des Assessments gesammelten Detailinformationen.

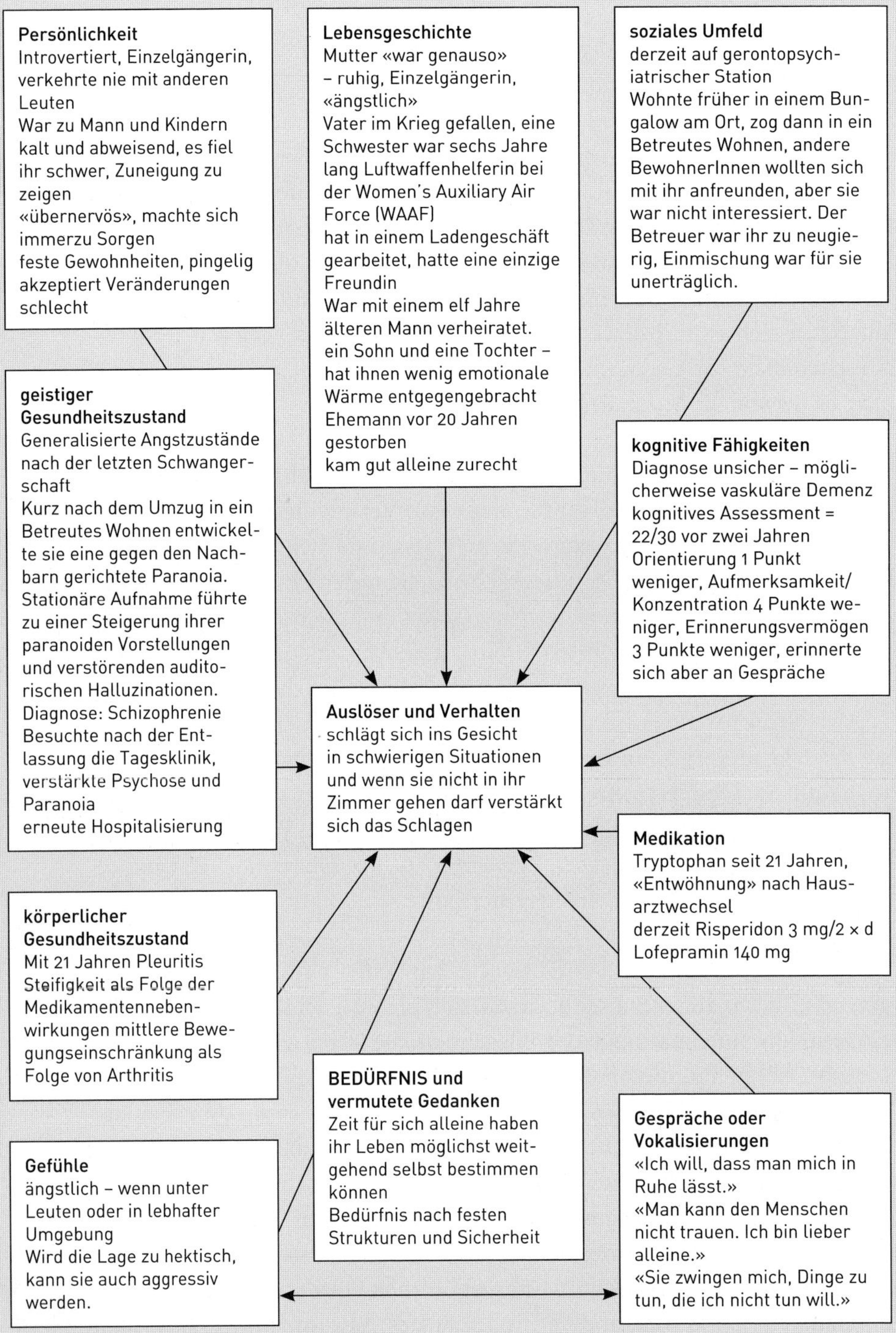

7 Fallstudien

Persönlichkeit
Introvertiert, Einzelgängerin, verkehrte nie mit anderen Leuten
War zu Mann und Kindern kalt und abweisend, es fiel ihr schwer, Zuneigung zu zeigen
«übernervös», machte sich immerzu Sorgen
feste Gewohnheiten, pingelig
akzeptiert Veränderungen schlecht

Lebensgeschichte
Mutter «war genauso» – ruhig, Einzelgängerin, «ängstlich»
Vater im Krieg gefallen, eine Schwester war sechs Jahre lang Luftwaffenhelferin bei der Women's Auxiliary Air Force (WAAF)
hat in einem Ladengeschäft gearbeitet, hatte eine einzige Freundin
War mit einem elf Jahre älteren Mann verheiratet.
ein Sohn und eine Tochter – hat ihnen wenig emotionale Wärme entgegengebracht
Ehemann vor 20 Jahren gestorben
kam gut alleine zurecht

soziales Umfeld
derzeit auf gerontopsychiatrischer Station
Wohnte früher in einem Bungalow am Ort, zog dann in ein Betreutes Wohnen, andere BewohnerInnen wollten sich mit ihr anfreunden, aber sie war nicht interessiert. Der Betreuer war ihr zu neugierig, Einmischung war für sie unerträglich.

geistiger Gesundheitszustand
Generalisierte Angstzustände nach der letzten Schwangerschaft
Kurz nach dem Umzug in ein Betreutes Wohnen entwickelte sie eine gegen den Nachbarn gerichtete Paranoia. Stationäre Aufnahme führte zu einer Steigerung ihrer paranoiden Vorstellungen und verstörenden auditorischen Halluzinationen.
Diagnose: Schizophrenie
Besuchte nach der Entlassung die Tagesklinik, verstärkte Psychose und Paranoia
erneute Hospitalisierung

kognitive Fähigkeiten
Diagnose unsicher – möglicherweise vaskuläre Demenz
kognitives Assessment = 22/30 vor zwei Jahren
Orientierung 1 Punkt weniger, Aufmerksamkeit/Konzentration 4 Punkte weniger, Erinnerungsvermögen 3 Punkte weniger, erinnerte sich aber an Gespräche

Auslöser und Verhalten
schlägt sich ins Gesicht in schwierigen Situationen und wenn sie nicht in ihr Zimmer gehen darf verstärkt sich das Schlagen

Medikation
Tryptophan seit 21 Jahren, «Entwöhnung» nach Hausarztwechsel
derzeit Risperidon 3 mg/2 × d
Lofepramin 140 mg

körperlicher Gesundheitszustand
Mit 21 Jahren Pleuritis
Steifigkeit als Folge der Medikamentennebenwirkungen mittlere Bewegungseinschränkung als Folge von Arthritis

BEDÜRFNIS und vermutete Gedanken
Zeit für sich alleine haben
ihr Leben möglichst weitgehend selbst bestimmen können
Bedürfnis nach festen Strukturen und Sicherheit

Gefühle
ängstlich – wenn unter Leuten oder in lebhafter Umgebung
Wird die Lage zu hektisch, kann sie auch aggressiv werden.

Gespräche oder Vokalisierungen
«Ich will, dass man mich in Ruhe lässt.»
«Man kann den Menschen nicht trauen. Ich bin lieber alleine.»
«Sie zwingen mich, Dinge zu tun, die ich nicht tun will.»

Abbildung 7-3: Isabels Formulierungsblatt

Der Abbildung ist zu entnehmen, dass die Vermutung geäußert wurde, Isabel weise autistische Züge auf. Um diese Hypothese zu untermauern, habe ich Joan gebeten, einen entsprechenden Fragebogen auszufüllen (Relatives' Autism Quotient, rAQ, Baron-Cohen et al., 2001). Dabei handelt es sich um eine für die Angehörigen gedachte Version des Fragebogens zur Ermittlung des Autismus-Quotienten, der bereits in einer früheren Studie zur Identifikation des Asperger-Syndroms bei alten Menschen eingesetzt worden ist (James et al., 2001). Die epidemiologischen Zahlen zur Häufigkeit dieser Störung in der Gesamtbevölkerung (1 : 1000) lassen den Schluss zu, dass sie auch bei alten Menschen relativ häufig vorkommt, jedoch viel zu selten diagnostiziert wird. Die Ergebnisse des rAQ deuteten auch im Fall von Isabel auf ein Asperger-Syndrom hin.

Intervention

Als feststand, dass Isabel an einem Asperger-Syndrom litt, wurde klar, dass die Intervention extrem strukturiert sein musste, eine Imitation ihres streng geregelten Tagesablaufs, der ihr früher geholfen hatte, das Leben zu bewältigen. Alle auf der Station tätigen Personen mussten in die Überlegungen einbezogen werden, um Isabel einen vom normalen Stationsbetrieb abweichenden Zeitplan zu ermöglichen; dieser Ansatz stieß zuerst auf heftige Ablehnung.

Der individuelle Plan sah vor, Isabels Bedürfnis nach Routine und Struktur entgegenzukommen und so das Ausmaß ihrer Not zu reduzieren. Dafür musste man ihr erlauben, sich zu festgelegten Zeiten alleine in ihrem Zimmer aufzuhalten. Es folgt ein Beispiel für einen gemeinsam erarbeiteten Zeitplan.

> *Speisesaal*: Frühstück vor 10.00 Uhr und Medikation
> *eigenes Zimmer:* 10.15 Uhr bis 11.45 Uhr
> *Speisesaal:* 11.45 bis 14.00 Uhr
> *eigenes Zimmer:* 14.00 bis 17.00 Uhr
> *Speisesaal:* 17.00 bis 18.00 Uhr
> *eigenes Zimmer:* 18.00 bis 20.00 Uhr – kommt nach der Abendtoilette in den
> *Speisesaal:* 20.00 bis 21.00 Uhr
> Dann bleibt sie bis zum Morgen in ihrem Zimmer.

Die Stationsleitung informierte alle anderen Pflegenden und stellte ihnen den Plan vor. Manche lehnten die Intervention ab, weil sie den Eindruck hatten, sie fördere Isabels «schlechtes Benehmen». Erst nachdem eine Fortbildung über Autismus stattgefunden hatte, war das Pflegepersonal bereit, den Plan konsequent umzusetzen.

Ergebnis

Dank der Intervention verbesserte sich die Situation erheblich, obschon das Schlagen nicht ganz aufhörte. Außerdem hatte Isabel im Laufe der Zeit offenbar den Eindruck, mehr Kontrolle über ihr Leben zu haben; sie verließ hin und wieder aus freien Stücken ihr Zimmer und gesellte sich zu den anderen Leuten. Einen Monat später zog sie um in ein Altenwohnheim, wo sie heute noch lebt. Als Teil der Entlassungsplanung wurde der im Krankenhaus erarbeitete Behandlungsplan mit dem Pflegepersonal des Wohnheims diskutiert, um zu gewährleisten, dass die im Krankenhaus gezogenen Lehren vom Wohnheim übernommen wurden. Isabels NPI-Werte verbesserten sich von 20 auf 10 Punkte.

7.5 Fall 4: Betsy

Anlass der Überweisung

Die 85 Jahre alte Betsy lebte mit ihrem Mann noch zu Hause. Stan, ihr Ehemann, berichtete von zahlreichen Problemen, auch von Betsys Neigung, ihm ständig hinterherzulaufen. Kürzlich hatte sie eine schwangere Nachbarin, die Betsy nach Hause begleitete, weil sie beim Einkaufen einen verwirrten Eindruck gemacht hatte, in den Bauch geboxt. Sie wirkte manchmal verärgert, ballte die Fäuste und schlug nach Stan. Stan hatte auf diese Schwierigkeiten reagiert, indem er versuchte, seine Frau möglichst im Haus zu halten, und die ganze Hausarbeit übernahm.

Assessment

Betsys herausforderndes Verhalten verstärkte sich offenbar und wurde immer problematischer für Stan, der damit fast ganz auf sich alleine gestellt war. Den Fragebögen zur Ermittlung seiner Schwierigkeiten war zu entnehmen, dass sich die Situation zuspitzte. Betsy versuchte jetzt beispielsweise, aus dem Fenster zu klettern, und einmal kletterte sie auf einen Fenstersims im ersten Stock. Das Assessment ergab zudem, dass hin und wieder verbale Aggressionen vorkamen, dass sie Türen knallte und manchmal das Essen und Trinken verweigerte.

Stan und die Kinder des Paars wurden gebeten, ein Treffen zum Informationsaustausch zu organisieren, um mehr über Betsys Hintergrund und ihr herausforderndes Verhalten zu erfahren. Im Anschluss an dieses Treffen wurde der Familie eine schriftliche Zusammenfassung der diskutierten Themen ausgehändigt (s. **Abb. 7-4**).

Intervention

Es fand ein Gespräch mit dem Pflegepersonal über Betsys kognitive Einbußen statt. Sie litt an expressiver Dysphasie, konnte sich also verbal nicht mehr gut mitteilen, ihre rezeptive Dysphasie war hingegen schwach ausgeprägt. Sie verstand also, was man ihr sagte. Mit Hilfe der kognitiven Triade erklärten wir den Kindern die schwierigen Dynamiken, worauf sie sich besser in die Lage ihrer Eltern einfühlen konnten (s. **Abb. 7-5**). Am Ende des Treffens zum Informationsaustausch einigte sich Betsys Familie auf bestimmte Unterstützungsmaßnahmen.

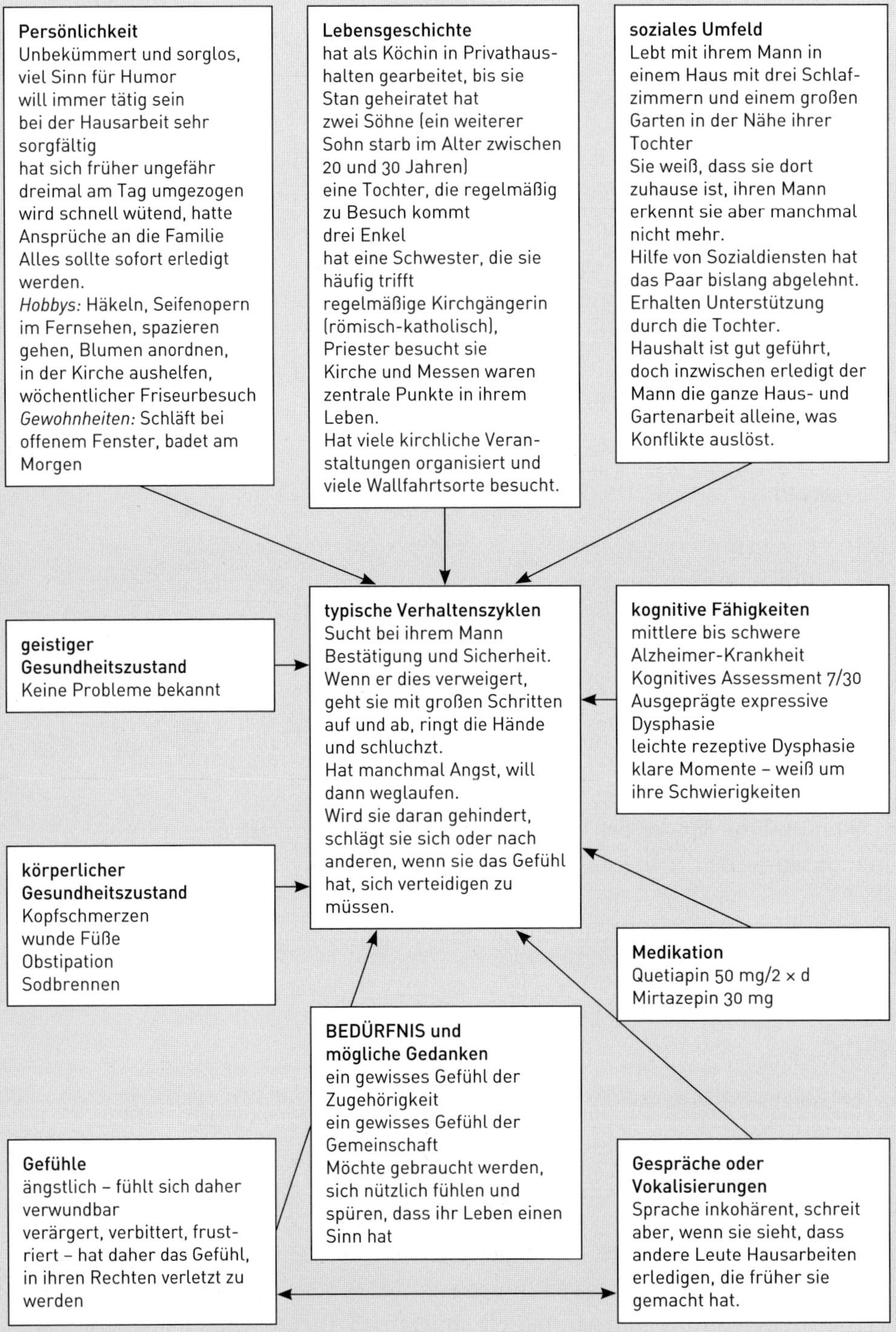

166 7 Fallstudien

Persönlichkeit
Unbekümmert und sorglos, viel Sinn für Humor
will immer tätig sein
bei der Hausarbeit sehr sorgfältig
hat sich früher ungefähr dreimal am Tag umgezogen
wird schnell wütend, hatte Ansprüche an die Familie
Alles sollte sofort erledigt werden.
Hobbys: Häkeln, Seifenopern im Fernsehen, spazieren gehen, Blumen anordnen, in der Kirche aushelfen, wöchentlicher Friseurbesuch
Gewohnheiten: Schläft bei offenem Fenster, badet am Morgen

Lebensgeschichte
hat als Köchin in Privathaushalten gearbeitet, bis sie Stan geheiratet hat
zwei Söhne (ein weiterer Sohn starb im Alter zwischen 20 und 30 Jahren)
eine Tochter, die regelmäßig zu Besuch kommt
drei Enkel
hat eine Schwester, die sie häufig trifft
regelmäßige Kirchgängerin (römisch-katholisch), Priester besucht sie
Kirche und Messen waren zentrale Punkte in ihrem Leben.
Hat viele kirchliche Veranstaltungen organisiert und viele Wallfahrtsorte besucht.

soziales Umfeld
Lebt mit ihrem Mann in einem Haus mit drei Schlafzimmern und einem großen Garten in der Nähe ihrer Tochter
Sie weiß, dass sie dort zuhause ist, ihren Mann erkennt sie aber manchmal nicht mehr.
Hilfe von Sozialdiensten hat das Paar bislang abgelehnt. Erhalten Unterstützung durch die Tochter.
Haushalt ist gut geführt, doch inzwischen erledigt der Mann die ganze Haus- und Gartenarbeit alleine, was Konflikte auslöst.

geistiger Gesundheitszustand
Keine Probleme bekannt

typische Verhaltenszyklen
Sucht bei ihrem Mann Bestätigung und Sicherheit. Wenn er dies verweigert, geht sie mit großen Schritten auf und ab, ringt die Hände und schluchzt.
Hat manchmal Angst, will dann weglaufen.
Wird sie daran gehindert, schlägt sie sich oder nach anderen, wenn sie das Gefühl hat, sich verteidigen zu müssen.

kognitive Fähigkeiten
mittlere bis schwere Alzheimer-Krankheit
Kognitives Assessment 7/30
Ausgeprägte expressive Dysphasie
leichte rezeptive Dysphasie
klare Momente – weiß um ihre Schwierigkeiten

körperlicher Gesundheitszustand
Kopfschmerzen
wunde Füße
Obstipation
Sodbrennen

Medikation
Quetiapin 50 mg/2 × d
Mirtazepin 30 mg

BEDÜRFNIS und mögliche Gedanken
ein gewisses Gefühl der Zugehörigkeit
ein gewisses Gefühl der Gemeinschaft
Möchte gebraucht werden, sich nützlich fühlen und spüren, dass ihr Leben einen Sinn hat

Gefühle
ängstlich – fühlt sich daher verwundbar
verärgert, verbittert, frustriert – hat daher das Gefühl, in ihren Rechten verletzt zu werden

Gespräche oder Vokalisierungen
Sprache inkohärent, schreit aber, wenn sie sieht, dass andere Leute Hausarbeiten erledigen, die früher sie gemacht hat.

Abbildung 7-4: Betsys Formulierungsblatt

7.5 Fall 4: Betsy

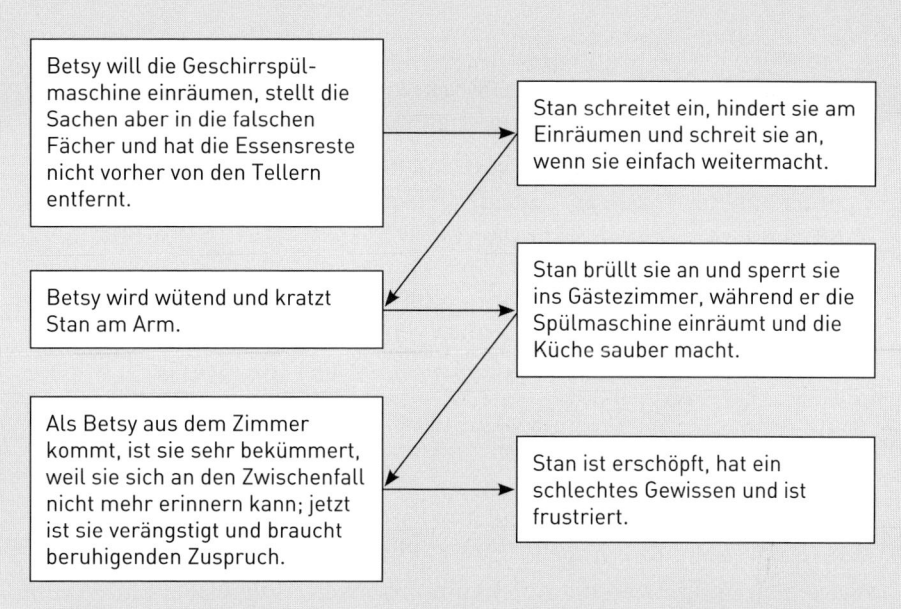

```
┌─────────────────────────┐         ┌─────────────────────────┐
│ Betsy will die Geschirr-│         │ Stan schreitet ein,     │
│ spülmaschine einräumen, │────────▶│ hindert sie am          │
│ stellt die Sachen aber  │         │ Einräumen und schreit   │
│ in die falschen Fächer  │         │ sie an, wenn sie        │
│ und hat die Essensreste │         │ einfach weitermacht.    │
│ nicht vorher von den    │         └─────────────────────────┘
│ Tellern entfernt.       │                     │
└─────────────────────────┘                     ▼
                                    ┌─────────────────────────┐
┌─────────────────────────┐         │ Stan brüllt sie an und  │
│ Betsy wird wütend und   │◀────────│ sperrt sie ins          │
│ kratzt Stan am Arm.     │         │ Gästezimmer, während    │
└─────────────────────────┘         │ er die Spülmaschine     │
                                    │ einräumt und die Küche  │
                                    │ sauber macht.           │
                                    └─────────────────────────┘
                                                │
┌─────────────────────────┐                     ▼
│ Als Betsy aus dem       │         ┌─────────────────────────┐
│ Zimmer kommt, ist sie   │◀────────│ Stan ist erschöpft, hat │
│ sehr bekümmert, weil    │         │ ein schlechtes          │
│ sie sich an den         │         │ Gewissen und ist        │
│ Zwischenfall nicht mehr │         │ frustriert.             │
│ erinnern kann; jetzt    │         └─────────────────────────┘
│ ist sie verängstigt und │
│ braucht beruhigenden    │
│ Zuspruch.               │
└─────────────────────────┘
```

Abbildung 7-5: Typischer Verlauf einer negativen Sequenz vor der Intervention

Der Betreuungsplan enthielt folgende Instruktionen:

- Stan kommt alleine nicht mehr zurecht und braucht Hilfe. Er muss von der Familie und von einem Sozialdienst unterstützt werden.

- Auf Auslöser achten und diese möglichst vermeiden. Betsy mag keine lauten Stimmen und leidet, wenn sie angeschrien wird.

- Auf Anzeichen sich anbahnender Ängste achten. Typische Zeichen sind: Sie spricht deutlicher, fängt an sich zu tätscheln oder Türen zu knallen.

- Kindersicherungen an den Fenstern anbringen

- beim Umgang mit Betsy stets ruhig bleiben und nonverbale Kommunikationstechniken einsetzen (z. B. lächeln, langsam auf sie zugehen und Geduld haben)

- sie ablenken, wenn sie ängstlich wird. Sie beispielsweise bitten, in ihrem Lieblingssessel Platz zu nehmen und ihre Musik-CDs zu hören (Kirchenlieder oder Volksmusik). Man kann ihr Videoaufnahmen von Gottesdiensten anbieten, Aufzeichnungen von Fernsehsendungen wie «Versteckte Kamera» oder einer Seifenoper, die sie besonders gern hat. Sich zu ihr setzen und aus der Bibel vorlesen. Mit ihr nach draußen gehen.

- Versuchen, ihr Zugehörigkeitsgefühl zu stärken. Anstatt ihr alle Tätigkeiten abzunehmen, soll sie selbst aktiv werden dürfen. Natürlich wird sie Fehler machen, trotzdem braucht sie Ermutigung und Lob für ihre Bemühungen. Sie soll beispielsweise gebeten werden, etwas Hausarbeit zu übernehmen (z. B. abstauben, backen, Geschirr spülen und abtrocknen, unter Aufsicht etwas kochen).

- Betsy mag Liebkosungen; nicht vergessen, wie wichtig Berührungen sind, und dass sie diese immer noch genießen kann. Vermitteln Sie ihr, dass Sie um ihre Schwierigkeiten wissen, sie aber trotzdem noch lieben.

Ergebnis

Betsy wurde sehr viel ruhiger, und ihre Psychopharmaka konnten deutlich reduziert werden. Ihre Angehörigen merkten es, wenn sie anfing, agitiert zu werden, und setzten die Ablenkungsmanöver erfolgreicher ein. Wenn man früh intervenierte, konnte man meist verhindern, dass sich ihre Angst steigerte. Ihre NBI-Werte verbesserten sich deutlich von 28 auf 5 Punkte, und die Skala zur Einschätzung der Belastung pflegender Angehöriger wies vor der Intervention 12, danach 3 Punkte auf.

7.6 Interventionen des Newcastle Challenging Behaviour Teams

Die hier vorgestellten Fallbeispiele zeigen, dass die Interventionen fomulierungsgelenkt (engl.: *formulation-led*) und individuell auf die Bedürfnisse der jeweiligen Person mit Demenz zugeschnitten sind. Im Jahr 2009 unterzog Mackin die von Mitgliedern des Newcastle Challenging Behaviour Teams durchgeführten Interventionen einer Überprüfung. **Tabelle 7-3** enthält eine Zusammenfassung ihrer Befunde. Zur Unterscheidung der verschiedenen, vom Team behandelten herausfordernden Verhaltensweisen arbeitete sie mit Cohen-Mansfields Kategorisierungssystem (s. Kap 1); Tabelle 7-3 präsentiert lediglich die Befunde in der Verhaltenskategorie «verbale Agitation» (rufen, schreien). Die Tabelle beschreibt keine individuellen Interventionen, sondern fasst die vorhandenen Daten zu Themenbereichen zusammen. Das macht die Daten zwar handlicher, die Bildhaftigkeit geht dabei jedoch weitgehend verloren. Dennoch geht klar daraus hervor, dass die Strategien eine Mischung aus personzentrierten und auf die Pflegenden fokussierten Interventionen sind. Sie sind jedoch allesamt «bedürfnisgeleitet» und zielen auf die Befriedigung menschlicher Grundbedürfnisse nach einer angemessenen Umgebung, nach Gesellschaft, Anerkennung, Wohlbefinden und Stimulierung (Maslow, 1943) ab. Ein anderes Hauptmerkmal ist die relative Einfachheit der Interventionen. Meist geht es um bessere Kommunikation und bessere Kommunikationsfähigkeiten, nicht um die Einleitung komplexer psychotherapeutischer Verfahren. Dafür gibt es zwei Erklärungen: Erstens werden die Ansätze oft von den Pflegenden selbst während des Treffens zum Informationsaustausch entwickelt, zweitens sind viele der Strategien nur verfeinerte Versionen von Strategien, die Pflegende bereits anwenden, wenn auch bislang nur teilweise erfolgreich. Dank der Rückmeldungen aus der Praxis können diese sehr brauchbaren Strategien jetzt präziser und passgenauer, einmütiger und konsequenter eingesetzt werden.

7.7 Fazit

In diesem Kapitel wurde anhand mehrerer Fallbeispiele die Arbeit des Newcastle Challenging Behaviour Teams in verschiedenen Settings untersucht: Pflegeheim, Krankenhaus und häusliche Umgebung. Selbstverständlich muss die Methode je nach Setting leicht abgewandelt werden, obwohl

Tabelle 7-3: Zusammenfassung der Interventionen des Newcastle Challenging Behaviour Teams (Makin, 2009)

Ziel	Interventionen
Stimulierung	Kommunikation verbessern
	personalisierte Aktivität anbieten
	zwischenmenschliche körperliche Interaktionen durch wechselnde Personen
	Einzelbetreuung
	der Person alle Handlungen erklären
	vor Beginn der Intervention sicherstellen, dass die Person wach und aufmerksam ist
	vor jeder Pflegehandlung und vor jeder Berührung um Erlaubnis bitten
	therapeutische Lügen einsetzen
	Person zu den Menschen und zur Umgebung orientieren
	sie über die Auswirkungen von Handlungen informieren
	Ablenkung
	einen Ausflug organisieren
Wohlbefinden	persönlichen Freiraum lassen
	simulierte Präsenz
praktische Hilfen	Hintergrundgeräusche minimieren
	den Bereich verlassen und nach kurzer Zeit wiederkommen
	Medikation verabreichen (Schmerzmittel oder Antidepressiva)
	Person aus der sie belastenden Umgebung wegbringen
	Lieblingsgetränke oder Leibspeisen reichen
	regelmäßige Toilettengänge einplanen
Status	hauswirtschaftliche Aufgaben übertragen
angemessenes Verhalten bestätigen	konsequentes Verhalten der Pflegenden und Betreuungspersonen
	Unabhängigkeit fördern
	Wahlmöglichkeiten anbieten (z. B. Kleidung oder Beschäftigung)
	bestimmte Verhaltensweisen oder äußeres Erscheinungsbild loben
	beruhigenden Zuspruch anbieten
	positives Verhalten verbal oder mit einer Leckerei belohnen
	Wahlmöglichkeiten reduzieren – vereinfachen
Zuneigung	die Schwierigkeiten der Person empathisch mitempfinden
	körperliche Zeichen der Zuneigung (Hand halten, umarmen)
	Puppentherapie
	persönliches Video (Familie, Haustier, Freund/Freundin)

die einzelnen Schritte im Großen und Ganzen stets die gleichen sind. So wird beispielsweise jedes herausfordernde Verhalten als Zeichen oder Symptom für ein tieferliegendes Problem betrachtet, wobei dem Therapeuten oder der Therapeutin die Aufgabe zufällt, praktisch Pflegende zu gewitzten Detektiven zu machen, die gemeinsam die Ursachen für das herausfordernde Verhalten ermitteln. Dieser Ansatz ist nicht auf das Newcastle Challenging Behaviour Team beschränkt, ähnliche Methoden finden sich auch anderswo (Cohen-Mansfield et al., 2007; Bird et al., 2009). Ferner wurde deutlich gemacht, dass die Interventionen mit den Formulierungen verknüpft und mit Unterstützung der Pflegenden entwickelt werden. Wie bereits im vorangehenden Kapitel erläutert, kommt es sehr darauf an, dass die Pflegenden bestimmen, welche Strategie zum Einsatz kommt. Weil sie zudem partnerschaftlich eingebunden sind und über die Begründungen und Grundprinzipien dieses Prozesses Bescheid wissen, sind sie in der Lage, die Interventionen nach Bedarf anzupassen.

8 Entwicklung und Bereitstellung eines Dienstleistungsangebots

8.1 Einführung

Erhebliche Finanzierungsprobleme, am Bedarf vorbeigehende Dienstleistungsangebote, Über-Medikation etc. haben den Ruf nach neuen Modellen der gesundheitlichen und sozialen Versorgung von Menschen mit herausfordernden Verhaltensweisen laut werden lassen. Die neu entwickelten Betreuungsmodelle müssen auch private Pflegeeinrichtungen einbeziehen, weil 33 % der Menschen mit Demenz in Pflegeheimen wohnen und oft die komplexesten Bedürfnisse haben (Care Commission and Mental Welfare Commission, 2009). In Abschnitt 8.2 werden die neuesten, von Banerjee (2009) erarbeiteten Empfehlungen zur Reform der Behandlungsmethoden von herausforderndem Verhalten vorgestellt. Abschnitt 8.3 enthält Einzelheiten zu den Zielen und zur Struktur des 1999 gegründeten Newcastle Challenging Behaviour Teams (NCBT). Wenn wir die Arbeit unseres Teams im Detail erläutern, geschieht dies in der Hoffnung, dass Fachleute, die ein ähnliches Dienstleistungsangebot entwickeln möchten, aus unseren Erfahrungen lernen, aus unseren Erfolgen, aber auch aus unseren Fehlern. In Abschnitt 8.4 werden Forschungsprojekte betrachtet, die Mitglieder des Newcastle Challenging Behaviour Teams durchgeführt haben. Die Beteiligung an solchen Studien hat bewirkt, dass unserer Leute noch immer begeistert und motiviert in einem Bereich tätig sind, in dem das Personal oft mit Burn-out-Syndromen zu kämpfen hat.

Am Ende dieses Kapitels wird die Leserschaft über folgende Dinge Bescheid wissen:

- Banerjee (2009) hat eine Reihe nützlicher Empfehlungen für die Entwicklung eines Dienstleistungsangebots vorgelegt.

- Eine relativ kleine Gruppe demenzkranker Menschen mit herausforderndem Verhalten und regelmäßige Supervision sind entscheidende Voraussetzungen für erfolgreiche Interventionen.

- Weil die Tätigkeit in verschiedenen Settings (Pflegeheim, Station eines Krankenhauses, häusliche Umgebung) stattfindet, muss das praktische Vorgehen den jeweiligen Bedingungen angepasst werden.

- Weil die Arbeit mit herausforderndem Verhalten anstrengend und belastend ist, sollen in diesem Bereich tätige Pflegeexperten und Pflegeexpertinnen noch andere Aufgaben im Zusammenhang mit der Dienstleistung wahrnehmen (Lehre, Forschung, Verbreitung etc.). Diese Tätigkeiten haben zusätzlichen Nutzen für die Dienstleistung, aber auch für die Pflegenden und für die Angehörigen.

- Die Arbeit des Teams soll wissenschaftlich begleitet werden. Das erweitert den praktischen Wissensschatz, fördert die Reflexion und erhält die Arbeitsmoral.

8.2 Reform des Dienstleistungsangebots

Banerjee (2009) hat ein Programm entwickelt, dessen Ziel es ist, den derzeitigen Einsatz von Neuroleptika bei Menschen mit Demenz im Laufe von 36 Monaten um ganze 66 % zu reduzieren. Um dies zu erreichen, legte er elf Empfehlungen vor, die gut zu den Zielen der English and Scottish Dementia Strategies (2009, 2010) passen. Die meisten Empfehlungen Banerjees sind für den vorliegenden Text relevant, die drei folgenden jedoch in besonderem Maße:

1. Pflegeheime sollen die Möglichkeit haben, ein Experten-Team hinzuzuziehen (Empfehlung Nr. 8)

2. Pflegende sollen besser über nichtpharmakologische Behandlungsmethoden Bescheid wissen (Empfehlung Nr. 7).

3. Die Behandlung von herausforderndem Verhalten muss noch gründlicher erforscht werden, insbesondere nichtpharmakologische Strategien (Empfehlung Nr. 5).

Diese drei Empfehlungen werden nun eingehender erläutert.

> **Empfehlung Nr. 8**
>
> Jeder Träger einer Pflegeeinrichtung sollte dafür sorgen, dass ein leicht zugänglicher lokaler gerontopsychiatrischer Fachdienst bereitsteht, der die Pflegenden in Pflegeheimen unterstützt. Dieses erweiterte Dienstleistungsangebot muss personell so gut ausgestattet sein, dass die Expertinnen und Experten routinemäßig in allen Pflegeheimen arbeiten können, in denen Menschen mit Demenz leben. Pflegeheime sollen zudem regelmäßig von pharmazeutischen Fachpersonen beraten werden. Dies ist eine der wichtigsten Empfehlungen des Reports, und sie fordert die Träger von Pflegeeinrichtungen auf, zusätzliche Mittel bereitzustellen, weil sie den anderen Empfehlungen sonst nicht nachkommen können.

In dieser Empfehlung betont Banerjee die multidisziplinäre Zusammensetzung des Experten-Teams vor Ort sowie die Notwendigkeit schneller Einsatzmöglichkeiten, um Pflegende, die sich mit schwierigen Verhaltensweisen konfrontiert sehen, wirkungsvoll unterstützen zu können. Für Banerjee sind eine gute Vernetzung und koordinierte Zusammenarbeit mit den örtlichen Hausärztinnen und Hausärzten unerlässlich. In seinen Erläuterungen des Modells schlägt er vor, die bereits vorhandenen lokalen gerontopsychiatrischen Betreuungsteams um klinische Pflegeexpertinnen und -experten zu erweitern, anstatt eigenständige Experten-Teams zu bilden. In Australien haben Brodaty und Mitarbeiter (Brodaty et al., 2003) vorgeschlagen, sich bei der Organisation und Behandlung von herausforderndem Verhalten am Modell einer siebenstufigen Pyramide zu orientieren, wobei die oberen Stufen der Pyramide eine geringere Prävalenz, jedoch stärkere Ausprägung des herausfordernden Verhaltens bedeuten. Betroffene können herauf- oder heruntergestuft werden (z. B. wird aggressives Verhalten, das auf eine Infektion zurückzuführen ist, nach erfolgreicher Behandlung der Infektion abnehmen), und das Dienstleistungsangebot reagiert entsprechend auf die Veränderungen. Dieses Modell hat entscheidend dazu beigetragen, dass neue Dienstleistungsangebote entwickelt wurden.

> **Empfehlung Nr. 7**
>
> Ein Schulungsprogramm muss entwickelt werden, in dessen Verlauf das in Pflegeheimen tätige Personal sich die Fertigkeiten aneignen kann, die zur nichtpharmakologischen Behandlung störender Verhaltensweisen von Menschen mit Demenz notwendig sind; dazu gehört auch der Einsatz spezifischer Therapien mit positiven Auswirkungen. Leitende Pflegepersonen sollten diese Fertigkeiten beherrschen und in der Lage sein, ihr Wissen anderen Pflegenden zu vermitteln. Wer in der Demenzpflege tätig ist, soll die Möglichkeit bekommen, eine staatlich anerkannte Zusatzqualifikation zu erwerben, wofür berufsbegleitende Fortbildungsangebote zu entwickeln sind.

Es wurde festgestellt, dass heute, verglichen mit der Zeit vor 30 Jahren, in Pflegeheimen sehr viel mehr Menschen mit komplexeren Bedürfnissen betreut werden; viele davon sind multimorbid und haben erhebliche kognitive Einbußen. Banerjee stimmt den Ergebnissen des All-Party Parliamentary Report on Dementia (2008) zu und betont, dass Pflegende derzeit erhebliche Wissensdefizite aufweisen und ihre Einstellungen und praktischen Fertigkeiten stark verbesserungsbedürftig sind. Deshalb schlägt er dem Gesundheitsministerium vor, mit den Ausbildungsstätten zusammenzuarbeiten und allen in Pflege- und Betreuungs-Settings tätigen Gesundheitsfachpersonen eine staatlich anerkannte Qualifizierung zur Fachperson für die Pflege von demenzkranken Menschen zu ermöglichen. Er stellt jedoch auch Wissenslücken fest bei den Hausärztinnen und Hausärzten, in der ärztlichen Gerontopsychiatrie und bei Angehörigen anderer Gesundheitsberufe und mahnt Verbesserungen an (Schols et al., 2004). Banerjee skizziert in diesem Abschnitt seiner Empfehlungen einige potenzielle nichtpharmakologische Strategien, die sich Pflegende in verschiedenen Kursen aneignen können. Leider geht er auf dieses Thema nicht ausführlich ein, obwohl alle nichtpharmakologischen Ansätze größte Aufmerksamkeit verdienen, sofern sie als realistische Alternativen zur medikamentösen Behandlung gelten sollen.

> **Empfehlung Nr. 5**
>
> Weitere Forschungsarbeiten sind erforderlich, die die klinische Wirksamkeit und Wirtschaftlichkeit nichtpharmakologischer Behandlungsmethoden von Verhaltensproblemen demenzkranker Menschen sowie die Wirksamkeit anderer pharmakologischer Therapieansätze untersuchen, die ohne Neuroleptika auskommen. Das National Institute for Health Research und der Medical Research Council sollten für diesen Themenbereich geeignete Forschungsprogramme auflegen.

Zwar sind die Beweisgrundlagen aller vorgeschlagenen Behandlungsstrategien lückenhaft, auf die nichtpharmakologischen Ansätze wirken sich fehlende Wirksamkeitsnachweise jedoch besonders fatal aus, wenn sie denn die erste Alternative zu Neuroleptika sein sollen. Klar ist, dass große randomisierte kontrollierte Studien bislang fehlen, es fehlen aber auch Verfahrensstudien, die detailliert beschreiben, wie die psychotherapeutischen Methodologien implementiert werden sollen, die in den aktuellen nationalen Richtlinien genannt werden (z. B. NICE-Richtlinien für Demenz).

In den letzten Jahren sind mit erheblichen finanziellen Mitteln einige groß angelegte Programme entwickelt worden, wie z. B. Challenge-Demcare (Moniz-Cook et al., 2008c) und WHELD (Ballard et al., Alzheimer's Society, 2010). Ersteres ist ein interaktives, internetbasiertes System, das Pflegende bei der Entwicklung von Pflegeplänen anleitet. Das Programm ermöglicht das Erlernen und Üben von Assessments und die Entwicklung individualisierter personzentrierter Interventionen. Der Behandlungsansatz selbst beruht konsequent auf einer funktionalen Analyse; alle Aspekte des Programms sind offen mit der funktionalen Analyse (Assessment, Konzeptualisierung, Behandlung) verknüpft. WHELD strebt die Entwicklung eines evidenzbasierten Behandlungsleitfadens anhand einer Komponentenanalyse früherer, nachweislich bewährter Interventionen an. Die erste Phase dieser auf fünf Jahre angelegten Studie war der umfangreichen Recherche nach qualitativen und quantitativen Forschungsarbeiten auf diesem Gebiet gewidmet. Wichtige innovative Arbeit wird auch von Brooker und Kollegen geleistet, und zwar mit einem PEARL genannten Programm, das mit einer erweiterten Form des Dementia Care Mapping, genannt VIPS, arbeitet (Brooker, 2007).

Im folgenden Abschnitt wird ein bewährtes Dienstleistungsangebot für herausfordernde Verhaltensweisen vorgestellt, das viele der in Banerjees Bericht enthaltenen Empfehlungen berücksichtigt, wenngleich es sich um eine eigenständige Dienstleistung handelt und die Mitarbeiterinnen und Mitarbeiter nicht in ein größeres gerontopsychiatrisches Team eingebunden sind.

8.3 Beschreibung der Entwicklung und Arbeit des Newcastle Challenging Behaviour Teams (NCBT)

Zuerst muss betont werden, dass es in allen Teilen Großbritanniens eine Reihe bewährter Einrichtungen gibt, deren Arbeit sich von der des Newcastle-Teams nicht wesentlich unterscheidet. Vier der bemerkenswertesten sind die in Nord-Irland (Homefirst), Sutton, Doncaster und Gloucester tätigen Teams. Das Newcastle Challenging Behaviour Team ist eines von drei ähnlichen Teams im Nordosten Englands. Es war das erste kommunale Team zu herausforderndem Verhalten in der Region und wurde im Jahr 2000 gegründet. Auch die anderen Teams sind Teile des öffentlichen Gesundheitswesens, haben jedoch aufgrund der geografischen Verhältnisse und der Zusammensetzung des Personals eine andere Arbeitsweise. Das in der Grafschaft Northumberland tätige Team beispielsweise deckt ein sehr großes ländliches Gebiet ab und arbeitet deshalb eng mit den jeweiligen im Ort vorhandenen psychiatrischen Einrichtungen zusammen. Das Team von South of Tyne setzt sich aus Pflege- und Ergotherapiefachleuten zusammen und wird nicht, wie in anderen Einrichtungen üblich, von einer klinischen Psychologin oder einem klinischen Psychologen unterstützt. Alle drei Dienstleistungsangebote bestehen aus eigenständigen Experten-Teams, die mit der gleichen, in Kapitel 6 erläuterten biopsychosozialen Methodologie arbeiten.

Einzelheiten zur Bevölkerung, die in den Zuständigkeitsbereich der drei Teams fällt, sind in **Tabelle 8-1** zu finden.

Das NBCT setzt sich derzeit aus zwei Fachpflegepersonen für psychiatrische Pflege und vier Pflegefachfrauen und/oder -männern zusammen. Es wird von einem beratenden klinischen Psychologen geleitet und von einem beratenden Facharzt für Psychiatrie unterstützt, der an jeder Sitzung teilnimmt. Im Laufe der vergangenen zehn Jahre wurden mehr als 1400 Menschen mit diesem Ansatz behandelt; derzeit betreut das NCBT pro Jahr ungefähr 200 Menschen ambulant und ist in einer stationären Pflegeeinrichtung für Menschen mit Demenz mit 20 Betten tätig.

Tabelle 8-1: Demografische Daten der nordöstlichen Regionen Englands mit Teams für herausforderndes Verhalten

Region (2007 – NTW* Zahlen des NHS** Trust)	Bevölkerung über 65 Jahre	davon Anteil der Personen von 85 Jahren und darüber in Prozent	Demenzfälle
England	8168,8 K	13,3	595 000
Newcastle	41 K	13,4	3050
Northumberland	58,5 K	12,1	4080
Sunderland und South Tyneside	72,9 K	21,9	4960

* Northumberland Tyne and Wear NHS Foundation Trust
** National Health Service

Auslöser für die Gründung des Newcastle-Teams war das Fehlen geeigneter Beratungs- und Dienstleistungsangebote in den lokalen Langzeitpflegeeinrichtungen. Das bedeutete, dass einige der Menschen mit den komplexesten Bedürfnissen in unseren Kommunen ohne angemessene psychologische Betreuung auskommen mussten. Pflegeheime privater Träger lehnen Einmischung von außen traditionell ab, weil sie vom staatlichen Gesundheitssystem bislang eher vernachlässigt wurden und weitgehend ohne psychotherapeutische Unterstützung auskommen mussten. Deshalb reagierten sie auf unser Beratungsangebot ziemlich skeptisch. Sie neigten eher zu Medikation, wegen der klinischen Verpflichtungen, die nichtpharmakologische Behandlungsansätze mit sich bringen. Psychotherapeuten und Psychotherapeutinnen des staatlichen Gesundheitswesens waren aufgrund dieser ablehnenden Haltung nur zögerlich bereit, sich in solchen Einrichtungen zu engagieren (James et al., 2003b). Um diesen negativen Kreislauf zu durchbrechen, wurde das Newcastle Challenging Behaviour Team mit folgenden Zielsetzungen gegründet.

- herausforderndes Verhalten kompetent und nach einem auf Gesundheitsfachpersonen fokussierten, personzentrierten Ansatz (engl.: *carer-centred, person-focused*) zu behandeln

- ein biopsychosoziales Betreuungsmodell anzubieten, in dem pharmakologische und nichtpharmakologische Interventionen Teile eines sinnvollen Behandlungsplans sind

- herausfordernde Verhaltensweisen dort zu behandeln, wo sie stattfinden, weil das Verhalten oft vom Setting beeinflusst wird
- mit den Pflegeeinrichtungen zusammenzuarbeiten, um das Wohlbefinden der dort betreuten Menschen zu verbessern
- unnötige Krankenhauseinweisungen zu verhindern helfen
- bei Entlassungen aus dem Krankenhaus dafür zu sorgen, dass die Person in ein angemessenes Pflege-Setting kommt
- den Transfer von Patienten und Patientinnen in angemessene Pflege-Settings unterstützend zu begleiten (vom Krankenhaus ins Pflegeheim oder von einem Pflegeheim zum anderen)
- Verbindungen zu gesetzgebenden Organen und Aufsichtsbehörden herzustellen (z. B. zur Heimaufsichtskommission).

Die Arbeit in Pflegeheimen kann extrem belastend sein, besonders für Therapeuten und Therapeutinnen, die unnötige Medikamentengaben zugunsten nichtpharmakologischer Behandlungsansätze vermeiden möchten. Deshalb laufen Pflegende und Therapeutinnen/Therapeuten ständig Gefahr, an einem Burn-out-Syndrom zu erkranken. Um diesem Risiko vorzubeugen, ist jedes Mitglied des Newcastle Challenging Behaviour Teams nur für wenige Fälle zuständig (n = 10–12). Sie erhalten regelmäßig Supervision (mindestens eine Stunde pro Woche) und arbeiten in einem eigenständigen Team von Fachleuten von einem einzigen Zentrum aus. Unter diesen Bedingungen sind Unterstützung und informelle Supervision bei Bedarf jederzeit möglich. Die klinische Arbeit vor Ort ist zwar das Herzstück der Tätigkeiten des Teams, die Mitglieder sind jedoch auch mit anderen, nichtklinischen Aufgaben betraut. Diese sind in **Abbildung 8-1** veranschaulicht; es handelt sich um Tätigkeiten in den Bereichen Lehre, Beratung und Forschung.

Unterrichten gilt zwar als wesentliches Element der klinischen Arbeit des Teams (d.h. Schulung des Pflegepersonals), erfordert aber auch die fortlaufende Aktualisierung der Präsentationen und stellt damit sicher, dass das Team stets über die neuesten Entwicklungen auf dem Gebiet informiert ist. Auch die Forschung wird als wichtiges Wesensmerkmal des Newcastle Challenging Behaviour Teams angesehen. Hier ist man mit der Leitung jedoch übereingekommen, dass sich alle Projekte klinischen Themen widmen und einen direkten Praxisbezug aufweisen müssen. In Abschnitt 8.4 werden einige Forschungsprojekte des Teams vorgestellt.

8.3 Beschreibung der Entwicklung und Arbeit des Newcastle Challenging Behaviour Teams

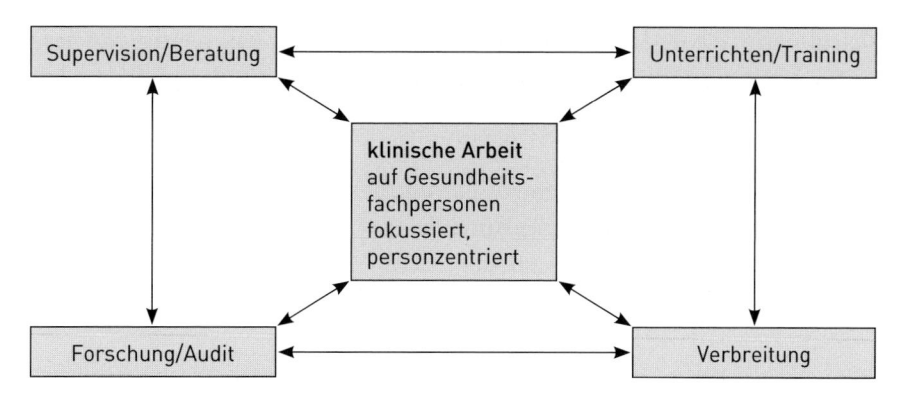

Abbildung 8-1: Raster der Tätigkeiten des Newcastle Challenging Behaviour Teams (Mackenzie, 2008)

In den letzten Jahren hat das Newcastle Challenging Behaviour Team, den Empfehlungen der National Dementia Strategies folgenden, vermehrt in der örtlichen Langzeitpflegeeinrichtung für Demenzkranke gearbeitet. Dabei orientierte sich das Team am gleichen Modell wie im ambulanten Setting (d.h. das Pflegepersonal darin zu unterstützen, sich emotional zu distanzieren, um mehr Sachinformationen über die demenzkranke Person und das herausfordernde Verhalten zu sammeln); die Methodologie wurde jedoch den Bedürfnissen des Settings entsprechend abgeändert (s. Dexter-Smith, 2010). Frühere Versuche, dort zu arbeiten, hatten sich als problematisch erwiesen, weil es den Pflegenden offenbar schwer fiel, den Formulierungsprozess in das auf der Station übliche Dokumentationssystem zu integrieren. Eine weitere Hauptschwierigkeit waren die unterschiedlichen Arbeitsmethoden der beratenden Psychiater gewesen. Um diese Probleme zu beheben, war das Angebot umorganisiert worden. Inzwischen ist immer der gleiche Psychiater für die Station zuständig; er hält täglich ein Konsultationstreffen ab, an dem immer auch ein Mitglied des Newcastle Challenging Behaviour Teams teilnimmt.

Wie bereits in Kapitel 6 erwähnt, hat die empirische Evaluation der Arbeit des Newcastle Challenging Behaviour Teams deren Wirksamkeit aufgezeigt (Wood-Mitchell et al., 2007b und s. Kap. 6). Der Erfolg ist wohl auf die Werte und die Arbeitshaltung des Teams zurückzuführen sowie auf das Bestreben, alle Leute, die von «problematischen» Verhaltensweisen betroffen sind, zu stärken und zu unterstützen (d.h. den Bewohner oder die

Bewohnerin, das Pflegepersonal, die Angehörigen, die Heimleitung). Diese systemische Grundhaltung trägt dazu bei, dass formulierungsgelenkte (engl.: *formulation-led*) Pflegepläne eingeführt und dann auch angemessen eingehalten werden.

In Abschnitt 8.4 werden einige Forschungsprojekte und Audits vorgestellt, die Mitglieder des Teams durchgeführt haben. Wie Banerjee in seinem Bericht betont, kann sich der Fachbereich ohne Forschung nicht weiterentwickeln.

8.4 Forschung

Jedes Mitglied des Newcastle Challenging Behaviour Teams wird ermuntert, innerhalb des in Abbildung 8-1 skizzierten Rahmens zu forschen. Es wird erwartet, dass diese Forschungsarbeiten Grundlagen einer Veröffentlichung oder eines Konferenzbeitrags werden. Die Pflegeexpertinnen und Pflegeexperten werden bei ihren Vorhaben von mir und den Kolleginnen und Kollegen der Newcastle and Teesside University unterstützt. Im Folgenden werden lediglich einige interessante Projekte und Forschungsprogramme vorgestellt. Viele andere Studien des Newcastle Challenging Behaviour Teams sind bereits an früherer Stelle erwähnt worden.

8.4.1 Toilettenstudie

Stokes (2001) beschreibt die Schwierigkeiten, die viele Menschen mit Demenz mit kalten, übelriechenden und unwirtlichen Toilettenanlagen in Pflegeeinrichtungen haben. Er glaubt, dass die Toiletten/Kabinen ungern aufgesucht werden, weil sie so abstoßend sind, was schließlich dazu führen kann, dass die Leute inkontinent werden.

Um Pflegende für dieses Thema zu sensibilisieren und damit sie sich fragen, welche Bedürfnisse und Erwartungen sie selbst im Zusammenhang mit dem Gebrauch einer öffentlichen Toilette haben, haben wir eine Befragung zu Toilettengewohnheiten durchgeführt. Wir baten Pflegende um Auskunft über ihre verschiedenen eigenen Gewohnheiten, die sie haben, wenn sie eine öffentliche Toilette benutzen. Sie bekamen eine Checkliste ausgehändigt und wurden aufgefordert, ihre Gewohnheiten genau zu schildern. Einige der wichtigsten Ergebnisse der Umfrage sind in Tabelle 8-2 umrissen.

Tabelle 8-2: Antworten auf die Frage: «Ergreifen Sie irgendeine der folgenden Maßnahmen, wenn Sie eine Toilette außerhalb Ihrer Häuslichkeit benutzen?»

Tätigkeit	immer	manchmal	sehr selten	nie
Gehen Sie in die Hocke, um den direkten Kontakt mit der Toilette zu vermeiden?	32,6 %	38,0 %	13,0 %	16,3 %
Würden Sie Toilettenpapier auf die WC-Brille legen, wenn Sie sich daraufsetzen müssen?	38,0 %	22,8 %	12,0 %	27,2 %
Wischen Sie die WC-Brille ab, ehe Sie sie benutzen?	46,2 %	37,4 %	8,8 %	7,7 %
Benutzen Sie Papier oder einen anderen Körperteil, um zu vermeiden, dass Sie die Spülung mit der Hand berühren müssen?	23,5 %	30,8 %	17,6 %	26,4 %
Wenn Sie sich die Hände waschen, vermeiden Sie die Berührung der Wasserhähne, indem Sie sie mit dem Handgelenk auf- und zudrehen?	16,5 %	27,5 %	17,6 %	38,5 %
Vermeiden Sie es beim Verlassen der Toilette, die Türklinke zu berühren?	20,9 %	26,4 %	15,4 %	37,4 %

Diese Studie erwies sich als sehr gute Möglichkeit, das Personal zum Nachdenken darüber zu bringen, warum demenzkranke Menschen Schwierigkeiten bei der Benutzung der Toiletten in Pflegeheimen haben. Wir wollten erreichen, dass sich die Pflegenden in die Lage der Bewohnerinnen und Bewohner hineinversetzen, in der Hoffnung, sie dadurch mit den notwendigen Informationen und der Motivation auszustatten, damit sie andere Toilettenpraktiken entwickeln und die Toiletten-Kabinen ihrer Einrichtung «benutzerfreundlicher» machen, also sauberer, wohlriechender und ergonomischer gestalten. Zudem sollte die Forschungsarbeit das Bewusstsein des Personals für den hohen Stellenwert von Privatsphäre, Würde und Autonomie beim Toilettengang für das Wohlbefinden der Bewohnerinnen und Bewohner wecken. Schließlich bestand die Erwartung, dass die an der Studie teilnehmenden Pflegenden von einer «aufgabenorientierten» Perspektive abrücken und ihre Hilfestellung beim Toilettengang als Gelegenheit betrachten, gute Betreuung und einen respektvollen Umgang zu demonstrieren. In der nächsten Phase der Studie soll ermittelt werden, ob und wie sich das neue Bewusstsein tatsächlich auf die Arbeitspraktiken der Pflegenden auswirkt.

8.4.2 Puppentherapie

Der Einsatz von Puppen ist eine weit verbreitete präventive Maßnahme, um demenzkranke Menschen, die Kommunikationsprobleme haben, sich absondern, agitiert oder bedrückt sind, zu beruhigen oder aufzumuntern (Godfrey, 1994; Ehrenfeld, 2003; Mayers, 2003). Es liegen etliche anekdotische Berichte und Fallstudien vor, die bestätigen, dass «lebensechte» Babypuppen aus weichem Material (z. B. Stoffpuppen, Empathie-Puppen, «Emily»-Puppen) Agitation, Aggression und ruheloses Umhergehen (Wandering) deutlich reduzieren (z. B. Moore, 2001; Gibson, 2005).

Das Newcastle Challenging Behaviour Team hat in mehreren Pflege-Settings der Stadt Newcastle Puppen eingeführt und mit einigen Studien untersucht, wie sich Puppen auf Bewohnerinnen und Bewohner, die sich dafür interessieren, auswirken. Wir haben darüber hinaus, gestützt auf unsere klinischen Beobachtungen, Leitlinien für den Einsatz von Puppen entwickelt (Mackenzie et al., 2007). In der Studie von Mackenzie und Mitarbeitern aus dem Jahr 2006 gaben 69 % der Pflegenden an, das Wohlbefinden der Bewohnerinnen und Bewohner habe sich verbessert; sie berichteten insbesondere Verbesserungen in folgenden Bereichen: Interaktion mit dem Pflegepersonal, Interaktion mit anderen Bewohnerinnen und Bewohnern, in welchem Ausmaß sie aktiv sind und sich beschäftigen, Glück/Zufriedenheit, Zugänglichkeit für Pflegemaßnahmen sowie Agitation. Die individuellen Profile unterschieden sich allerdings erheblich, und das Pflegepersonal berichtete auch von einigen Problemen (z. B. Streit über Eigentumsrechte an der Puppe, Puppen wurden verlegt). In einer anderen Untersuchung beobachteten wir über einen Zeitraum von zwölf Wochen hinweg den Einsatz von Puppen und stellten fest, dass die meisten Bewohnerinnen und Bewohner, die das Angebot wahrgenommen hatten, vom Umgang mit den Puppen in irgendeiner Weise profitierten: Sie wurden aktiver, interagierten öfter mit dem Pflegepersonal und ihren Mitbewohnerinnen und Mitbewohnern, wirkten glücklicher und ruhiger (James et al., 2006a). Die von Ellingford und Mitarbeitern durchgeführte Studie (Ellingford et al., 2007) ergab zudem, dass sich Leute, die sich mit den Puppen befassten, drei Monate nach Einführung der Puppen häufiger positiv verhielten und negative

Verhaltensweisen und mit Aggressionen verbundene Zwischenfälle seltener geworden waren.

Frasers qualitative Studie (Fraser/James, 2008) legt den Schluss nahe, dass die Puppen verschiedene «Grundbedürfnisse» von Personen zu erfüllen vermögen, die sich mit Puppen beschäftigten, etwa das Bedürfnis nach Bindung, Trost, Beschäftigung, Zugehörigkeit, Kommunikation/Interaktion, Identität, Erinnerungen und Fantasie. Es wird daher vermutet, dass Puppen die Gelegenheit bieten, mit anhaltenden psychischen Belastungen besser fertig zu werden. Die jüngste Arbeit im Rahmen dieses Forschungsprogramms befasst sich mit den Ansichten von Menschen mit Demenz, die in einem Setting leben, das ihnen regelmäßig Puppen zur Verfügung stellt. In dieser Arbeit sind auch die Meinungen der Puppen-Nutzerinnen festgehalten (Alander, 2010).

Aufgrund der gesammelten Forschungsergebnisse lässt sich sagen, dass Puppen für eine Person mit Demenz mehrere Funktionen erfüllen können. Ganz wichtig dabei ist allerdings, dass die Person selbst bestimmt, ob und wie sie mit der Puppe umgehen möchte (Mackenzie et al., 2007).

8.4.3 Sind Lügen bei der Pflege von Menschen mit Demenz erlaubt?

Lügen und Täuschung gelten allgemein als unmoralische Verhaltensweisen (Vrij, 2000), die das Vertrauen in Beziehungen aufs Spiel setzen können (DePaulo/Kashy et al., 1996). Dennoch spielen Lügen und Täuschung in alltäglichen Interaktionen eine wichtige und komplizierte Rolle. Eine Lüge kann im Interesse einer anderen Person liegen, kann Taktlosigkeiten und unnötige Grobheiten verhindern. Vrij (2000) unterscheidet zwischen «Schwindeleien», «Übertreibungen» und «glatten Lügen» (wenn die Information in völligem Widerspruch zur Wahrheit steht oder ganz falsch ist). In der Demenzliteratur werden weitgehend die gleichen Unterscheidungen vorgenommen. Blum (1994) hat festgestellt, dass Angehörige von Menschen mit Demenz zwischen «glatten Lügen» und anderen Formen der Täuschung unterscheiden («so tun als ob», «kleine Notlügen», «etwas nicht sagen» und «tricksen»). Cunningham (2005) fand heraus, dass auch professionell Pflegende euphemistische Formulierungen verwenden (z. B. «kleine Notlügen» und «es mit der Wahrheit nicht so genau nehmen»), um den mit Lügen verbundenen inneren Konflikt zu entschärfen.

Wir in Newcastle befassen uns seit dem Jahr 2002 mit der Verwendung von Lügen durch Gesundheitsfachpersonen und haben dazu verschiedene

Umfragen durchgeführt (James et. al., 2003d, 2006d; Wood-Mitchell et al., 2007a; Elvish et al., 2010). Hier sind einige der wichtigsten Ergebnisse unserer Studien:

- Von 112 befragten professionellen Pflegenden und Psychotherapeuten/Psychotherapeutinnen gaben 98 % zu, Menschen mit Demenz anzulügen.
- 93 % der Befragten hielten Lügen für zuträglich.
- 88 % der Befragten meinten, Lügen könnten problematisch sein.
- 85 % der Befragten wünschten sich Leitlinien für den Umgang mit Lügen bei der Pflege von Menschen mit Demenz.
- Mehrere Studien haben die Auffassung bestätigt, dass Lügen nur gerechtfertigt sind, wenn sie im Interesse der demenzkranken Person liegen.
- Menschen mit Demenz wissen um die potenziellen Vor- und Nachteile von Lügen.
- Alle Befragten sind der Meinung, dass man darüber sprechen sollte, weil – unabhängig davon, was man für eine Einstellung dazu hat – Lügen in unseren Pflegeeinrichtungen endemisch sind.

Im Rahmen der jüngsten Studie wurden Menschen mit Demenz nach ihren Ansichten zum Thema gefragt (Waterworth et al., im Druck). Ein Ergebnis dieses Projekts war die Empfehlung, den Einsatz von Lügen und Schwindeleien «vorsichtig» anzugehen. Die meisten Befragten hielten Lügen in den späteren Stadien ihrer Demenz für akzeptabler, weil ihrer Meinung nach die Vorteile (die Wahrheit wäre zu belastend) die Nachteile (z. B. negative Auswirkungen auf die Persönlichkeit und die Selbstachtung) kompensieren. Etliche der Befragten wollten Lügen allerdings unter gar keinen Umständen akzeptieren.

Um dem Wunsch der Pflegenden nach Leitlinien für den Einsatz von Lügen zu entsprechen, haben wir eine zwölf Punkte umfassende Anleitung herausgegeben (James et al., 2006d). Eine der umstrittensten Fragen ist der Vorschlag, das Personal im Gebrauch von Lügen zu schulen (z. B. wie man die angemessene Lüge auswählt oder wie man eine Lüge dokumentiert etc.). Es ist uns wichtig festzuhalten, dass wir im Rahmen unserer Arbeit nie gesagt haben, dass wir Lügen befürworten. Wir halten es jedoch für ethisch nicht vertretbar, dieses problematische Thema zu ignorieren. Offenkundig betrachten Pflegende und Angehörige das Anlügen als Bestandteil in ihrem Arsenal von Kommunikationsstrategien, und oft sind sie stolz, wenn es ihnen damit gelingt, die psychische Belastung der Person mit Demenz zu reduzieren.

8.4.4 Weitere Studien

In der jüngsten Vergangenheit haben wir zahlreiche Studien durchgeführt und uns überwiegend praxisrelevanten Themen gewidmet – insbesondere Problemen, denen wir bei unserer Beratungstätigkeit in Pflegeeinrichtungen begegnet sind. Ein typisches Beispiel dafür ist die Arbeit von Smith über die «mangelhaften Kommunikationsfertigkeiten von Pflegenden, deren Muttersprache nicht Englisch ist» (Smith et al., 2008). Ein weiteres kontroverses Thema betrifft unsere Untersuchungen zu Fragen der Sexualität in Bezug auf Menschen mit Demenz und ihre Gesundheitsfachpersonen. Unser umfangreichstes Forschungsprogramm ist derzeit eine Befragung von Gesundheitsfachpersonen, um zu ermitteln, was sie vom Einsatz von Medikamenten in der Behandlung von herausforderndem Verhalten halten.

Das Newcastle Challenging Behaviour Team hat in den vergangenen zehn Jahren über 30 Artikel publiziert, die sowohl in von Experten geprüften (60%) als auch nicht geprüften wissenschaftlichen Fachzeitschriften erschienen sind. Wie aus den Beispielen ersichtlich wird, handelt es sich um praxisrelevante Forschung, die Probleme aufgreift, denen man bei der Arbeit mit demenzkranken Menschen und ihren Gesundheitsfachpersonen begegnet. Wir haben enge Bande zu den örtlichen Universitäten geknüpft und arbeiten symbiotisch mit Absolventinnen und Absolventen zusammen, die im Rahmen ihres Studiums ein Forschungsprojekt durchführen müssen. Aufgrund dieser Beziehungen können wir Studien durchführen, für die sonst keine Mittel zur Verfügung stehen, und das Personal der Universität unterstützt uns bei den notwenigen Formalitäten, wenn für ein bestimmtes Forschungsprojekt die Zustimmung der Ethikkommission eingeholt werden muss. Als klinisches Team halten wir diese praxisbezogene Forschung für unverzichtbar, auch wenn es sich häufig um kleinere Studien handelt. Schließlich fließen die Forschungsergebnisse stets unmittelbar in die praktische Arbeit ein.

8.5 Fazit

Seit der Jahrtausendwende sind wegweisende Rahmenempfehlungen für neue Formen der Gesundheitsversorgung erarbeitet worden. Vermutlich werden wir alle beim Eintritt in den Ruhestand und in den Jahren danach mit den neuen Dienstleistungsangeboten Bekanntschaft machen. Allein dieses Wissen sollte uns veranlassen, für eine bessere Betreuung zu kämpfen, aber auch die Tatsache, dass alten Menschen, insbesondere demenzkranken, bislang vergleichsweise wenig gezielte Aufmerksamkeit geschenkt worden ist. Die diversen National Dementia Strategies in Großbritannien sind durchaus vielversprechend; was sie im Laufe der Jahre tatsächlich bewirken, muss sich jedoch erst zeigen. Deshalb müssen wir die laufenden Audits aufmerksam verfolgen, die die Umsetzung der Empfehlungen überprüfen.

Was meine eigene Arbeit angeht bin ich der Meinung, dass wir auch künftig aufgefordert sind, theoretisch fundierte Pflegemodelle zu entwickeln, die kritisch überprüft und von der Forschung begleitet werden. Ich habe in diesem Kapitel und in diesem Buch die Arbeit eines Teams vorgestellt, das in der «wissenschaftlich-praktischen» Tradition steht und sich zusammengefunden hat, um den Erfordernissen der staatlichen und privaten Gesundheitsversorgung, die sich ja ständig wandeln, gerecht zu werden.

Literatur

Alander, H. (2010) *Older Adults' Views and Experiences of Doll Therapy in Everyday Dementia Care.* Teesside University, Middlesbrough. DClinPsych Thesis.

Alessi, C.A., Yoon, E.J., Schnelle, J.F., Al-Samarrai, N.R. and Cruise, P.A. (1999) 'A randomized trial of a combined physical activity and environmental intervention in nursing home residents: do sleep and agitation improve?' *Journal of the American Geriatric Society 47*, 7, 784–791.

Alexopoulos, G.S., Abrams, R.C., Young, R.C. and Shamoian, C.A. (1988) 'Cornell scale for depression in dementia'. *Biological Psychiatry 23*, 271–284.

Algase, D.L., *et al.* (1996) 'Need-driven dementia compromised behaviour: an alternative view of disruptive behavior'. *American Journal of Alzheimer's Disease and Other Dementias 11*, 10–19.

Allen-Burge, R., Stevens, A. and Burgio, I. (1999) 'Effective behavioural interventions for decreasing dementia related challenging-behaviour in nursing homes'. *International Journal of Geriatric Psychiatry 14*, 213–232.

All-Party Parliamentary Group on Dementia (2008) 'Always a last resort: Inquiry into the prescription of antipsychotic drugs to people with dementia living in care homes'. April. www. Alzheimers.org.uk (accessed 15/06/2008).

Alzheimer's society (2010) Research e-journal issue 11: scientific version. Availaible at www. alzheimers.org.uk.

Ashida, S. (2002) 'The effect of reminiscence music therapy sessions on changes in depressive symptoms in elderly persons with dementia'. *Journal of Music Therapy 37*, 170–182.

Audit Commission (2002) *Forget me not.* www.audit-commission.gov.uk

Baker, R., Bell, S., Baker, E., *et al.* (2001) 'A randomised controlled trial of the effects of multi-sensory simulation for people with dementia'. *British Journal of Clinical Psychology 40*, 81–96.

Ballard, C., O'Brien, J., James, I., Swann, A. (2001) *Managing Behavioural and Psychological Symptoms in People with Dementia.* Oxford: Oxford University Press.

Ballard, C. Gauthier, S. Cummings, L., *et al.* (2009) 'Management of agitation and aggression associated with Alzheimer's disease'. *Nature Review (Neurology) 5*, 5, 245–255.

Ballard, C.G., O'Brien, J.T., Reichelt, K. and Perry, E.K. (2002) 'Aromatherapy as a safe and effective treatment for the management of agitation in severe dementia: The results of a double-blind, placebo-controlled trial with Melissa'. *Journal of Clinical Psychiatry 63*, 7, 553–558.

Banerjee, S. (2009) *The Use of Antipsychotic Medication for People with Dementia: Time for Action.* London: DoH.

Baron-Cohen, S. Wheelwright, S. and Skinner, R.I. (2001) 'The autism-spectrum quotient'. *Journal of Autism and Developmental Disorders 31*, 5–12.

Barber, N. (2009) 'Medication errors in care homes'. PSRP Briefing Paper, PSO25. University of Birmingham.

Beck, A.T. (1976) *Cognitive Therapy and the Emotional Disorders.* New York: International University Press.

Bird, M., Llewellyn-Jones, R.H., Korten, A. and Smithers, H. (2007) 'A controlled trial of a predominantly psychosocial approach to BPSD: Treating causality'. *International Psychogeriatrics 19*, 5, 874–891.

Bird, M., Llewellyn-Jones, R.H. and Korten, A. (2009) 'An evaluation of the effectiveness of a case-specific approach to challenging behaviour associate with dementia'. *Aging and Mental Health 13*, 1, 73–83.

Bishara, D., Taylor, D., Howard, R. and Abdel-Tawab, R. et al. (2009) 'Expert opinion on the management of BPSD and investigation into prescribing practices in the UK'. *International Journal of Geriatric Psychiatry 24*, 9, 944–954.

Blum, N.S. (1994) 'Deceptive practices in managing a family member with Alzheimer's disease'. *Symbolic Interaction 17*, 1, 21–36.

Blunden, R. and Allen, D. (1987) *Facing the Challenge: An Ordinary Life for People with Learning Difficulties and Challenging Behaviour.* London: King's Fund.

Bohlmeijer, E., Smit, F. and Cuipers, P. (2003) 'Effects of reminiscence and life review on late-life depression: a metal-analysis'. *International Journal of Geriatric Psychiatry 18*, 1088–1094.

Brodaty, H., Green, A. and Koschera, A. (2003) 'Meta-analysis of psychosocial interventions for caregivers of people with dementia'. *Journal of American Geriatric Society 51*, 657–664.

Brooker, D. (2006) 'Dementia care mapping: a review of the research literature'. *The Gerontologist 45*, 1, 11–18.

Brooker, D. (2007) *Person-Centred Dementia Care: Making Services Better.* London: Jessica Kingsley.

Burns, A. (2010). 'Editorial. Special issue: the challenges of dementia. An international perspective'. *International Journal of Geriatric Psychiatry 25*, 9, 875.

Burns, A., Lawlor, B. and Craig, S. (1999) *Assessment Scales in Old Age Psychiatry.* London: Martin Dunitz.

Care Commission and Mental Welfare Commission (CC/MWC) (2009) *Remember, I'm Still Me: Care Commission and Mental Welfare Commission Joint Report on the Quality of Care of People with Dementia Living in Care Homes in Scotland.* Dundee: Scottish Commission for the Regulation of Care.

Chang F. et al. (2005). 'The effects of a music programme during lunchtime on the problem behaviour of the older residents with dementia at an institution in Taiwan'. *Journal of Clinical Nursing, 19*, 7, 939–948.

Chung, J.C.C. and Lai, C.K.Y. (2002) 'Snoezelen for dementia'. *Cochrane Database of Systematic Reviews: Reviews Issue 4.* Chichester: John Wiley.

Chung, J.C.C. and Lai, C.K.Y. (2008) 'Snoezelen for dementia'. *Cochrane Database of Systematic Reviews*: updated review.

Churchill, M., Safaoui, J., McCabe, B. and Baun, M. (1999) 'Using a therapy dog to alleviate the agitation and desocialisation of people with Alzheimer's disease'. *Journal of Psychosocial Nursing and Mental Health Services 37*, 16–22.

Clare, L., Woods, B., Moniz-Cooke, E. et al. (2003) 'Cognitive rehabilitation and cognitive training interventions targeting memory functioning in early stage dementia and vascular dementia'. *Cochrane Database of Systematic Reviews, Issue 4.*

Clark, D.M. (1983) 'On the induction of depressed mood in the laboratory: evaluation and comparison of the Velten and musical procedure'. *Advances in Behaviour Research and Therapy 5*, 27–49.

Cohen-Mansfield, J. (2000a) 'Use of patient characteristics to determine nonpharmacologic interventions for behavioural and psychological symptoms of dementia'. *International Psychogeriatrics 12*, 1, 373–386.

Cohen-Mansfield, J. (2000b) 'Nonpharmacological management of behavioural problems in persons with dementia: the TREA model'. *Alzheimer Care Quarterly 1*, 22–34.

Cohen-Mansfield, J. (2001) 'Nonpharmacologic interventions for inappropriate behaviors in dementia: A review, summary and critique'. *American Journal of Geriatric Psychiatry 9*, 361–381.

Cohen-Mansfield, J. (2006) 'Pain assessment in non-communicative elderly persons'. *The Clinical Journal of Pain 22*, 6, 569–575.

Cohen-Mansfield, J., Libin, A. and Marx M. (2007) 'Nonpharmacological treatment of agitation: a controlled trial of systematic individualized intervention'. *Journal of Gerontology: Medical Sciences 62A*, 8, 906–918.

Cohen-Mansfield, J. and Lipson, S. (2002) 'Pain in cognitively impaired nursing home residents: How well are physicians diagnosing it'. *Journal of American Geriatric Association 50*, 6, 1039–1044.

Cohen-Mansfield, J., Marx, M. and Rosenthal, A. (1989) 'A description of agitation in a nursing home'. *Journal of Gerontology: Medical Sciences 44*, 3, M77–84.

Cohen-Mansfield J., Thein, K., Dakheel-Ali, M. and Marx, M. (2010) 'The underlying meaning of stimuli: impact on engagement of persons with dementia'. *Psychiatry Research, 15* 177, 216–222.

Commission for Healthcare Audit and Inspection (CHAI) (2006) *Living Well in Later Life: A Review of Progress Against the National Service Framework for Older People*. London: Commission for Healthcare Audit and Inspection.

Cummings, J.L., Mega, M., Gray, K., Rosenberg-Thompson, S., Carusi, D.A. and Gornbein, J. (1994) 'The neuropsychiatric inventory: comprehensive assessment of psychopathology in dementia'. *Neurology 44*, 2308–2314.

Cunningham, J. (2005) *Care staff views about telling the absolute truth to people with dementia*. Submitted in part fulfilment of Doctorate in Clinical Psychology. Ridley Building, Newcastle upon Tyne, UK.

Dagnan, D., Grant, F. and McDonnell, A. (2004) 'Understanding challenging behaviour in older people: the development of the Controllability Beliefs Scale'. *Behavioural and Cognitive Psychotherapy 32*, 4, 501–506.

Darwin, C. (1872) *The Expression of the Emotions in Man and Animals*. London: Murray.

Day, K., Carreon, D. and Stump, C. (2000) 'Therapeutic design of environments for people with dementia: A review of the empirical research'. *The Gerontologist 40*, 397–416.

Dean, R., Proudfoot, R. and Lindesay, J. (1993) 'The quality of interactions scale (QUIS): development, reliability and use in the evaluation of two domus units'. *International Journal of Geriatric Society 8*, 10, 819–826.

Dementia Services Development Centre (DSDC) (2008) *Best Practice in Design for People with Dementia*. Stirling: Dementia Services Development Centre, University of Stirling.

Dempsey, O.P. and Moore, H. (2005) 'Psychotropic prescribing for older people in residential care in the UK, are guidelines being followed?' *Primary Care and Community 10*, 1, 13–18.

DePaulo, B.M., Kashy, D.A., Kirkendol, S.E., Wyer, M.M. and Epstein, J.A. (1996) 'Lying in everyday life'. *Journal of Personality and Social Psychology 70*, 979–995.

Dexter-Smith, S. (2010) 'Integrating psychological formulations into older people's services: three years on'. *PSIGE Newsletter 112*, 3–7.

DoH (2001) *National Service Framework for Older People*. London: Department of Health.

DoH (2005) *Everybody's Business: Integrated Health Services for Older People*. London: Department of Health.

DoH (2009) *National Dementia Strategy*. Living well with dementia: A National Dementia Strategy. (www.dh.gov.uk/en/socialcare/deliveringadultsocialcare/older-people/National dementiastrategy/index.htm)

Doyle, C., Zapparoni, T., O'Connor, D. and Runci, S. (1997) 'Efficacy of psychological treatments for noisemaking in severe dementia'. *International Psychogeriatrics 9*, 405–422.

Dynes, R. (2009) Improving communication skills – issues 23–26. www.robindynes.co.uk.

Edwards, N. (2004) 'Using Aquariums in Managing Alzheimer's Disease: Influence on Resident Nutrition and Behaviours and Improving Staff Morale'. In: S.F.C.A. Studies (ed.) *People and Animals: A Timeless Relationship*. Glasgow, IAHAIO.

Eells, T., Kendjelic, E. and Lucas, C. (1998) 'What's in a case formulation: development and use of content coding manual'. *Journal of Psychotherapy Practice and Research 7*, 144–153.

Eggermont, L. and Scherder, E. (2006) 'Physical activity and behaviour in dementia: a review of the literature and implications for psychosocial interventions in primary care'. *Dementia: The International Journal of Social Research and Practice 5*, 3, 411–428.

Ehrenfeld, M. (2003) 'Using therapeutic dolls with psychogeriatric patients'. In: C.E. Schaefer (ed.) *Play Therapy with Adults*. New York: John Wiley.

Ekman, P. (1973) 'Cross Cultural Studies of Facial Expression'. In: P. Ekman (ed.) *Darwin and Facial Expressions: A Century of Research in Review*. New York: Academic Press.

Ellingford, J., James, I., Mackenzie, L. and Marsland, L. (2007) 'Using dolls to alter behaviour in patients with dementia'. *Nursing Times 103*, 5, 36–37.

Elvish, R., James, I.A. and Milne, D. (2010) 'Lying in dementia care: an example of a culture that deceives in people's best interests'. *Aging and Mental Health 14*, 3, 255–262.

Expert Consensus Panel for Agitation in Dementia (1998). 'Treatment of agitation in older persons with dementia'. *Postgraduate Medicine 1*, 1–88.

Feil, N. and de Klerk-Rubin, V. (2002) *The Validation Breakthrough: Simple Techniques for Communicating with People with Alzheimer-Type-Dementia*. Health Professions Press.

Finnema E. et al. (2005) 'The effect of integrated emotion-oriented care versus usual care on elderly persons with dementia in the nursing home and on nursing assistants: a randomized clinical trial'. *International Journal of Geriatric Psychiatry 20*, 330–343.

Folstein, M., Folstein, S. and McHugh, P. (1975) 'The mini-mental state. A practical method for grading the cognitive state of patients for the clinician'. *Journal Psychiatric Research 12*, 189–198.

Fopma-Loy, J. (1991) *Predictors of Caregiver Behavior of Formal Caregivers of Institutionalised People with Dementing Illnesses.* Unpublished doctorate dissertation. University School of Nursing, Indiana.

Forbes, D., Forbes, D., Morgan, M. et al. (2008) 'Physical activity programs for persons with dementia'. *Cochrane Database of Systematic Reviews, Issue 3.*

Forbes, D., Culum, I. and Lischka, A. (2009) 'Light therapy for managing cognitive, sleep, functional, behavioural or psychiatric disturbances in dementia'. *Cochrane Database of Systematic Reviews, Issue 4.*

Fossey, J. and James, I.A. (2007) *Evidence-based Approaches for Improving Dementia Care in Care Homes.* London: Alzheimer's Society.

Fossey, J., Ballard, C., Juszczak, E., James, I., Alder, N., Jacoby, R. and Howard, R. (2006) 'Effect of enhanced psychosocial care on antipsychotic use in nursing home residents with severe dementia: cluster randomised trial'. *Bristish Medical Journal 332*, 756–758.

Fraser, F. and James, I. (2008) 'Why does doll therapy improve the well-being of some older adults with dementia?' *PSIGE Newsletter 105*, 55–63.

Gates, G. et al. (2008) 'Central auditory dysfunction in older persons with memory impairment or Alzheimer dementia'. *Archives of Otolaryngology and Head and Neck Surgery 134*, 771–777.

Garner, P. (2004) A SPECAL place to keep. *Journal of Dementia Care 12*, 3.

Gauthier, S. Wirth, Y. and Mobius, H. (2005) 'Effects of behavioural syndromes in Alzheimer disease patients'. *International Journal of Geriatric Psychiatry 20*, 459–464.

Gauthier, S., Loft, H. and Cummings, J. (2008) 'Improvements in behavioural symptoms in people with moderate to severe Alzheimer's disease by memantine: a pooled data analysis'. *International Journal of Geriatric Psychiatry 23*, 537–545.

Godfrey, S. (1994) 'Doll therapy'. *Australian Journal of Ageing 13*, 1, 46.

Gotell. E., Brown, S. and Ekman, S. (2002) 'Caregiver singing and background music in dementia care'. *Western Journal Nursing Research 24*, 2, 195–216.

Gibson, F. (1994) 'What can Reminiscence Contribute to People with Dementia?' In: J. Bornat (ed.) *Reminiscence Reviewed: Evaluations, Achievements, Perspectives* (pp. 46–60). Buckingham: Open University Press.

Gibson, S. (2005) 'A personal experience of successful doll therapy'. *Journal of Dementia Care 13*, 3, 22–23.

Gibson, M.C., MacLean, J., Borrie, M. and Geiger, J. (2004) 'Orientation behaviors in residents relocated to a redesigned dementia care unit'. *American Journal of Alzheimer's Disease and Other Dementias 19*, 45–49.

Gill, S.S. (2005) 'Atypical antipsychotic drugs and risk of ischaemic stroke: population based retrospective cohort study'. *British Medical Journal 330*, 445.

Goudie, F. and Stokes, G. (1989) 'Understanding confusion'. *Nursing Times 85*, 35–37.

Greer, K.L., Pustay, K.A., Zaun, T.C. and Coppens, P. (2001) 'A comparison of the effects of toys versus live animals on the communication of patients with dementia of the Alzheimer's type'. *Clinical Gerontologist 24*, 157–182.

Guzman-Garcia, A., James, I.A. and Mukaetova-Ladinska, E. (in press) 'Danzon a Psychomotor intervention: a piolet'. *Dementia: International Journal of Social Research and Practice.*

Health Economic Research Centre (HERC) (2010) *Dementia 2010: The Economic Burden of Dementia and Associated Research Funding in the UK*. A report produced by the Health Economic Research Centre, University of Oxford for the Alzheimer's Research Trust. (www.alzheimers-research.org.uk).

Heyn, P., Abreu, B. and Ottenbacher, K. (2004) 'The effects of exercise training on elderly persons with cognitive impairment and dementia: a meta-analysis'. *Archives of Physical Medicine and Rehabilitation 85*, 1694–1704.

Hirst, J. and Oldknow, H. (2009) 'Rapid access for older people to specialist mental health services'. *Nursing Times 105*, 7, 12–13.

Hogan, D., Maxwell, C., Fung, T. and Ebly, E. (2003) 'Prevalence and potential consequences of benzodiazepine use in senior citizens: Results from the Canadian Study of Health and Aging'. *Canadian Journal of Clinical Pharmacology 10*, 2, 72–77.

Holden, U. and Woods, B. (1982) *Reality Orientation: Psychological Approaches to the Confused Elderly*. Edinburgh: Churchill Livingstone.

Holland, T. (2008) *The Use of Medication in the Treatment of Challenging Behaviour*. Information sheet of The Challenging Behaviour Foundation (www.Challengingbehaviour.org.uk).

Holmes, C. (2009) *Guidelines: managing behaviour problems in patients with dementia (version 1)*. Hampshire Partnership NHS Foundation Trust (www. Hampshirepartnership.nhs.uk).

Holmes, C., Hopkins, V. Hensford, C., MacLaughlin, V., Wilkinson, D. and Rosenvinge, H. (2002) 'Lavender oil as a treatment for agitated behaviour in severe dementia: a placebo controlled study'. *International Journal of Geriatric Psychiatry 17*, 4, 305–308.

Holmes, C., Wilkinson, D., Dean, C. et al. (2004). 'The efficacy of donepezil in the treatment of neuropsychiatric symptoms in Alzheimer disease'. *Neurology 63*, 214–219.

Holt, F., Birks, T., Thorgrimsen, L. et al. (2003) 'Aromatherapy for dementia'. *Cochrane Database of Systematic Reviews, Issue 3* (last updated 2009).

Hopman-Rock, M., Staats, P., Erwin, C. and Droes, R.-M. (1999) 'The effects of a psychomotor activation programme for use in groups of cognitively impaired people in homes for the elderly'. *International Journal of Geriatric Psychiatry 14*, 8, 633–642.

Howard, R., Ballard, C., O'Brien, J. and Burns, A. (2001) 'Guidelines for the management of agitation in dementia'. *International Journal Geriatric Psychiatry 16*, 714–717.

Hughes, C., Bergh, L. and Danziger, W. (1982) 'A new clinical scale for the staging of dementia'. *British Journal of Psychiatry 140*, 566–572.

Hulme, C. Wright, J., Crocker, T., et al. (2010) 'Non-pharmacological approaches for dementia that informal carers might try to access: a systematic review'. *International Journal of Geriatric Psychiatry 25*, 756–763.

Hurley A., Volicer, B. and Hanrahan, P. (2001) 'Assessment of discomfort in advanced Alzheimer's patients'. *Research Nursing Health, 15*, 369–377.

Jackson, G. (2005) 'Anti-psychotic drug use for people with dementia in care homes'. *Journal of Dementia Care Jul–Aug*, 28–30.

James, I.A. (1999) 'Using a cognitive rationale to conceptualise anxiety in people with dementia'. *Behavioural and Cognitive Psychotherapy 27*, 4, 345–351.

James, I.A. (2001) 'The anger triad and its use with people with severe dementia'. *Psychology Special Interest Group for Older People (PSIGE) Newsletter, BPS 76*, 45–47.

James, I.A. (2010) *Cognitive Behavioural Therapy with Older People: Interventions for Those with and Without Dementia.* London: Jessica Kingsley.

James, I.A., Powell, I. and Kendell, K. (2001) 'Cognitive therapy for carers: Distinguishing fact from fiction'. *Journal of Dementia Care 9*, 6, 24–26.

James, I.A. and Sabin, N. (2002) 'Safety seeking behaviours: conceptualising a person's reaction to the experience of cognitive confusion'. *Dementia: The International Journal of Social Research and Practice 1*, 1, 37–46.

James, I.A., Postma, K. and Mackenzie, L. (2003a) 'Using an IPT conceptualisation to treat a depressed person with dementia'. *Behaviour and Cognitive Psychotherapy, 31*, 4.

James, I.A., Powell, I. and Kendell, K. (2003b) 'The castle and the know-it-all – access to the inner circle'. *Journal of Dementia Care 11*, 4, 24–26.

James, I.A., Powell, I. and Kendell, K. (2003c) 'A cognitive perspective on training in care homes'. *Journal of Dementia Care 11*, 3, 22–24.

James, I.A., Powell, I., Smith, T. and Fairbairn, A. (2003d) 'Lying to residents: can the truth sometimes be unhelpful for people with dementia?' *PSIGE Newsletter, BPS 82*, 26–28.

James, I., Reichelt, F., Morse, R., Mackenzie, L. and Mukaetova-Ladinska, E. (2005) 'The therapeutic use of dolls in dementia care'. *Journal of Dementia Care 13*, 3, 19–21.

James, I., Mackenzie, L. and Mukaetova-Ladinska, E. (2006a) 'Doll use in care homes for people with dementia'. *International Journal of Geriatric Psychiatry 21*, 11, 1044–1051.

James, I.A., Mackenzie, L., Stephenson, M. and Roe, P. (2006b) 'Dealing with Challenging Behaviour through an Analysis of Need: the Colombo Approach'. In: M. Marshall (ed.) *On the Move: Walking not Wandering.* London: Hawker Press.

James, I.A., Mukaetova-Ladinska, E., Reichelt, F., *et al.* (2006c) 'Diagnosing Asperger's in the elderly'. *International Journal of Geriatric Psychiatry 21*, 951–960.

James, I.A., Wood-Mitchell, A., Waterworth, A.M., Mackenzie, L. and Cunningham, J. (2006d) 'Lying to people with dementia: developing ethical guidelines for care settings'. *International Journal of Geriatric Psychiatry 21*, 800–801.

James, I.A., Carlson-Mitchell, P., Ellingford, J. and Mackenzie, L. (2007) 'Promoting attitude change: staff training programme on continence care'. *PSIGE Newsletter 97*, 11–16.

James, I.A. and Stephenson, M. (2007) Behaviour that challenges us: the Newcastle support model. *Journal of Dementia Care 15*, 5, 19–22.

James, I.A., Morse, R. and Howarth, A. (2010) 'The science and art of asking questions in cognitive therapy'. *Behavioural and Cognitive Psychotherapy 38*, 1, 83–94.

Johnson, C., Knight, C. and Stewart, I. (2008) 'Just how challenging can older people be? Part 1: Selecting the appropriate tool for measuring aggression within services'. *PSIGE Newsletter 103*, 46–64.

Judd, S., Marshall, M. and Phippen, P. (1997) *Design for Dementia.* London: Hawker.

Kaufer, D.I., Cummings, J.L. and Christine, D., *et al.* (1998) 'Assessing the impact of neuropsychiatric symptoms in Alzheimer's disease: the Neuropsychiatric Inventory Caregiver Distress Scale'. *Journal of the American Geriatrics Society 46*, 210–215.

Keefe. F. and Block, A. (1982) 'Development of an observation method for assessing pain behaviour in chronic low back pain patients'. *Behaviour Therapy, 13*, 363–375.

Killick, J. and Allan, K. (1999) 'The arts in dementia care: tapping a rich resource'. *Journal of Dementia Care 7*, 35–38.

King, A.C., Oman, R.F., Brassington, G.S., Bliwise, D.L. and Haskell, W.L. (1997) 'Moderate-intensity exercise and self-rated quality of sleep in older adults: a randomized controlled trial'. *JAMA 277*, 1, 32–37.

Kipling, T., Bailey, M. and Charlesworth, G. (1999) 'The feasibility of a cognitive behavioural therapy group for men with mild/moderate cognitive impairment'. *Behavioural and Cognitive Psychotherapy 27*, 189–193.

Kitwood, T. (1997) *Dementia Reconsidered.* Buckingham: Open University Press.

Kitwood, T. and Bredin, K. (1992) 'Towards a theory of dementia care: personhood and wellbeing'. *Ageing and Society 12*, 269–287.

Knapp, M., Thorgrimsen, L., Patel, A., Spector, A., Hallam, A., Woods, B. and Orrell, M. (2006) 'Cognitive stimulation therapy for people with dementia: cost-effectiveness analysis'. *British Journal of Psychiatry 188*, 574–580.

Koder, D.A. (1998) 'Treatment of anxiety in the cognitively impaired elderly: can cognitive behaviour therapy help?' *International Psychogeriatrics 10*, 2, 173–182.

Kovach, C., Weissman, D., Griffie, J. *et al.* (1999) 'Assessment and treatment of discomfort for people in late-stage dementia'. *Journal of Pain Symptoms Management 18*, 412–419.

Kunik, M., Martinez, M., Snow, A. *et al.* (2003) 'Determinants of behavioural symptoms in dementia patients'. *Clinical Gerontology 26*, 3, 83–89.

Lantz, M., Giambianco, V. and Buchalter, E. (1996) 'A ten-year review of the effect of OBRA 87 on psychotropic prescribing practices in an academic nursing home'. *Psychiatric Services 47*, 951–957.

Lee, P.E., Gill, S.S., Freedman, M., Bronskill, S.E., Hillmer, M.P. and Rochon, P.A. (2004) 'Atypical antipsychotic drugs in the treatment of behavioural and psychological symptoms of dementia: systematic review'. *British Medical Journal 329*, 75–78.

Levin, H.S., High, W.M., Goethe, K.E., Sisson, R.A., Overall, J.E., Rhoades, H.M., Eisenberg, H.M., Kalisky, Z. and Gary, H.E. (1987) 'The neurobehavioural rating scale: assessment of the behavioural sequelae of head injury by the clinician'. *Journal of Neurology, Neurosurgery and Psychiatry 50*, 2, 183–193.

Levy-Storms, L. (2008) 'Therapeutic communication training in long-term care institutions: recommendations for future research'. *Patient Education and Counseling 73*, 8–21.

Libin, A. and Cohen-Mansfield, J. (2004) 'Therapeutic Robocat for nursing home residents with dementia: Preliminary inquiry'. *American Journal of Alzheimer's Disease and Other Dementias 19*, 2, 111–116.

Livingston, G., Johnston, K., Katona, C., Paton, J. and Lyketsos, C. (2005) 'Systematic review of psychological approaches to the management of neuropsychiatric symptoms of dementia'. *American Journal of Psychiatry 162*, 11, 1996–2021.

Lord, T. and Garner, E. (1993) 'Effects of music on Alzheimer patients'. *Perceptual and Motor Skills 76*, 451–455.

Lyketsos, C., Lopez, O. and Jones, B. (2002) 'Prevalence of neuropsychiatric symptoms in dementia and mild cognitive impairment: results from the cardiovascular health study'. *JAMA 288*, 1475–1483.

McGilton, K.S. et al. (2009) 'A systematic review of the effectiveness of communication interventions for health care providers caring for patients in residential care settings'. *Worldviews Evidence Based Nursing 6*, 3, 149–159.

McGrath, A.M. and Jackson, G.A. (1996) 'A survey of anti-psychotic drug use in nursing homes in Glasgow'. *British Medical Journal 312*, 611–612.

McShane, R., Keene, J., Gedling, K., Fairburn, C., Jacoby, R. and Hope, T. (1997) 'Do antipsychotic drugs hasten cognitive decline in dementia? Prospective study with necropsy follow up'. *British Medical Journal 314*, 266–270.

McShane, R., Areosa Sastre, A. and Minakaran, N. (2006) 'Memantine for dementia'. *Cochrane Database of Systematic Reviews. Issue 2.*

Mackenzie, L. (2004) *Assessing the Toileting Habits of Staff as a Method of Improving Toileting Regimes in Care.* National Conference of Dementia Care, Harrogate, November 2004.

Mackenzie, L. (2008) *Newcastle Approach to Treatment of CB.* Presentation at National Dementia Congress, Hawker Press (Bournemouth, UK, Nov.)

Mackenzie, L., James, I.A., Morse, R, Mukaetova-Ladinska, E. and Reichelt, F.K. (2006) 'A pilot study on the use of dolls for people with dementia'. *Age and Ageing 35*, 4, 441–444.

Mackenzie, L., Wood-Mitchell, A. and James, I.A. (2007) 'Guidelines on the use of dolls in care settings'. *Journal of Dementia Care 15*, 1, 26–27.

Mahoney, F. and Barthel, D. (1965) 'Functional evaluation: The Barthel Index'. *Maryland State Medical Journal 14*, 61–65.

Makin, S. (2009) *Formulation-driven Approaches to Agitated Behaviour.* Dissertation for Doctorate in Clinical Psychology, Newcastle University, UK.

Maslow, A. (1943) 'Theory of human motivation'. *Psychosomatic Medicine 5*, 85–92.

Mayers, K. (2003) 'Play Therapy for Individuals with Dementia'. In: C.E. Schaefer (ed.) *Play Therapy with Adults.* New York: John Wiley and Sons.

Meehan, K.M., Wang, H., David, S.R., Nisivoccia, J.R., Jones, B. et al. (2002) 'Comparison of rapidly acting intra-muscular olanzapine, lorazepam and placebo: a double blind randomised study in acutely agitated patients with dementia'. *Neuropsychopharmacology 26*, 494–594.

Mental Capacity Act (2005) legislation.gov.uk/ukpga/2005/9/contents.

Miller M. (2008) *Clinician's Guide to Interpersonal Psychotherapy in Late Life: Helping Cognitively Impaired or Depressed Elders and Their Caregivers.* New York: Oxford University Press.

Miller, M. and Reynolds, C.F. (2002) 'Interpersonal Psychotherapy'. In: J. Hepple, J. Pearce and P. Wilkinson (eds). *Psychological Therapies with Older People.* London: Bruner-Routledge.

Miller, M. and Reynolds, C. (2007) 'Expanding the usefulness of interpersonal psychotherapy (IPT) for depressed elders with comorbid cognitive impairment'. *International Journal of Geriatric Psychiatry 11*, 97–102.

Mioshi, E., Dawson, K., Mitchell, J., et al. (2006) 'The Addenbrooke's Cognitive Examination revised (ACE-R). A brief cognitive test battery for dementia screening'. *International Journal of Geriatric Psychiatry 2*, 11, 1078–1085.

Moniz-Cook, E. Woods, R. and Gardiner E. (2000) 'Staff factors associated with perception of behaviour as challenging in residential and nursing homes'. *Aging and Mental Health 4*, 48–55.

Moniz-Cook, E., Woods, R. and Richards, K. (2001a) 'Functional analysis of challenging behaviour in dementia: the role of superstition'. *International Journal of Geriatric Psychiatry 16*, 45–56.

Moniz-Cook, E., Woods, R., Gardiner, E., Silver, M. and Agar, S. (2001b) 'The Challenging Behaviour Scale (CBS): development of a scale for staff caring for older people in residential and nursing homes'. *British Journal of Clinical Psychology 40*, 3, 309–322.

Moniz-Cook, E., Vernooij-Dassen, M., Woods, R. et al. (2008a) 'A European consensus on outcome measures for psychological intervention research in dementia'. *Aging and Mental Health 12*, 1, 14–29.

Moniz-Cook, E., De Vught, M., Verhey, F. and James, I. (2008b) 'Functional analysis-based interventions for challenging behaviour in dementia'. *Cochrane Database of Systematic Reviews, Issue 1*. Art. No.: CD006929. DOI: 10.1002/14651858.CD006929.

Moniz-Cook et al. (2008c) 'Can training community mental health nurses to support family carers reduce behavioural problems in dementia? An exploratory pragmatic randomised controlled trial'. *International Journal of Geriatric Psychiatry, 23*, 2, 185–191.

Moniz-Cook, E., Walker, A., De Vught, M., Verhey, F. and James, I. (in press) 'Functional analysis based interventions for challenging behaviour in dementia – (Cochrane Review)'. *Cochrane Database of Systematic Reviews.*

Montgomery, P. and Dennis, J. (2002) 'Physical exercise for sleep problems in adults aged 60+'. *Cochrane Database of Systematic Reviews: Reviews Issue 4.* Chichester: John Wiley.

Moore, D. (2001) '"It's like a gold medal and it's mine" – dolls in dementia care'. *Journal of Dementia Care 9*, 6, 20–22.

Moriaty, J., Treadgold, M. and Grennan, S. (2003) 'Activating potential for communication through all the senses'. *Dementia 2*, 2.

Mottram, P. (2003) 'Art therapy with clients who have dementia'. *Dementia 2*, 272–277.

NAO (2007) 'Improving services and support for people with dementia'. HC 604 (July).

Neal, M. and Barton Wright, P. (2003) 'Validation therapy for dementia'. *Cochrane Database of Systematic Reviews: Reviews Issue 3.* Chichester: John Wiley.

Neville, C. and Bryne, G. (2001) 'Literature review: behaviour rating scales for older people with dementia: which is the best for use by nurses?' *Australasian Journal Ageing 20*, 166–172.

NICE (2004) 'Depression: management of depression in primary and secondary care – Clinical guideline 23' (www.nice.org.uk/CG023).

NICE (2006) 'Dementia: supporting people with dementia and their carers'. *NICE-SCIE Clinical Guideline 42.* London: DoH.

Orrell, M. and Woods, R. (1996) 'Tacrine and psychological therapies – no contest'. *International Journal of Geriatric Psychiatry 11*, 189–192.

Perrin, T. and May, H. (2000) *Wellbeing in Dementia: An Occupational Approach for Therapists and Carers.* Churchill Livingstone: London.

Porteinsson, A.P., *et al.* (2001) 'Placebo-controlled study of divalproex sodium for agitation in dementia'. *American Journal of Geriatric Psychiatry 9*, 58–66.

Pollock, B., *et al.* (2002) 'Comparison of citalopram, perphenazine, and placebo for the acute treatment of psychosis and behavioural disturbances in hospitalised demented patients'. *American Journal of Psychiatry 159*, 460–465.

Price J., Hermans D. and Grimley E. (2001) *Subjective Barriers to Prevent Wandering of Cognitively Impaired People.* The Cochrane Database of Systematic Reviews Chichester: Wiley (updated 2009).

Quynh-anh, N. and Paton, C. (2008) 'The use of aromatherapy to treat behaviour problems in dementia'. *International Journal of Geriatric Psychiatry 27*, 4, 337–346.

Renaud, D., Mulin, E., Mallea, P. and Robert, P. (2010) 'Measurement of neuropsychiatric symptoms in clinical trials targeting Alzheimer's disease and related disorders'. *Pharmaceuticals, 3*, 2387–2397.

Richeson, N. (2003) 'Effects of animal assisted therapy on agitated behaviours and social interactions of older adults with dementia'. *American Journal of Alzheimers Disease and Other Dementias, 18*, 6, 353–358.

Romero, B., and Wenz, M. (2001) 'Self-maintenance therapy in Alzheimer's disease'. *Neuropsychological Rehabilitation 11*, 333–355.

Schaie, K.W. (2008) 'A Lifespan Developmental Perspective of Psychological Ageing'. In: K. Laidlaw and B. Knight (eds). *Handbook of Emotional Disorders in Later Life: Assessment and Treatment* (pp. 3–32). Oxford: Oxford University Press.

Schneider, L., Dagerman, K. and Insel, P. (2005) 'Risk of death with atypical antipsychotic drug treatment for dementia: meta-analysis of randomised placebo-controlled trials'. JAMA *294*, 1934–1943.

Schols, J., Crebolder, H. and van Weel, C. (2004) 'Nursing home and nursing home physician: the Dutch experience'. *Journal of the American Medical Directors Association 5*, 3, 207–212.

Schrijnemaekers, V., Rossum, E.,van Heusden, M. *et al.* (2002) 'Compliance in a randomised controlled trial: the implementation of emotion-orientated care in psycho-geriatric facilities'. *Journal of Advanced Nursing 39*, 2, 182–189.

Scott, B. (2009) *A Staff Survey of Helpful Aspects of Interventions for Individuals Whose Behaviour Challenges Services.* Dissertation (SSRP) for Doctorate in Clinical Psychology, Newcastle University, UK.

Scottish Government (2010) *Scotland's National Dementia Strategy.* Edinburgh: The Scottish Government, St Andrew's House.

Sells, D. and Shirley, L. (2010) 'Person centred risk management: the traffic light approach'. *Journal of Dementia Care 18*, 5, 21–23.

Shankar, K., Walker, M., Frost, D. and Orrell, M. (1999) 'The development of a valid and reliable scale for rating anxiety in dementia (RAID)'. *Aging and Mental Health 3*, 39–49.

Sherrat, K., Thornton, A. and Hatton, C. (2004) 'Music interventions for people with dementia: a review of the literature'. *Journal Mental Health and Aging 8*, 1, 3–12.

Shirley, L.J. (2005) 'The development of a tool to measure attributional processes in dementia care settings'. *Clinical Psychology Forum 154*, 21–24.

SIGN Scottish Intercollegiate Guidelines Network (1998) *Interventions in the Management of Behavioural and Psychological Aspects of Dementia.* SIGN: Edinburgh.

Singh, N., Stavrinos, T.M., Scarbek, Y., Galambos, G., *et al.* (2005) 'A randomized controlled trial of high versus low intensity weight training versus general practitioner care for clinical depression in older adults'. *Journal of Gerontology (A) Biological and Medical Science 60*, 768–776.

Sink, K.M., Holden, F.H. and Yaffe, K. (2005) 'Pharmacological treatment of neuropsychiatric symptoms of dementia: A review of the evidence'. *Journal of the American Medical Association 293*, 5, 596–608.

Sival, R.C., Hathmans, P.M., Jansen, P.A., Duursma, S.A. and Eikellenboom, P. (2002) 'Sodium valproate in the treatment of aggressive behaviour in patients with dementia: A randomise placebo controlled clinical trial'. *International Journal of Geriatric Psychiatry 17*, 579–585.

Slater, E. and Glazer, W. (1995) 'Use of OBRA-87 guidelines for prescribing neuroleptics in a VA nursing home'. *Psychiatric Services 46*, 119–121.

Sloane, P., Mitchell, C., Preisser, J. *et al.* (1998) 'Environmental correlates of resident agitation in Alzheimer's disease special care units'. *Journal of American Geriatric Society 46*, 862–869.

Smith, K., Milburn, M. and Mackenzie, L. (2008) 'Poor command of English language: a problem in care home? If so, what can be done'. *Journal of Dementia Care 16*, 6, 37–39.

Spector, A, Orrell, M., Davies, S. and Woods, R.T. (2002a) 'Reality Orientation for Dementia' (Cochrane review). In: *The Cochrane Library*. Update Software, issue 2: Oxford.

Spector, A., Thorgrimsen, L., Woods, B., Royan, L., Davies, S., Butterworth, M. and Orrell, M. (2003) 'Efficacy of an evidence-based cognitive stimulation programme for people with dementia: randomised controlled trial'. *British Journal of Psychiatry 183*, 248–254.

Spector, A., Thorgrimsen, L., Woods, B. and Orrell, M. (2006) *Making a Difference: An Evidence-based Group Programme to Offer Cognitive Stimulation Therapy (CST) to People with Dementia*. London: Hawker Publications.

Spira, A. and Edelstein, B. (2006) 'Behavioral interventions for agitation in older adults with dementia: an evaluative review'. *International Psychogeriatrics 18*, 2, 195–225.

Steinberg, M. and Lyketsos, C. (2005) 'Pharmacological treatment of neuropsychiatric symptoms of dementia'. *Journal of American Medical Association 293*, 18, 2211–2212.

Stokes, G. (2001) *Challenging Behaviour in Dementia: A Person-centred Approach*. Bicester, UK: Speechmark.

Stolee, P., Hillier, L., Esbaugh, J., Bol, N., McKellar, L. and Gauthier, N. (2005). 'Instruments for the assessment of pain in older people with cognitive impairment.' *Journal of American Geriatric Society, 53*, 319–326.

Sunderland T., Hill, J., Lawlor, B. and Molchan, S. (1988) *Psychopharmacological Bulletin, 24*, 4, 747–753.

Suzuki, M., Kanamori, M., Watanabe, M., Nagasawa, S., Kojima, E., Ooshiro, H. and Nakahara, D. (2004) 'Behavioral and endocrinological evaluation of music therapy for elderly patients with dementia'. *Nursing and Health Sciences 6*, 11–18.

Tariot, P.N., Schneider, L.S., Mintzer, J., Cutler, A., Cunningham, M., *et al.* (2001) 'Safety and tolerability of divalproex sodium in the treatment of signs and symptoms of mania in elderly patients with dementia: results of a double blind, placebo controlled trial'. *Current Theories in Research and Clinical Experimentation 62*, 51–67.

Taylor, D. (2010) 'Antipsychotic polypharmacy – confusion reigns'. *The Psychiatrist (RCPsych) 34*, 41–43.

Teri, L. and Gallagher-Thompson, D. (1991) 'Cognitive-behavioural interventions for treatment of depression in Alzheimer's patients'. *Gerontologist 31*, 3, 413–416.

Teri L., Logsdon, R.G., Uomoto, J., McCurry, S.M. (1997) 'Behavioural treatment of depression in dementia patients: a controlled clinical trial'. *Journal of Gerontology: Psychological Sciences 52B*, 4 159–166.

Thompson, C., Brodaty, H., Trollor, J. and Sachdev, P. (2010) 'Behavioural and psychological symptoms associated with dementia and dementia subtype and severity'. *International Psychogeriatrics 22*, 2, 300–305.

Thorgrimsen, L., Spector, A., Wiles, A., et al. (2003) 'Aromatherapy for dementia'. *Cochrane Database of Systematic Reviews, Issue 3*.

Threadgold, M. (2002) 'Sonas aPc – a new lease of life for some'. *Signpost 7*, 35–36.

Thwaites, S. and Sara, A. (2010) 'Tailor made cognitive stimulation'. *Journal of Dementia Care 18*, 5, 19–20.

Toseland, R.W., Diehl, M., Freeman, K., Manzaneres, T., Naleppa, M. and McCallion, P. (1997) 'The impact of validation group therapy on nursing home residents with dementia'. *Journal of Applied Gerontology 16*, 31–50.

Trinh, N., Hoblyn, J., Mohanty, S. and Yaffe. K. (2003) 'Efficacy of cholinesterase inhibitors in the treatment of neuropsychiatric symptoms and functional impairment in Alzheimer disease: a meta-analysis'. *JAMA 289*, 210–216.

van Weert, J., van Dulmen, A., Spreeuwenberg, P., Ribbe, M. and Bensing, J. (2005) 'Effects of snoezelen, integrated in 24h dementia care, on nurse–patient communication during morning care'. *Patient Education and Counseling 58*, 312–326.

van Weert, J., Janssen, B., van Dulmen, A., Spreeuwenberg, P., Ribbe, M. and Bensing, J. (2006) 'Nursing assistants' behaviour during morning care: effects of the implementation of snoezelen, integrated in 24 hr dementia care'. *Journal of Advanced Nursing 53*, 656–668.

Vasse, E., Vernooij-Dassen, M., Spijker, A. Rikket, M.O. and Koopmans, R. (2010) 'A systematic review of communication strategies for people with dementia in residential and nursing homes'. *International Psychogeriatrics 22*, 2, 189–200.

Verkaik, R., van Weert, J. and Francke, A. (2005) 'The effects of psychosocial methods on depressed, aggressive and apathetic behaviours of people with dementia: a systematic review'. *International Journal of Geriatric Psychiatry 20*, 301–314.

Vernooij-Dassen, M., Vasse, E., Zuidema, S., et al. (2010) 'Psychosocial interventions for dementia patients in long-term care'. *International Psychogeriatrics 22*, 7, 1121–1128.

Vink, A.C. and Birks, J.S. (2003, 2009) 'Music therapy for people with dementia'. *The Cochrane Database Reviews*. The Cochrane Database of Systematic Reviews.

Volicer, L. and Hurley, A. (2003) 'Management of behavioural symptoms in progressive degenerative dementias'. *Journal of Gerontology 58A*, 9, 837–845.

Vrij, A. (2000) 'The Social Psychology of Lying and Detecting Deceit'. In: A. Vrij (ed.) *Detecting Lies and Deceit: The Psychology of Lying and the Implications for Professional Practice* (pp.1–17). Chichester: John Wiley.

Wagner, A., Zhang, F., Soumerai, S. *et al.* (2004) 'Benzodiazepine use and hip fractures in the elderly: who is at greatest risk?' *Archives of Internal Medicine 164*, 14, 1567–1572.

Warner, J., Butler, R. and Wuntakal, B. (2006) 'Dementia'. *British Medical Journal Clinical Evidence 12*, 1361–1390.

Waterworth, A, James, I.A., Meyer, T. and Lee, D. (in press) 'Can a lie be therapeutic? The views of people with dementia'. *Aging and Mental Health.*

Wilkinson, N., Srikumar, S., Shaw, K. and Orrell, M. (1998) 'Drama and movement therapy in dementia: a pilot study'. *Arts in Psychotherapy 25*, 3, 195–201.

Wilson, B.A., Evan, J., Alderman, N., Burgess, P. and Emslie, H. (1997) 'Behavioural Assessment of the Dysexecutive Syndrome'. In: P. Rabbit (ed.) *Methodology of Frontal and Executive Function* (pp.239–250). Hove: Psychology Press.

Winstead-Fry, P. and Kijek, J. (1999) 'An integrative review and meta-analysis of therapeutic touch research'. *Alternative Therapies in Health and Medicine 5*, 58–67.

Wood-Mitchell, A., Cunningham, J., Mackenzie, L. and James, I. (2007a) 'Can a lie ever be therapeutic? The debate continues'. *Journal of Dementia Care 15*, 2, 24–28.

Wood-Mitchell, A., James, I.A., Waterworth, A. and Swann, A. (2008) 'Factors influencing the prescribing of medications by old age psychiatrists for behavioural and psychological symptoms of dementia: a qualitative study'. *Age and Ageing 3*, 1–6.

Wood-Mitchell, A., Waterworth, A., Stephenson, M. and James, I. (2006) 'Lying to people with dementia: sparking the debate'. *Journal of Dementia Care 14*, 6, 30–31.

Wood-Mitchell, A., Mackenzie, L., Stephenson, M. and James, I.A. (2007b) 'Treating challenging behaviour in care settings: audit of a community service using the neuropsychiatric inventory'. *PSIGE Newsletter, British Psychological Society 101*, 19–23.

Woods B., Spector A., Orrell M. and Aguirre E. (2009) *Cognitive Stimulation for People with Dementia (Review)* The Cochrane Database of Systematic Reviews Chichester: Wiley.

Woods, B., Spector, A., Prendergast, L. and Orrell, M. (2005a) 'Cognitive stimulation to improve cognitive functioning in people with dementia'. *Cochrane Database of Systematic Reviews, Issue 4.*

Woods, B., Spector, A., Jones, C., Orrell, M. and Davies., S. (2005b) 'Reminiscence therapy for dementia'. *Cochrane Database of Systematic Reviews: Reviews Issue 2.* Chichester: John Wiley.

Zeisel, J., Silverstein, N., Hyde, J., *et al.* (2003) 'Environmental correlates to behavioural health outcomes in Alzheimer's special care units'. *Gerontologist 43*, 697–711.

Zuidema, S., de Jonghe, J., Verhey, F. and Koopmans, R. (2010) 'Environmental correlates of neuropsychiatric symptoms in nursing home patients with dementia'. *International Journal of Geriatric Psychiatry 25*, 1, 14–22.

Anhang

Deutschsprachige Literatur, Adressen und Links zum Thema «Demenz»

Literatur (deutsch)

Auf Grundlage der Empfehlungen der Deutschen Alzheimer Gesellschaft e. V., ergänzt von Jürgen Georg, Elke Steudter, Gaby Burgermeister, Swantje Kubillus und Gerlinde Strunk-Richter. April 2012

Informationen über das Krankheitsbild und den Umgang mit Demenzkranken

Alzheimer Europe (Hrsg.) (2005): Handbuch der Betreuung und Pflege von Alzheimer-Patienten. 2., aktualisierte und erweiterte Auflage. Stuttgart: Thieme.
Bell V., Troxel D. (2007): Richtig helfen bei Demenz. Ein Ratgeber für Angehörige und Pflegende. 2. Aufl. München: Reinhardt Verlag.
Bowlby Sifton C. (2011): Das Demenz-Buch. Ein «Wegbegleiter» für Angehörige und Pflegende. 2. überarb. Aufl. Bern: Verlag Hans Huber.
Beyreuther K., Einhäupl K. M., Förstl H., Kurz A. (2002): Demenzen. Grundlagen und Klinik. Stuttgart: Thieme.
Böhme G. (2008): Förderung der kommunikativen Fähigkeiten bei Demenz. Bern: Verlag Hans Huber.
Bredenkamp R., Albota M., Beyreuther K., Bruder J., Kurz A., Langehennig M., Prümel-Philippsen U., Tillmann C., von der Damerau-Dambrowski V., Weller M., Weyerer S. (2008): Die Krankheit frühzeitig auffangen. Bern: Verlag Hans Huber. *aus der Reihe: Gemeinsam für ein besseres Leben mit Demenz.*
Bruhns A., Lakotta B., Pieper D. (Hrgs.) (2010): Demenz: Was wir darüber wissen, wie wir damit leben. München: Deutsche Verlags-Anstalt.
Bundesministerium für Gesundheit: Wenn das Gedächtnis nachlässt. Ratgeber für die häusliche Betreuung demenzkranker älterer Menschen.
  Zu bestellen beim BMG, per: E-Mail: publikationen@bundesregierung.de
  Telefon: 01805/77 80 90 (kostenpflichtig. 14 Ct/Min. aus dem dt. Festnetz, abweichende Preise aus den Mobilfunknetzen möglich)
  Fax: 01805/77 80 94 (kostenpflichtig. 14 Ct/Min. aus dem dt. Festnetz, abweichende Preise aus den Mobilfunknetzen möglich)
  Schriftlich: Publikationsversand der Bundesregierung
  Postfach 48 10 09
  18132 Rostock
  oder als PDF zum Herunterladen auf http://www.bmg.bund.de.
Bundesministerium für Gesundheit (Hrsg.) (2007): Rahmenempfehlungen zum Umgang mit herausforderndem Verhalten bei Menschen mit Demenz in der stationären Altenhilfe. Berlin: Bundesministerium für Gesundheit.
Buijssen H. (2003): Demenz und Alzheimer verstehen – mit Betroffenen leben. Weinheim: Beltz.
Chapman A., Jackson G. A., McDonald C. (2004): Wenn Verhalten uns herausfordert. Stuttgart: Demenz Support.

de Klerk-Rubin V. (2009): Mit dementen Menschen richtig umgehen, Validation für Angehörige. 2. Aufl. München: Rheinhardt.

Fischer-Börold C., Zettl S. (2006): Demenz. NDR Visite – Die Gesundheitsbibliothek. Hannover: Schlütersche.

Förstl H. (Hrsg.) (2002): Lehrbuch der Gerontopsychiatrie und -psychotherapie. Stuttgart: Thieme.

Förstl H., Kleinschmidt C. (2009): Das Anti-Alzheimer-Buch. Ängste, Fakten, Präventionsmöglichkeiten. München: Kösel-Verlag.

Forstmeier S., Maercker A. (2008): Probleme des Alterns. Göttingen: Hogrefe.

Furtmayr-Schuh A. (2000): Die Alzheimer Krankheit – das große Vergessen. Stuttgart: Kreuz.

Gutzmann H., Zank S. (2004): Demenzielle Erkrankungen, medizinische und psychosoziale Interventionen. Stuttgart: Kohlhammer Urban.

Hallauer J. F.; Kurz A. (Hrsg.) (2002): Weißbuch Demenz. Stuttgart: Thieme.

Hauser U. (2009): Wenn die Vergesslichkeit noch nicht vergessen ist – zur Situation Demenzkranker im frühen Stadium. 2. Aufl. Köln: KDA.

Höhn M. (2004): Häusliche Pflege: … und sich selbst nicht vergessen. Was pflegende Angehörige wissen sollten. Köln: PapyRossa.

Kastner U., Löbach R. (2007): Handbuch Demenz. München: Elsevier.

Klessmann E. (2012): Wenn Eltern Kinder werden und doch die Eltern bleiben. 7. Aufl. Bern: Verlag Hans Huber.

Kompetenznetzwerk Demenzen e. V. (Hrsg.) (2009): Alzheimer und Demenzen verstehen. Der Ratgeber des Kompetenznetzes Demenzen. Diagnose, Behandlung, Alltag, Betreuung. Stuttgart: MVS Medizinverlage.

Krämer G. (2000): Alzheimer-Krankheit. Antworten auf die häufigsten Fragen. Stuttgart: Trias.

Landesinitiative Demenz-Service NRW (Hrsg.) (2005): «Wie geht es Ihnen?» – Konzepte und Materialien zur Einschätzung des Wohlbefindens von Menschen mit Demenz. Köln: KDA.

Leuthe F. (2009): Richtig sprechen mit dementen Menschen. München: Reinhardt.

Mace N. L., Rabins P. V. (2012): Der 36-Stunden-Tag. Die Pflege des verwirrten älteren Menschen, speziell des Alzheimer-Kranken. 6. Aufl. Bern: Verlag Hans Huber.

Martin M., Schelling H. R. (Hrsg.) (2005): Demenz in Schlüsselbegriffen. Bern: Verlag Hans Huber.

Moniz-Cook E., Manthorpe J. (2010): Frühe Diagnose Demenz. Bern: Verlag Hans Huber.

Niemann-Mirmehdi M., Mahlberg R. (2003): Alzheimer – was tun, wenn die Krankheit beginnt? Stuttgart: Trias.

Perrar K. M., Sirsch E., Kutschke A. (2011): Gerontopsychiatrie für Pflegeberufe. 2. aktualisierte und erweiterte Auflage. Stuttgart: Thieme.

Piechotta G. (2008): Das Vergessen erleben. Lebensgeschichten von Menschen mit einer demenziellen Erkrankung. 1. Aufl. Frankfurt: Mabuse-Verlag.

Powell J. (2003): Hilfen zur Kommunikation bei Demenz. Köln: Kuratorium Deutsche Altershilfe. Tel. 0221 931 847 0, http://www.kda.de.

Powell J. (2002): Hilfen zur Kommunikation bei Demenz. 4. Aufl. Köln: KDA. [vergriffen]

Richter B., Richter R. W. (2004): Alzheimer in der Praxis. Bern: Verlag Hans Huber. *Ärztlicher Ratgeber.*

Riesner Ch. (2010): Menschen mit Demenz und ihre Familien. Das person-zentrierte Bedarfsassessment CarnapD: Hintergründe, Erfahrungen, Anwendungen. Hannover: Schlütersche. [Pflegebibliothek: Wittener Schriften]

Rösner M. (2007): Humor trotz(t) Demenz – Humor in der Altenpflege. Köln: KDA.

Schäfer U. (2004): Demenz – Gemeinsam den Alltag bewältigen. Ein Ratgeber für Angehörige und Pflegende. 1. Aufl. Göttingen: Hogrefe.

Schwarz G. (2009): Basiswissen: Umgang mit demenzkranken Menschen. 1. Aufl. Bonn: Psychiatrie-Verlag.

Stechl E., Steinhagen-Thiessen E., Knüvener C. (2008): Demenz – mit dem Vergessen leben. Ein Ratgeber für Betroffene. 1. Aufl. Frankfurt: Mabuse-Verlag.

Steffen N. (2008): Lernstationen: Demenzielle Erkrankungen. Lernzirkel in der Pflegeausbildung. München: Elsevier.

Stiftung Warentest; Verbraucherzentrale Nordrhein-Westfalen (Hrsg.) (2009): Demenz – Hilfe für Angehörige und Betroffene. 2. Aufl. Berlin: Stiftung Warentest.

Tackenberg P., Abt-Zegelin A. (Hrsg.) (2004): Demenz und Pflege: Eine interdisziplinäre Betrachtung. Frankfurt a. M.: Mabuse Verlag.

Tönnies I. (2007): Abschied zu Lebzeiten. Wie Angehörige mit Demenzkranken leben. Bonn: Balance Buch- und Medien-Verlag.

Wächtler C. (Hrsg.) (2003): Demenzen – Frühzeitig erkennen, aktiv behandeln, Betroffene und Angehörige effektiv unterstützen. 2. Aufl. Stuttgart: Thieme.

Weidenfelder M. (2004): Mit dem Vergessen leben: Demenz. Verwirrte alte Menschen verstehen und einfühlsam begleiten. Stuttgart: Kreuz.

Whitehouse P. J., George D. (2009): Mythos Alzheimer. Bern: Verlag Hans Huber.

Wojnar J. (2007): Die Welt der Demenzkranken. Leben im Augenblick. 1. Aufl. Hannover: Vincentz-Verlag.

Pflege, Pflegekonzepte

Archibald C. (2007): Menschen im Krankenhaus. Ein Lern- und Arbeitsbuch für Pflegekräfte. Köln: Kuratorium Deutsche Altershilfe.

Barrick A. L., Rader J., Hoeffer B., Sloane P. D., Biddle S. (2011): Körperpflege ohne Kampf – Personenorientierte Pflege von Menschen mit Demenz. Bern: Verlag Hans Huber.

Böhm E. (2009): Verwirrt nicht die Verwirrten. Neue Ansätze geriatrischer Krankenpflege. 14. Aufl. Bonn: Psychiatrie Verlag.

Bölicke C., Mösle R., Romero B., Sauerbrey G., Schlichting R., Weritz-Hanf P., Zieschang Tania T. (2007): Ressourcen erhalten. Bern: Verlag Hans Huber.
aus der Reihe: Gemeinsam für ein besseres Leben mit Demenz.

Breuer P. (2009): Visuelle Kommunikation für Menschen mit Demenz. Bern: Verlag Hans Huber.

Brooker D. (2008): Person-zentriert pflegen – Das VIPS-Modell zur Pflege und Betreuung von Menschen mit Demenz. Bern: Verlag Hans Huber.

Buchholz T., Schürenberg A. (2008): Basale Stimulation in der Pflege alter Menschen. 3., überarb. und erw. Aufl. Bern: Verlag Hans Huber.

Chalfont G. (2010): Naturgestützte Therapie. Tier- und pflanzengestützte Therapie für Menschen mit einer Demenz planen, gestalten und ausführen. Bern: Verlag Hans Huber.

Chapman A., Jackson F. A., McDonald C. (2004): Wenn Verhalten uns herausfordert …: Ein Leitfaden für Pflegekräfte zum Umgang mit Menschen mit Demenz. Stuttgart: Demenz Support Stuttgart.

Falk J. (2004): Basiswissen Demenz. Lern- und Arbeitsbuch für berufliche Kompetenz und Versorgungsqualität. Weinheim: Juventa.

Feil N. (2007): Validation. 5. Aufl. München: Reinhardt-Verlag.

Fischer T. (2011): Schmerzeinschätzung bei Menschen mit schwerer Demenz. Bern: Verlag Hans Huber.

Gatterer G., Croy A. (2005): Leben mit Demenz. Heidelberg/Berlin: Springer.

Gauer J. (2009): Du hältst deine Hand über mir. Gottesdienste mit Demenzkranken. Düsseldorf: Patmos.

Grond E. (2009): Pflege Demenzkranker. 4. Aufl. Hannover: Schlütersche.

Gutensohn S. (2000): Endstation Alzheimer? Ein überzeugendes Konzept zur stationären Betreuung. Frankfurt: Mabuse.

Hammerla M. (2009): Der Alltag mit demenzerkrankten Menschen. Pflege in den verschiedenen Phasen der Erkrankung. München/Jena: Elsevier, Urban und Fischer.

Hegedusch E. und L. (2007): Tiergestützte Therapie bei Demenz. Hannover: Schlütersche.

Höwler E. (2008): Herausforderndes Verhalten bei Demenz. Stuttgart: Kohlhammer.

Innes A. (Hrsg.) (2004): Die Dementia Care Mapping Methode (DCM). Bern: Verlag Hans Huber. [vergriffen]

Jenkins D. (2006): Der beste Anzug. Hautpflege bei Menschen mit Demenz. Köln: KDA.

Kasten E., Utecht C., Waselewski M. (2004): Den Alltag demenzerkrankter Menschen neu gestalten. Hannover: Schlütersche.

Kitwood T. (2008): Demenz. Der person-zentrierte Ansatz im Umgang mit verwirrten Menschen. 5. Aufl. Bern: Verlag Hans Huber.

König J., Zemlin C. (2008): 100 Fehler im Umgang mit Menschen mit Demenz und was Sie dagegen tun können. Hannover: Schlütersche.

Kolb C. (2003): Nahrungsverweigerung bei Demenzkranken. PEG-Sonde – ja oder nein? Frankfurt: Mabuse Verlag.

Kostrzewa S. (2010): Palliative Pflege von Menschen mit Demenz. 2. Aufl. Bern: Verlag Hans Huber.

Kuhlmann A. (2005): Case Management für demenzkranke Menschen. Eine Betrachtung der gegenwärtigen praktischen Umsetzung. Münster: LIT-Verlag.

Kuhn D., Verity J. (2012): Die Kunst der Pflege von Menschen mit einer Demenz. Bern: Verlag Hans Huber.

Kuratorium Deutsche Altershilfe (2001): Qualitätshandbuch Leben mit Demenz. Köln: KDA.

Kuratorium Deutsche Altershilfe (2008): DazugeHÖREN. Türen öffnen zu hörgeschädigten Menschen mit Demenz. Köln: KDA.

Marshall M., Allan K. (2011): «Ich muss nach Hause» – Ruhelos umhergehende Menschen mit einer Demenz verstehen. Bern: Verlag Hans Huber.

Morton I. (2002): Die Würde wahren – Personzentrierte Ansätze in der Betreuung von Menschen mit Demenz. Stuttgart: Klett-Cotta.

Münch M., Schwermann M. (2007): Professionelles Schmerzassessment bei Menschen mit Demenz. Stuttgart: Kohlhammer.

Plemper B., Beck G., Freter H.-J., Gregor B., Gronemeyer R., Hafner I., Klie T., Pawletko K.-W., Rudolph J., Schnabel E., Steiner I., Trilling A., Wagner J. (2007): Gemeinsam betreuen. Bern: Verlag Hans Huber.
aus der Reihe: Gemeinsam für ein besseres Leben mit Demenz.

Richter B., Richter R. W. (2004): Alzheimer in der Praxis. Bern: Verlag Hans Huber.
Ärztlicher Ratgeber.

Robert Bosch Stiftung (Hrsg.) (2007): Gemeinsam für ein besseres Leben mit Demenz – Gesamtausgabe. Bern: Verlag Hans Huber.

Sachweh S. (2008): Spurenlesen im Sprachdschungel. Kommunikation und Verständigung mit demenzkranken Menschen. Bern: Verlag Hans Huber.

Schindler U. (Hrsg.) (2003): Die Pflege demenziell Erkrankter neu erleben. Mäeutik im Praxisalltag. Hannover: Vincentz.

Staack S. (2004): Milieutherapie, Ein Konzept zur Betreuung demenziell Erkrankter. Hannover: Vincentz.

Tackenberg P., Abt-Zegelin A. (2004): Demenz und Pflege. Eine interdisziplinäre Betrachtung. Frankfurt: Mabuse.

van der Kooij C. (2007): «Ein Lächeln im Vorübergehen». Erlebensorientierte Altenpflege mit Hilfe der Mäeutik. Bern: Verlag Hans Huber.

van der Kooij C. (2010): Das mäeutische Pflege- und Betreuungsmodell. Bern: Verlag Hans Huber.

Verbraucher-Zentrale Nordrhein-Westfalen e. V. (2003): Pflegende Angehörige – Balance zwischen Fürsorge und Entlastung. Düsseldorf: Verbraucher-Zentrale NRW.

Weissenberger-Leduc M. (2009): Palliativpflege bei Demenz. Ein Handbuch für die Praxis. Wien: Springer.

Wissmann P. et al. (2007): Demenzkranken begegnen. Bern: Verlag Hans Huber.
aus der Reihe: Gemeinsam für ein besseres Leben mit Demenz.

Demenz und Zivilgesellschaft

Demenz Support Stuttgart (Hrsg.) (2010): «Ich spreche für mich selbst» – Menschen mit Demenz melden sich zu Wort. Frankfurt: Mabuse.

Taylor R. (2011): Der moralische Imperativ des Pflegens. Bern: Verlag Hans Huber.

Wissmann P., Gronemeyer R. (2008): Demenz und Zivilgesellschaft – Eine Streitschrift. Frankfurt: Mabuse.

Beschäftigung, Training, Erinnern

Bayerisches Staatsministerium für Arbeit und Sozialplanung, Familie und Frauen (2006): Musizieren mit dementen Menschen. Ratgeber für Angehörige und Pflegende. München: Reinhardt.

Becker J. (1999/2001): «Die Wegwerfwindel auf der Wäscheleine» und «Gell, heut geht's wieder auf die Rennbahn» – Die Handlungslogik dementer Menschen wahrnehmen und verstehen. afw-Arbeitshilfe Demenz I und II. Darmstadt: Arbeitszentrum für Fort- und Weiterbildung im Elisabethenstift. (Pädagogische Akademie Elisabethenstift gGmbH, Stiftstr. 14, 64287 Darmstadt, Tel. 06151 4095-100, E-Mail: pae@elisabethenstift.de, Internet: http://elisabethenstift.de).

Bell V., Troxel D., Tonya C., Hamon R. (2007): So bleiben Menschen mit Demenz aktiv. 17 Anregungen nach dem Best-Friends-Modell. München: Reinhardt.

Bendlage R., Nix A., Schützendorf E., Wölfel A. (2009): Gärten für Menschen mit Demenz und Alzheimer. Stuttgart: Ulmer.

Friese A. (2007): Sommerfrische. 28 Kurzaktivierungen im Sommer für Menschen mit Demenz. Hannover: Vincentz.

Friese A. (2008): Herbstvergnügen. 28 Kurzaktivierungen im Herbst für Menschen mit Demenz. Hannover: Vincentz.

Friese A. (2009): Frühlingsgefühle. 28 Kurzaktivierungen im Frühling für Menschen mit Demenz. Hannover: Vincentz.

Gatz S., Schäfer L. (2002): Themenorientierte Gruppenarbeit mit Demenzkranken. 24 aktivierende Stundenprogramme. Weinheim: Beltz.

Joppig W. (2004): Gedächtnistraining mit dementen Menschen. Troisdorf: Bildungsverlag Eins.

Kiefer B., Rudert B. (2007): Der therapeutische Tischbesuch, TTB – die wertschätzende Kurzzeitaktivierung. Hannover: Vincentz.

Kleindienst J., Rath B. (2011): Momente des Erinnerns. Auswahl: Vorlesebücher für die Altenpflege. Bd. 3 und 4. Berlin: Zeitgut.

Kuratorium Deutsche Altershilfe (Hrsg.) (2007): Tiere öffnen Welten. Leitlinien zum fachgerechten Einsatz von Hunden, Katzen und Kaninchen in der Altenhilfe. Köln: KDA.

Meier E., Teschauer W. (2009): Reise ins unbekannte Land. Bildgestaltung mit demenzkranken Menschen. Norderstedt: Books on Demand.

Midi-Music-Studio: Da klingt dein Herz. Senioren singen mit. CD und Textbuch. Zu beziehen über Midi-Music-Studio, Tel: 054 05-33 21, www.mm-studio.eu

Möllenhoff H., Weiß M., Heseker H. (2005): Muskeltraining für Senioren. Ein Trainingsprogramm zum Erhalt und zur Verbesserung der Mobilität mit CD. Hamburg: Behr's Verlag.

Oswald W. D., Ackermann A. (2009): Kognitive Aktivierung mit SimA-P: Selbständig im Alter. Wien: Springer.

Radenbach J. (2009): Aktiv trotz Demenz. Handbuch für die Aktivierung und Betreuung von Demenzerkrankten. Hannover: Schlütersche.

Schmidt-Hackenberg U. (1996): Wahrnehmen und Motivieren. Die 10-Minuten-Aktivierung für die Begleitung Hochbetagter. Hannover: Vincentz.

Schmidt-Hackenberg U. (2003): Zuhören und Verstehen. Warum man im Januar Brezel aß und im Juli nicht zur Ruhe kam …. Hannover: Vincentz.

Schmidt-Hackenberg U. (2004): Anschauen und Erzählen, Gedankenspaziergänge mit demenziell Erkrankten. Hannover: Vincentz.

Strätling U. (2011): Als die Kaffeemühle streikte. Geschichten zum Vorlesen für demenzkranke Menschen. Köln: KDA, auch zu beziehen über: www.geschichtenfuerdemenzkranke.de.

Sulser R. (2010): Ausdrucksmalen für Menschen mit Demenz. 3. Aufl. Bern: Verlag Hans Huber.

Tageszentrum Wetzlar: Lieder-CDs und dazugehörige Liederbücher (Volkslieder, Schlager, Weihnachts- und Kirchenlieder etc. – instrumental und/oder mit Gesang. Zu beziehen über das Tageszentrum am Geiersberg, Geiersberg 15, 35578 Wetzlar, Tel. 06441 4 37 42; www.tageszentrum-am-geiersberg.de.
Wissmann P. (Hrsg.) (2004): Werkstatt Demenz. Hannover: Vincentz.

Reminiszenztherapie, Biografiearbeit, Erinnerungspflege

Enßle J. (2010): Demenz und Biografiearbeit. Hamburg: Diplomica-Verlag.
Fotokiste zur Biografiearbeit mit dementen Menschen. Box mit Begleitbuch «Leitfaden zur Biografiearbeit». Hannover: Vincentz 2003.
Höwler E. (2011): Biografie und Demenz. Stuttgart: Kohlhammer.
Lambrecht J. (2004): Jule. Geschichten, wie die heute alten Menschen ihre Kindheit erlebten. Hannover: Vincentz.
Medebach D. (2011): Filmische Biographiearbeit im Bereich Demenz: Eine soziologische Studie über Interaktion, Medien, Biographie und Identität in der stationären Pflege. Berlin, Münster: Lit Verlag.
Oswald W. D., Ackermann A. (2009): Biographieorientierte Aktivierung mit SimA-P: Selbständig im Alter. Wien: Springer.
Rath B. (2010): Vorlesebücher für die Altenpflege: Momente des Erinnerns. Zeitzeugen erzählen von früher. Bd. 1 und 2. Berlin: Zeitgut.
Schweitzer P., Bruce E. (2010): Das Reminiszenz-Buch – Praxishandbuch zur Biografie- und Erinnerungsarbeit mit alten Menschen. Bern: Verlag Hans Huber.
Stuhlmann W. (2004): Demenz – wie man Bindung und Biographie einsetzt. München: Ernst Reinhardt.
Trilling A., Bruce E., Hodgson S., Schweitzer P. (2001): Erinnerungen pflegen. Unterstützung und Entlastung für Pflegende und Menschen mit Demenz. Hannover: Vincentz.

Spiele

Damals. Memoryspiel zum Sich-Erinnern. Bad Rodach: Wehrfritz.
  Wehrfritz GmbH, August-Grosch-Str. 28–38, 96476 Bad Rodach. Tel.: 09564 929-0; E-Mail: service@wehrfritz.de; Internet: http://www.wehrfritz.de
  Wehrfritz GmbH, Businesscenter 271, AT–4000 Linz. Tel.: 0800 8809402, Fax: 0800 8809401; E-Mail: service@wehrfritz.at; www.wehrfritz.at
Fiedler P. (2004): Sonnenuhr. Hannover: Vincentz.
Fiedler P. (2005): Waldspaziergang. Hannover: Vincentz.
  http://shop.altenpflege.vincentz.net
Fiedler P., Hohlmann U. (2006): «Vertellekes». Brettspiel. Hannover: Vincentz.
  http://shop.altenpflege.vincentz.net
Fiedler P., Hohlmann U. (2010): «Vertellekes – das neue (Spiel). Ein Frage- und Antwortspiel für ältere Menschen. Hannover: Vincentz.
  http://shop.altenpflege.vincentz.net

Fiedler P., Hohlmann U. (2011): Ergänzungsset «Vertellekes – das neue (Spiel). 120 Ergänzungskarten zum Spiel. Hannover: Vincentz.
http://shop.altenpflege.vincentz.net

Sprichwortbox. 400 farbige Karten. Hannover: Vincentz.
http://shop.altenpflege.vincentz.net
1. 'Ne gute Figur
2. In voller Blüte
Beide Spiele wurden von der Firma HeiMap entwickelt. Die Dipl.-Gerontologin Heike Manger-Plum hat ihre Firma «HeiMap – sinnesstimulierende Beschäftigungsmaterialien für die Altenhilfe» 2010 gegründet und mit ihrem Team die Spiele entwickelt und produziert. 2010/2011:
Bezugsquelle: HeiMap. http://www.heimap.de/1,000000035564,8,1

Paillon M. (2008): Mit Sprache erinnern. Kommunikative Spiele mit dementen Menschen. München: Reinhardt.

Schmidt-Hackenberg U. (2004): Anschauen und Erzählen – Gedankenspaziergang. Kartensatz und Begleitheft. Hannover: Vincentz.

Yalniz Degilsiniz! – Du bist nicht allein! Erinnerungskarten mit türkischen Weisheiten für die Beschäftigung mit demenziell erkrankten türkischen Menschen. (Projekt Demenz & Migration).
Bezug: Arbeiterwohlfahrt Bezirk Westliches Westfalen e. V., Kronenstr. 63–69, 44139 Dortmund, Tel.: 0231/5483-0, E-Mail: info@awo-ww.de, Internet: http://www.awo-ww.de.

Ernährung

Bayerisches Staatsministerium für Arbeit und Sozialordnung, Familie und Frauen (2007): Ratgeber für die richtige Ernährung bei Demenz. 2. Aufl. München: Reinhardt.

Borker S. (2002): Nahrungsverweigerung in der Pflege. Bern: Verlag Hans Huber.

Crawley H. (2008): Essen und Trinken bei Demenz. Köln: Kuratorium Deutsche Altershilfe (Tel. 0221 931 847 0).

Deutsche Expertengruppe Dementenbetreuung e. V. (DED): Die Ernährung Demenzkranker in stationären Einrichtungen, 1. Aufl. 2005.
Deutsche Expertengruppe Dementenbetreuung e. V., c/o Alzheimer Gesellschaft Bochum, Universitätsstr. 77, 44789 Bochum; Tel.: 03221 105 6979
E-Mail: info@demenz-ded.de; Internet: http://www.demenz-ded.de/

Kolb Ch. (2003): Nahrungsverweigerung bei Demenzkranken. PEG-Sonde – ja oder nein? 3. Aufl. Frankfurt: Mabuse Verlag.

Menebröcker C., Rebbe J., Gross A. (2008): Kochen für Menschen mit Demenz. Norderstedt: Books on Demand GmbH.

Rückert W. et al. (2007): Ernährung bei Demenz. Bern: Verlag Hans Huber.
aus der Reihe: Gemeinsam für ein besseres Leben mit Demenz.

Wohnen und Pflegeheim

Alzheimer-Gesellschaft Brandenburg e. V. (2009): Leben wie ich bin. Menschen mit Demenz in Wohngemeinschaften – selbst organisiert und begleitet. Ein Leitfaden und mehr. Potsdam.
Bestellung über Alzheimer-Gesellschaft Brandenburg, Tel: 0331 704 3747
E-Mail: denkert@alzheimer-brandenburg.de, www.alzheimer-brandenburg.de

Bär M. (2008): Demenzkranke Menschen im Pflegeheim besser begleiten. Arbeitshilfe für die Entwicklung und Umsetzung von Pflege- und Betreuungskonzepten. Herausgegeben vom Diakonischen Werk Württemberg. 2., aktualisierte Auflage. Hannover: Schlütersche.

Chalfont G. (2010): Naturgestützte Therapie. Tier- und pflanzengestützte Therapie für Menschen mit einer Demenz planen, gestalten und ausführen. Bern: Verlag Hans Huber.

Dettbarn-Reggentin J., Reggentin H., Risse T. (2009): Alternative Wohnformen für Menschen mit demenziellen, geistigen und körperlichen Einschränkungen. Konzepte, Finanzierung, Betreuung, Praxisbeispiele. Merching: Forum Gesundheitsmedien.

Dürrmann P. (Hrsg.) (2001): Besondere stationäre Dementenbetreuung I. Hannover: Vincentz.

Dürrmann P. (Hrsg.) (2005): Besondere stationäre Dementenbetreuung II. Konzepte, Kosten, Konsequenzen. Hannover: Vincentz.

Gutensohn S. (2000): Endstation Alzheimer? Ein überzeugendes Konzept zur stationären Betreuung. Frankfurt: Mabuse-Verlag.

Heeg S., Bäuerle K. (2004): Freiräume – Gärten für Menschen mit Demenz. Stuttgart: Demenz-Suppport Stuttgart.

Heeg S., Bäuerle K. (2008): Heimat für Menschen mit Demenz. Aktuelle Entwicklungen im Pflegeheimbau – Beispiele und Nutzungserfahrungen. Frankfurt: Mabuse-Verlag.

Held C., Ermini-Fünfschilling D. (2004): Das demenzgerechte Heim. Lebensraumgestaltung, Betreuung und Pflege für Menschen mit Alzheimerkrankheit. Basel: Karger.

Klie T. (Hrsg.) (2002): Wohngruppen für Menschen mit Demenz. Hannover: Vincentz.

Kuhn C., Radzey B. (2005): Demenzwohngruppen einführen. Ein Praxisleitfaden für die Konzeption, Planung und Umsetzung. Stuttgart: Demenz Support Stuttgart, Zentrum für Informationstransfer.

Kuratorium Deutsche Altershilfe (Hrsg.) (2009): Licht + Farbe: Wohnqualität für ältere Menschen. Köln: Kuratorium Deutsche Altershilfe.

Planer K. (2010): Haus- und Wohngemeinschaften. Neue Pflegekonzepte für innovative Versorgungsformen. Bern: Verlag Hans Huber.

Staack S. (2004): Milieutherapie. Ein Konzept zur Betreuung demenziell Erkrankter. Hannover: Vincentz.

Weyerer S., Schäufele M. (2006): Demenzkranke Menschen in Pflegeeinrichtungen. Stuttgart: Kohlhammer.

Winter P., Genrich R., Haß P. (2002): KDA-Hausgemeinschaften. Die 4. Generation des Altenpflegeheimbaus. Eine Dokumentation von 34 Projekten. = BMG Modellprojekte Bd. 9, 2001/2002. Köln: Kuratorium Deutsche Altershilfe.

Technische Unterstützung

Heeg S., Heusel C., Kühnle E., Külz S., von Lützau-Hohlbein H., Mollenkopf H., Oswald F., Pieper R., Rienhoff O., Schweizer R. (2007): Technische Unterstützung bei Demenz. Bern: Verlag Hans Huber.
aus der Reihe: Gemeinsam für ein besseres Leben mit Demenz.

Beratung und Unterstützung für Angehörige (wissenschaftliche Beiträge)

Engel S. (2006): Alzheimer und Demenzen – Unterstützung für Angehörige. Die Beziehung erhalten mit dem neuen Konzept der einfühlsamen Kommunikation. Stuttgart: MVS Medizinverlage.
Franke L. (2006): Demenz in der Ehe. Über die verwirrende Gleichzeitigkeit von Ehe- und Pflegebeziehung. Frankfurt a. Main: Mabuse-Verlag.
George W., George U. (2003): Angehörigenintegration in der Pflege. München: Reinhardt.
Hedtke-Becker A., Steiner-Hummel I., Wilkening K., Arnold K. (2000): Angehörige pflegebedürftiger alter Menschen – Experten im System häuslicher Pflege. Eine Arbeitsmappe. Frankfurt am Main: Deutscher Verein für Öffentliche und Private Fürsorge.
Lipinska D. (2010): Menschen mit Demenz personzentriert beraten. Bern: Verlag Hans Huber.
Perrig-Chiello P., Höpflinger F. (2012): Pflegende Angehörige älterer Menschen. Bern: Verlag Hans Huber.
Wadenpohl S. (2008): Demenz und Partnerschaft. Freiburg i. Br.: Lambertus.
Wilz G., Adler C., Gunzelmann T. (2001): Gruppenarbeit mit Angehörigen von Demenzkranken. Leitfaden. Göttingen: Hogrefe.
Woods B., Keady J., Seddon D. (2009): Angehörigenintegration. Beziehungszentrierte Pflege und Betreuung von Menschen mit Demenz. Bern: Verlag Hans Huber.
Zeisel J. (2011): «Ich bin noch hier!» Bern: Verlag Hans Huber.

Erfahrungsberichte, Tagebücher und Prosa

Alzheimer-Gesellschaft Berlin, Christa Matter, Noel Matoff (Hrsg.). (2009). «Ich habe Fulsheimer». Angehörige und ihre Demenzkranken. 1. Aufl. Hamburg/München: Dölling und Galitz Verlag.
Andersson B. (2007): Am Ende des Gedächtnisses gibt es eine andere Art zu leben. München: Brunnen.
Anonymus (2007): Wohin mit Vater? Ein Sohn verzweifelt am Pflegesystem. Frankfurt a. Main: Fischer.
Basting A. D. (2012): Das Vergessen vergessen. Bern: Verlag Hans Huber.
Bayley J. (2002): Elegie für Iris. Taschenbuch zum Film. München: dtv.
Bernlef J. (2007): Bis es wieder hell ist. München: Nagel & Kimche.
Blasius C. (2002): Gestern war kein Tag. Bielefeld: Verlag Neues Literaturkontor.

Braam S. (2008): «Ich habe Alzheimer». Wie die Krankheit sich anfühlt. Weinheim: Beltz-Verlag.
Bryden C. (2011): Mein Tanz mit der Demenz – Trotzdem positiv Leben. Bern: Verlag Hans Huber.
Degnaes B. (2006): Ein Jahr wie tausend Tage. Ein Leben mit Alzheimer. Düsseldorf: Walter.
Forster M. (2006): Ich glaube, ich fahre in die Highlands. 10. Aufl. Frankfurt a. Main: Fischer.
Ganß M. (2009): Demenz-Kunst und Kunsttherapie. Künstlerisches Gestalten zwischen Genius und Defizit. Frankfurt: Mabuse.
Genova L. (2009): Mein Leben ohne gestern. Bergisch Gladbach: Bastei Lübbe.
Held W. (2000): Uns hat Gott vergessen. Tagebuch eines langen Abschieds. Bucha bei Jena: Quartus-Verlag.
Hummel K. (2009): Gute Nacht, Liebster. 3. Aufl. Bergisch Gladbach: Bastei Lübbe.
Jens T. (2009): Demenz. Abschied von meinem Vater. 3. Aufl. Gütersloh: Gütersloher Verlagshaus.
Klessmann E. (2012): Wenn Eltern Kinder werden und doch die Eltern bleiben. 7. Aufl. Bern: Verlag Hans Huber.
Lambert M. (2000): Mutter …. Aufarbeitung einer Beziehung. Toppenstedt: Schmitz.
Maurer K., Maurer U. (2009): Alzheimer und Kunst. Carolus Horn – Wie aus Wolken Spiegeleier werden. Frankfurt a. Main: Frankfurt University Press.
Offermans C. (2007): Warum ich meine demente Mutter belüge. München: Kunstmann.
Obermüller K. (Hrsg.) (2006): Es schneit in meinem Kopf. Erzählungen über Alzheimer und Demenz. München: Nagel & Kimche Verlag.
Rohra H. (2012): Aus dem Schatten treten. Warum ich mich für unsere Rechte als Demenzbetroffene einsetze. Frankfurt: Mabuse.
Schänzle-Geiger H., Dammann G. (2009): Alois und Auguste. Alzheimer und Demenz – Geschichten über das Vergessen. Frauenfeld: Huber.
Snyder L. (2011) Wie sich Alzheimer anfühlt. Bern: Verlag Hans Huber.
Suter M. (1999): Small World. Zürich: Diogenes. Kriminalroman.
Taylor R. (2010): Alzheimer und Ich. – Leben mit Dr. Alzheimer im Kopf. 2. Aufl. Bern: Verlag Hans Huber.
Taylor R. (2011): Im Dunkeln würfeln. (Bild-Text-Band). Bern: Verlag Hans Huber.
Taylor R. (2011): Der moralische Imperativ des Pflegends. Bern: Verlag Hans Huber.
Veld E. (2000): Klein, still & weiß. Frankfurt: Fischer.
Vilsen L. (2000): Die versunkene Welt der Lucie B. – Das Leben mit meiner alzheimerkranken Frau. Stuttgart: Urachhaus Verlag.
Von Rotenhan E. (2009): Paradies im Niemandsland: Alzheimer. Eine literarische Annäherung. Stuttgart: Radius-Verlag.
Zander-Schneider G. (2006): Sind Sie meine Tochter? Leben mit meiner alzheimerkranken Mutter. Reinbek: Rowohlt.
Zimmermann C., Wissmann P. (2011): Auf dem Weg mit Alzheimer. Wie sich mit einer Demenz leben lässt. Frankfurt: Mabuse.

Bücher für Kinder und Jugendliche

Abeele van den V., Dubois C. K. (2007): Meine Oma hat Alzheimer. Gießen: Brunnen-Verlag.
Ab 5 Jahre.

Alzheimer Europe (Hrsg.) (2007): Liebe Oma. 3. Aufl. Luxembourg: Alzheimer Europe.
7–12 Jahre; Deutsche Alzheimer Gesellschaft e. V.

Hula S. (2006): Oma kann sich nicht erinnern. *Ab 8 Jahre.* Wien: Dachs-Verlag.

Körner-Armbruster A. M. (2009): Oma Lenes langer Abschied. Mötzingen: Sommer-Wind-Verlag.
Ab 5 Jahre.

Kuijer G. (2007): Ein himmlischer Platz. Hamburg: Verlag Friedrich Oetinger.
Ab 10 Jahre.

Langston L., Gardiner L. (2004): Omas Apfelkuchen. Kiel: Friedrich Wittig Verlag.
3–5 Jahre.

Messina L. (2005): Opa ist … Opa! Frankfurt: Kinderbuchverlag Wolff.
Ab 3 Jahre.

Mueller D. (2006): Herbst im Kopf. Meine Omi Anni hat Alzheimer. Wien: Annette Betz Verlag.
Ab 4 Jahre.

Musgrove M. (2010): Als Opa alles auf den Kopf stellte. Weinheim: Beltz & Gelberg.

Nilsson U., Erriksson E. (2008): Als Oma seltsam wurde. Bilderbuch. Frankfurt a. M.: Moritz-Verlag.

Park B. (2003): Skelly und Jake. Gütersloh: C. Bertelsmann Verlag.
10–16 Jahre.

van Kooij R. (2007): Nora aus dem Baumhaus. Wien: Jungbrunnen.

Vendel van de E. (2004): Was ich vergessen habe. Hamburg: Carlsen Verlag.
6–12 Jahre.

Vendel van de E., Godon I. (2006): Anna Maria Sofia und der kleine Wim. Hamburg: Carlsen Verlag.
Ab 4 Jahre.

Medizinische Fachliteratur

Beyreuther K. et al. (2002): Demenzen. Grundlagen und Klinik. Stuttgart: Thieme.

Förstl H. (Hrsg.) (2002): Lehrbuch der Gerontopsychiatrie und -psychotherapie. 2. Aufl. Stuttgart: Thieme.

Gutzmann H., Zank S. (2004): Demenzielle Erkrankungen, medizinische und psychosoziale Interventionen. Stuttgart: Kohlhammer.

Kastner U., Löbach I. (2007): Handbuch Demenz. München: Urban & Fischer.

Martin M., Schelling H. R. (Hrsg.) (2005): Demenz in Schlüsselbegriffen. Bern: Verlag Hans Huber.

Richter B., Richter R. W. (2004): Alzheimer in der Praxis. Bern: Verlag Hans Huber.

Recht und Pflegeversicherung

Bundesministerium für Justiz (Hrsg.) (2007): Betreuungsrecht mit ausführlichen Infos zur Vorsorgevollmacht, Broschürenversand der Bundesregierung.
Tel.: 01805 / 77 80 90
Internet: http://www.bmj.de/SharedDocs/Downloads/DE/broschueren_fuer_warenkorb/DE/Das_Betreuungsrecht.pdf?__blob=publicationFile

Coeppicus R. (2009): Patientenverfügung, Sterbehilfe und Vorsorgevollmacht. Rechtssicherheit bei Ausstellung und Umsetzung – Mustertexte und Lexikon. Essen: Klartext.

Klie T. (2005). Pflegeversicherung. Einführung, Lexikon, Gesetzestexte, Nebengesetze, Materialien. 7. Aufl. Hannover: Vincentz.

Petzold Ch. et al. (2007): Ethik und Recht. Bern: Verlag Hans Huber.
aus der Reihe: Gemeinsam für ein besseres Leben mit Demenz.

Schriftenreihe der Bundesarbeitsgemeinschaft Selbsthilfe e.V.: Die Rechte behinderter Menschen und ihrer Angehörigen. 37. Aufl. 2010/11.
Bezugadresse: BAG Selbsthilfe e.V., Broschürenversand, Dieter Gast, Kirchfeldstr. 149, 40215 Düsseldorf, E-Mail: dieter.gast@bag-selbsthilfe.de, Tel. 0211 310060
Internet: www.bag-selbsthilfe.de > Veröffentlichungen > Literaturverzeichnis.

Verbraucherzentrale (2011): Pflegefall – was tun? Leistungen der Pflegeversicherungen und anderer Träger verständlich gemacht. 8. Auflage. www.vz-nrw.de.

Ferner stellt das Bundesministerium für Gesundheit kostenlos verschiedene Broschüren zur Verfügung:
1. Pflegen zu Hause. Ratgeber für die häusliche Pflege (2007)
2. Pflegeversicherung. Schutz für die ganze Familie (2006).
3. Ratgeber Pflege – Alles was Sie zur Pflege wissen müssen (2008)
4. Gut zu wissen – Das Wichtigste zur Pflegereform 2008 (2008)

Zu bestellen beim BMG, per: E-Mail: publikationen@bundesregierung.de
Telefon: 018 05 77 80 90 (kostenpflichtig: 14 Ct/Min. aus dem dt. Festnetz, abweichende Preise aus den Mobilfunknetzen möglich)
Fax: 018 05 77 80 9490 (kostenpflichtig: 14 Ct/Min. aus dem dt. Festnetz, abweichende Preise aus den Mobilfunknetzen möglich)
Schriftlich: Publikationsversand der Bundesregierung
Postfach 48 10 09
18132 Rostock
oder als PDF zum Herunterladen auf http://www.bmg.bund.de.

Videos und DVDs

Apfelsinen in Omas Kleiderschrank. DVD inklusive Arbeitsblätter und Begleitheft mit methodisch-didaktischen Empfehlungen für die Umsetzung im Unterricht. Drei Filme, insgesamt 70 Minuten. Regie: Wilma Dirksen und Ralf Schnabel.

Demenzielles Verhalten verstehen, Abschied von den Spielregeln unserer Kultur (DVD) (2007). Hannover: Vincentz (Fortbildung, Schulung).

Der Tag, der in der Handtasche verschwand. Zu bestellen bei Marion Kainz, die den Film gedreht hat, Tel: 0179 502 40 88.

Der schleichende Verfall des Gehirns. Die Alzheimersche Krankheit (DVD) (2006). Hannover: Vincentz.

Erinnerungspflege mit demenziell Erkrankten. Hannover: Vincentz (2002). DVD, 30 Minuten.

Eyre, R. (2003): Iris. Spielfilm. 87 min. Aus dem Englischen.

Integrative Validation nach Nicole Richard. Hannover: Vincentz (1999). DVD, 30 Minuten.

Kuratorium Deutsche Altenhilfe (2010): DVD-Box «Demenz – Filmratgeber für Angehörige»; beinhaltet den Spielfilm «Eines Tages…», zwei weitere DVDs mit 12 Themenfilmen sowie eine CD-ROM mit Begleitmaterialien.
zu beziehen über:
KDA, Versand, An der Pauluskirche 3, 50677 Köln, Fax.: 0221/9318476, E-Mail: versand@kda.de, http://www.kda.de/kdaShop/filme/5014/demenz.html

Medienprojekt Wuppertal e.V. Projektleitung: Andreas von Hören (2010): Vom Leben mit Demenz. Viele Abschiede. DVD. 140 Minuten plus 109 Minuten Bonus. Bezugsquelle: www.medienprojekt-wuppertal.de.

Mein Vater – Coming Home. Spielfilm (Regie: Andreas Kleinert; Darsteller: Klaus J. Behrendt; Götz George; Ulrike Krumbiegel). Euro Video 2006.
Emmy-Gewinner 2003.

Österreichisches Institut für Validation: Zurück zu einem unbekannten Anfang – Leben mit Alzheimerkranken. Dokumentarfilme und Fortbildungseinheiten (DVD). Bestellung über Filmcasino & Polyfilm BetriebsGmbH, Margaretenstrasse 78, AT–1050 Wien, Informationen: http://www.leben-mit-alzheimerkranken.at

Polley S. (2006): An ihrer Seite. Spielfilm. 110 min. Aus dem Englischen.

Rosentreter S.: Ilses weite Welt: Filme für Menschen mit Demenz.
– Ein Tag im Tierpark (2010)
– Musik – gemeinsam singen! (2011)
Beide DVDs sind auch mit Begleitbuch, Fotokarten und Haptik-Set erhältlich. Bezugsquelle: www.ilsesweitewelt.de.

Ulmer E.-M. (2005): Interaktionen mit dementen Menschen. Hannover: Schlütersche. (DVD)
Fortbildung, Schulung.

Weck R. (Hrsg.) (2007): Einfach Alltag. Personenzentrierte Pflege in der Praxis. Stuttgart: Demenz Support Stuttgart. (DVD)
Dokumentarfilm

X1. Dieser Film wurde unter der Projektleitung des LVR Zentrums für Medien und Bildung von Ester.Reglin.Film produziert und vom Land Nordrhein-Westfalen und den Landesverbänden der Pflegekassen in NRW finanziert.

10-Minuten-Aktivierung bei Verwirrten. Aufbruch in die Vergangenheit. Hannover: Vincentz. Zwei VHS-Kassetten, 92 Minuten.

Veröffentlichungen der Deutschen Alzheimer Gesellschaft e. V.

Selbsthilfe Demenz
Schriftenreihe
Band 1: Leitfaden zur Pflegeversicherung. Antragstellung, Begutachtung, Widerspruchsverfahren, Leistungen. 11., aktualisierte Auflage 2009.
Band 2: Ratgeber in rechtlichen und finanziellen Fragen für Angehörige von Demenzkranken, ehrenamtliche und professionelle Helfer. 5., aktualisierte Auflage 2008.
Band 3: Stationäre Versorgung von Demenzkranken. Leitfaden für den Umgang mit demenzkranken Menschen. 6., aktualisierte Auflage 2008.
Band 5: Ratgeber Häusliche Versorgung Demenzkranker. 3., überarbeitete Auflage 2010.

Tagungsreihe der Deutschen Alzheimer Gesellschaft
Band 3: Demenz und Pflegebedürftigkeit. 1. Aufl. 2001.
Band 4: Gemeinsam handeln, Referate auf dem 3. Kongress der Deutschen Alzheimer Gesellschaft, Friedrichshafen, 1. Aufl. 2003.
Band 6: «Demenz – eine Herausforderung für das 21. Jahrhundert. 100 Jahre Alzheimer-Krankheit», Referate auf dem 22. Internationalen Kongress von Alzheimer's Disease International (12.–14.10.2006, Berlin), als CD-ROM.
Band 7: «Aktiv für Demenzkranke», Referate auf dem 5. Kongress der Deutschen Alzheimer Gesellschaft (9.–11.10.2008, Erfurt), inkl. CD-ROM.

Praxisreihe der Deutschen Alzheimer Gesellschaft
Band 1: Betreuungsgruppen für Demenzkranke. Informationen und Tipps zum Aufbau. 4., aktualisierte Auflage 2009.
Band 2: Alzheimer – Was kann ich tun? Erste Hilfe für Betroffene. 11. Aufl. 2010.
Band 3: Mit Musik Demenzkranke begleiten. Informationen und Tipps. 3. Aufl. 2009.
Band 4: Helferinnen in der häuslichen Betreuung von Demenzkranken. Aufbau und Arbeit von Helferinnenkreisen. 4. Aufl. 2009.
Band 5: Leben mit Demenzkranken. Hilfen für schwierige Verhaltensweisen und Situationen im Alltag. 4. Aufl. 2007.
Band 6: Ernährung in der häuslichen Pflege Demenzkranker. 7. Aufl. 2008.
Band 7: Gruppen für Angehörige von Demenzkranken. 1. Aufl. 2005.
Band 8: Inkontinenz in der häuslichen Versorgung Demenzkranker. Informationen und Tipps bei Blasen- und Darmschwäche. 2. Aufl. 2006.
Band 9: Prävention, Therapie und Rehabilitation für Demenzkranke. 1. Aufl. 2009.
Band 10: Frontotemporale Demenz. Krankheitsbild, Rechtsfragen, Hilfen für Angehörige. 1. Aufl. 2009.
Band 11: Wenn die Großmutter demenzkrank ist. Hilfen für Eltern und Kinder. 1. Aufl. 2010.

CD-ROMs und DVDs

Allein leben mit Demenz. Herausforderung für Kommunen – Handbuch zum Projekt. Schulungsmaterialien, Interviews und kurze Filme. DVD. 1. Aufl. 2010.

Deutsche Alzheimer Gesellschaft e. V. «Hilfe beim Helfen». Schulungsreihe für Angehörige von Alzheimer- und anderen Demenzkranken. CD-ROM. 3., aktualisierte Auflage 2008.
Das interaktive modulare Seminarprogramm wendet sich an pflegende Angehörige.

Demenz interaktiv. Informationen und Übungen für Angehörige und Betroffene. CD-ROM. 2. Aufl. 2009.

Leben mit FTD. Dreiteiliger Dokumentarfilm der Deutschen Alzheimer Gesellschaft über frontotemporale Demenz. 2010.
Bezugsquelle: www.deutsche-alzheimer.de.

Sonstige Veröffentlichungen

Das Wichtigste über die Alzheimer-Krankheit und andere Demenzformen. Ein kompakter Ratgeber. 17., aktualisierte Auflage 2010.

Das Buch der Erinnerungen. Buch mit Beiträgen verschiedener Prominenter zur Unterstützung der Arbeit der DAlzG.

Fotoband «Blaue und graue Tage», Portraits von Demenzkranken und ihren Angehörigen. 1. Aufl. 2006.

Liebe Oma. Kinderbuch. 3. Aufl. 2007.

Pflege und Betreuung von Menschen mit Demenz am Lebensende. Hrsg.: Alzheimer Europe, Deutsche Alzheimer Gesellschaft, Schweizerische Alzheimervereinigung. 1. Aufl., November 2009.

Vergesst die Demenzkranken nicht! Forderungen der Deutschen Alzheimer Gesellschaft e.V. 3. Aufl. 2010.

Zeitschrift Alzheimer Info – Vierteljährlich erscheinende Mitgliederzeitschrift

Zu bestellen bei: Deutsche Alzheimer Gesellschaft e.V. Selbsthilfe Demenz,
Friedrichstraße 236, 10969 Berlin
Tel. 030 – 259 37 95-0, Fax 030 259 37 95-29
http://www.deutsche-alzheimer.de

Links

Im Internet gibt es inzwischen eine Vielzahl von interessanten Websites mit Informationen über Demenz bzw. die Alzheimer-Erkrankung. Im Folgenden wird lediglich eine Auswahl der verschiedenen Seiten vorgestellt und näher beschrieben. Der Verlag übernimmt keine Verantwortung für die Aktualität der Inhalte bzw. mögliche Links der Internetseiten. Die URL wurden zuletzt im September 2012 überprüft.

http://www.aktion-demenz.de: Seite des Vereins Aktion Demenz e.V. Der Verein möchte das bürgerschaftliche Engagement wecken und fördern und wendet sich nicht nur an Fachpublikum.

http://www.alois.de: firmengebundenes Informationsportal zur Alzheimer Krankheit.

http://www.alz.ch: Die Seite der schweizerischen Alzheimervereinigung informiert über aktuelle Themen rund um die Krankheit. Der Schwerpunkt der Vereinigung liegt auf der Beratung von Betroffenen und ihren Angehörigen. Die Vereinigung unterhält ein sogenanntes Alzheimer-Telefon.

http://www.alzheimerforum.de: Seite der Angehörigen-Initiative e. V. mit wichtigen Informationen zur Krankheit mit Schwerpunkt auf der Unterstützung der Angehörigen. Aktuelles auch zu den Themen Recht, Pflegeversicherung, Behandlungsansätze und Hilfsmittel. Möglichkeit der telefonischen Beratung. Bietet umfassende Adressenliste auch über Angehörigengruppen in Österreich.

http://www.alzheimerforum.ch: Alzheimer Forum Schweiz.

http://www.alzheimer-forschung.de: Alzheimer Forschung Initiative e. V.

http://www.alzheimer-gesellschaft.at: Seite der österreichischen Alzheimer Gesellschaft mit Schwerpunkt auf Wissenschaft und Forschung.

http://www.alzheimer-net.ch: eine firmengebundene Schweizer Info-Plattform (deutsch/französisch)

http://www.alzheimer-selbsthilfe.at: Seite des Vereins Alzheimer Angehörige Austria mit nützlichen Informationen zu vielen Themen der Krankheit für Betroffene und Angehörige.

http://www.dcm-deutschland.de: Offizielle deutsche Seite des DCM-Verfahrens unter der Trägerschaft der Privaten Universität Witten/Herdecke mit Informationen über Aus- und Fortbildung für Pflegende und andere Angehörige des Gesundheitswesens.

http://www.demenz-service-nrw.de: Seite der Landesinitiative Demenz-Service Nordrhein-Westfalen. Dies ist eine gemeinsame Plattform einer Vielzahl von Akteuren, in deren Zentrum die Verbesserung der häuslichen Situation von Menschen mit Demenz und die Unterstützung ihrer Angehörigen stehen. Die Seite bietet vielfältige Informationen.

http://www.demenz-support.de: Zentrum für Informationstransfer zum Thema Demenz. Herausgeber der Zeitschrift «Demenz», ein Gesellschaftsjournal, in dem das Thema Demenz aus einer zivilgesellschaftlichen, übergreifenden Perspektive beleuchtet wird. Sie richtet sich an pflegende Angehörige, an Alzheimer-Betroffene, an bürgerschaftlich engagierte Menschen, an Vertreter der Kommunen, der Kirche, der Kultur und vieler anderer gesellschaftlicher Bereiche.

http://www.deutsche-alzheimer.de: Seite der deutschen Alzheimer Gesellschaft mit Hilfen für Betroffene und ihre Angehörigen. Sie bietet den Service der Online-Beratung, die Möglichkeit, Informationsblätter, Materialien und Broschüren herunterzuladen bzw. zu bestellen. Darüber hinaus bietet sie eine umfassende Adressenliste von allen regionalen Alzheimer Gesellschaften, Beratungsstellen und Angehörigengruppen in Deutschland.

http://www.dgn.org: Deutsche Gesellschaft für Neurologie.

http://dialogzentrum-demenz.de: Dialog- und Transferzentrum Demenz an der Universität Witten/Herdecke; kostenloser Download des dreimonatlich erscheinenden Forschungs-Newsletters mit Zusammenfassungen und Bewertungen von Studien der Versorgensforschung im Bereich Demenz.

http://www.dgpalliativmedizin.de: Die Deutsche Gesellschaft für Palliativmedizin befasst sich unter anderem auch mit der Palliativbetreuung fortgeschritten demenziell Erkrankter (s. «DPG Arbeitsgruppen, Nichttumorpatienten»).

http://www.evidence.de/Leitlinien/leitlinien-intern/index.html: Evidenzbasierte medizinische Leitlinie (Experten, Fachleute im Gesundheitswesen).

http://www.kda.de: Seite des Kuratoriums Deutsche Altershilfe mit vielen nützlichen Informationen zur Pflege und Betreuung von alten Menschen und hilfreichen Informationen zu aktuellen Veröffentlichungen zum Thema Demenz.

http://www.kosch.ch: Website zur Koordination und Förderung von Selbsthilfegruppen in der Schweiz.

http://www.dhpv.de: Die Seite des Deutschen Hospiz- und Palliativverbandes (DHPV) beschäftigt sich unter anderem auch mit der hospizlichen Begleitung von Menschen mit Demenz in fortgeschrittenen Stadien bzw. in der Sterbephase.

http://www.oegn.at: Österreichische Gesellschaft für Neurologie.

http://www.patientenleitlinien.de: Internetseite mit gut verständlichen medizinischen Informationen für Patienten.

http://www.pflegen-demenz.de: Erste deutschsprachige Fachzeitschrift für die professionelle Pflege von Personen mit Demenz mit Beiträgen, deren Schwerpunkte auf der praktischen Umsetzung und Verbesserung im Alltag von Menschen mit Demenz und ihren Pflege- und Betreuungspersonen liegen.

http://www.wegweiser-demenz.de: Internetportal des Bundesministeriums für Familien, Senioren, Frauen und Jugend (BMFSFJ) mit vielen Informationen zum Thema Demenz.

http://www.wg-qualitaet.de: vom Bundesministerium für Familie, Senioren, Frauen und Jugend gefördertes Modellprojekt zur Qualitätssicherung in ambulant betreuten Wohngemeinschaften für Menschen mit Demenz.

http://www.zfg.uzh.ch: Zentrum für Gerontologie; interdisziplinäres und interfakultäres Kompetenzzentrum der Universität Zürich; auch psychologische Beratung zum Altern.

Adressen

Deutschland

Alzheimer-Ethik e. V.
Nassauerstrasse 31
59065 Hamm
Tel.: 02381 972 28 84
E-Mail: anfrage@alz-eth.de
Internet: http://www.alzheimer-ethik.de,
http://www.alzheimer-alternativ-therapie.de

Alzheimer Forschung Initiative e. V.
Kreuzstr. 34
40210 Düsseldorf
Postadresse: Postfach 20 01 29, 40099 Düsseldorf
Tel.: 0211 862 066-0; Service-Tel.: 0800 200 400 1 (gebührenfrei)
Fax: 0211 862 066-11
E-Mail: info@alzheimer-forschung.de
Internet: http://www.alzheimer-forschung.de

BAGA Bundesarbeitsgemeinschaft für Alten- und Angehörigenberatung e. V.
Lisa Berk
Berliner Platz 8
97080 Würzburg
Tel.: 0931 28 43 57
E-Mail: info@baga.de
Internet: http://www.baga.de

BAG Selbsthilfe e. V.
Bundesarbeitsgemeinschaft Selbsthilfe von Menschen mit Behinderung und chronischer Erkrankung und ihren Angehörigen e. V.
Kirchfeldstr. 149
40215 Düsseldorf
Tel.: 0211 310 06-0
Fax: 0211 310 06-48
E-Mail: info@bag-selbsthilfe.de
Internet: http://www.bag-selbsthilfe.de

Bundesarbeitsgemeinschaft der Freien Wohlfahrtspflege (BAGFW) e. V.
Oranienburger Straße 13–14
10178 Berlin
Tel.: 030 240 89-0
Fax: 030 240 89-134
E-Mail: info@bag-wohlfahrt.de
Internet: http://www.bagfw.de

Bundesministerium für Familie, Senioren, Frauen und Jugend
11018 Berlin
Tel.: 0 01 80 190 705 0 (Montag bis Donnerstag: von 9.00–18.00 Uhr)
(Anrufe aus dem Festnetz: 9–18 Uhr 3,9 Cent pro angefangene Minute)
Tel: 030 185 55-0 (Zentrale)
Fax: 030 185 554 400
E-Mail: Kontaktformular
Internet: http://www.bmfsfj.de (dann weiter zu → Ältere Menschen → Demenz)

Bundesministerium für Gesundheit (BMG)
Erster Dienstsitz: Rochusstr. 1, 53123 Bonn
Zweiter Dienstsitz: Friedrichstraße 108, 10117 Berlin (Mitte)
Telefon: 030 18441-0 (bundesweiter Ortstarif)
Fax: 030 18441-4900
E-Mail: info@bmg.bund.de oder Kontaktformular
Internet: http://www.bmg.de (dann weiter zu → Pflege → Demenz)

Demenz Support Stuttgart – Zentrum für Informationstransfer
Hölderlinstr. 4
70174 Stuttgart
Tel.: 0711 997 87 10
Fax: 0711 997 87 29
E-Mail: info@demenz-support.de
Internet: http://www.demenz-support.de

Demenz – Das Magazin
Vincentz Network GmbH
Postfach 6247
30062 Hannover
Internet: http://www.altenpflege.vincentz.net/zeitschriften/demenz/

Deta-Med
Karl-Marx-Str. 188 (Ärztehaus)
12043 Berlin
Tel.: 030 689 89 970
Fax: 030 689 89 979
E-Mail: info@deta-med.com
Internet: www.deta-med.eu

Demenz Support Stuttgart – Zentrum für Informationstransfer
Hölderlinstr. 4
70174 Stuttgart
Tel.: 0711 997 87 10
Fax: 0711 997 87 29
E-Mail: info@demenz-support.de
Internet: http://www.demenz-support.de

Deutsche Alzheimer Gesellschaft e. V.
Friedrichstr. 236
10969 Berlin
Tel.: 030 259 37 95 0
Fax: 030 259 37 95 29
E-Mail: info@deutsche-alzheimer.de
Internet: http://www.deutsche-alzheimer.de/
Mit ausführlichen Informationen zu allen regionalen Beratungsstellen in Deutschland.

Deutsche Arbeitsgemeinschaft Selbsthilfegruppen e. V.
Kontaktstelle für Selbsthilfegruppen Gießen
Friedrichstr. 28
35392 Gießen
Tel.: 0641 994 56 12
Fax: 0641 994 56 19
E-Mail: dagshg@gmx.de
Internet: www.dag-shg.de

Deutsche Expertengruppe Dementenbetreuung e. V.
Herr Martin Hamborg
Haberkamp 3
22399 Hamburg
Tel.: 03221 105 69 79
Fax: 040 2787 1381
E-Mail: info@demenz-ded.de
Internet: http://www.demenz-ded.de

Deutsche Gesellschaft für Gerontologie und Geriatrie (DGGG) e. V.
Geschäftsstelle
Seumestr. 8
10245 Berlin
Tel. 030 52137271
Fax: 030 52137272
E-Mail: gs@dggg-onli.de
Internet: http://www.dggg-online.de

Deutsche Gesellschaft für Neurologie e. V. (DGN)
Geschäftsstelle
Reinhardtstr. 14
10117 Berlin
Tel.: 030 531 437 93-0
Fax: 030 531 437 93-9
E-Mail: info@dgn.org
Internet: http://www.dgn.org

Deutsche Gesellschaft für Gerontopsychiatrie und -psychotherapie e. V. (DGGPP)
Geschäftsstelle
Postfach 1366
51675 Wiehl
Tel.: 02262 797 683
Fax: 02262 999 99 16
E-Mail: GS@dggpp.de
Internet: http://www.dggpp.de/

Deutsche Gesellschaft für Psychiatrie, Psychotherapie und Nervenheilkunde (DGPPN)
Hauptgeschäftsstelle:
Reinhardtstr. 14
10117 Berlin
Tel.: 030 240 477 20
Fax: 030 240 477 229
E-Mail: sekretariat@dgppn.de
Internet: http://www.dgppn.de

Deutsche Seniorenliga e. V.
Heilsbachstr. 32
53123 Bonn
Tel.: 0228 367 93 0
Fax: 0228 367 93 90
E-Mail: info@deutsche-seniorenliga.de
Internet: http://www.deutsche-seniorenliga.de

Deutsches Grünes Kreuz e. V.
Im Kilian
Schuhmarkt 4
35037 Marburg
Tel.: 064 21 29 30
Fax: 064 21 229-10
E-Mail: dgk@kilian.de
Internet: http://www.dgk.de

Deutsches Zentrum für Altersfragen (DZA)
Manfred-von-Richthofenstr. 2
12101 Berlin-Tempelhof
Tel.: 030 260740 0
Fax: 030 7854350
E-Mail: Kontaktformular auf der Homepage («Kontakt»)
Internet: http://www.dza.de

Dialog- und Transferzentrum Demenz (DZD) an der Universität Witten/Herdecke
Universität Witten/Herdecke
Stockumer Straße 10
58453 Witten
Sekretariat: Claudia Kuhr
Tel.: 02302 926-306
Fax: 02302 926-310
E-Mail: Claudia.Kuhr@uni-wh.de oder Kontaktformular auf der Homepage («E-Mail»)
Internet: http://www.dialogzentrum-demenz.de

Forum gemeinschaftliches Wohnen e. V.
Bundesvereinigung
Haus der Region, Hildesheimer Str. 20
30169 Hannover
Tel.: 0511 475 3253
Fax: 0511 475 3530
E-Mail: info@fgw-ev.de oder Kontaktformular
Internet: http://www.fgw-ev.de

Hirnliga e. V.
Geschäftsstelle
Postfach 1366
51657 Wiehl
Tel.: 02262 999 99 17 (montags bis freitags von 8.30 bis 12.30 Uhr)
E-Mail: buero@hirnliga.de
Internet: http://www.hirnliga.de

IdeM
Informationszentrum für dementiell und psychisch erkrankte sowie geistig behinderte MigrantInnen und ihre Angehörigen
Frau Derya Wrobel
Rubensstr. 84
12157 Berlin
Tel.: 030 856 296 57
Fax: 030 856 296 58
E-Mail: derya.wrobel@vdk.de
Internet: http://www.idem-berlin.de
Allgemeine Sprechzeiten: dienstags 9.00–12.00 Uhr
donnerstags 13.00–15.00 Uhr
Muttersprachliche Sprechzeiten: Jeweils in der ersten Woche des Monats
Türkisch: montags von 9.00–12.00 Uhr
Arabisch: montags von 15.00–18.00 Uhr
Polnisch: dienstags von 15.00–18.00 Uhr
Serbisch-Kroatisch: mittwochs von 15.00–18.00 Uhr

Kompetenznetz Demenzen e. V.
c/o Zentralinstitut für Seelische Gesundheit
J5
68159 Mannheim
Sprecher: Prof. Dr. med. Wolfgang Maier
Klinik für Psychiatrie u. Psychotherapie
Universität Bonn
Sigmund-Freud-Str. 25
53105 Bonn
Beratung und Hilfe s. Deutsche Alzheimer Gesellschaft
Internet: http://www.kompetenznetz-demenzen.de

Kuratorium Deutsche Altershilfe (KDA)
Wilhelmine-Lübke-Stiftung e. V.
An der Pauluskirche 3
50677 Köln
Tel.: 0221 931 847 0
E-Mail: Kontaktformular oder info@ kda.de
Internet: http://www.kda.de

Selbsthilfewegweiser für Bremen und Nordniedersachsen
Angehörigengruppe für Alzheimererkrankte
Faulenstr. 31
28195 Bremen
Tel.: 0421 498 86 34 und 0421 70 45 81
Fax: 0421 70 74 72
E-Mail: info@netzwerk-selbsthilfe.com
Internet: http://www.netzwerk-selbsthilfe.com

Österreich

Alzheimer-Selbsthilfe.at
Obere Augartenstr. 26–28
1020 Wien
Tel./Fax: 01 332 51 66
E-Mail: alzheimeraustria@aon.at
Internet: http://www.alzheimer-selbsthilfe.at

Schweiz

Alzheimer – Schweizerische Alzheimervereinigung
Rue des Pêcheurs 8 E
1400 Yverdon-les-Bains
Tel.: 024 426 20 00
Alzheimer-Telefon: 024 426 06 06, bedient von Montag bis Freitag, jeweils von 8–12 und von 14–17 Uhr.
E-Mail: info@alz.ch
Internet: http://www.alz.ch

Alzheimer Forum Schweiz
Postfach 7832
3001 Bern
E-Mail: info@alzheimerforum.ch
Internet: http://www.alzheimerforum.ch

Schrittweise ...
Palliative Pflege und Betreuung zu Hause
Postfach 8511
8001 Zürich
Tel./Fax: 044 450 21 26
E-Mail: kontakt@schrittweise.ch
Internet: www.schrittweise.ch

Offene Kirche – in der Heiliggeistkirche
Postfach 1040
3000 Bern 23
Jeweils Dienstag, 16.30–18.30 Uhr: Persönliche Kurzberatung durch die Alzheimervereinigung Bern. Keine Voranmeldung nötig
Tel.: 031 370 71 14
Fax: 031 370 71 91
E-Mail: info@offene-kirche.ch
Internet: www.offene-kirche.ch

Sachwortverzeichnis

A

ABC-Analyse 51, 98
Aggression 30, 42
Aktivitäten, tiergestützte 92
Amisulprid 62, 68
Angst 29
Antidementiva 62, 66
Antidepressiva 62, 65 f.
Antikonvulsiva 62, 66
Antipsychotika s. Neuroleptika
Apathie 29
Aromatherapie 81, 90
Assessment 132, 138
Assessmentinstrumente 47–57
Azetylcholinesterasen 68

B

Banerjee-Programm 174
Bedürfnisse, unbefriedigte 113
Beeinträchtigungen, kognitive/
    neurologische 36
Beeinträchtigungen, körperliche 37
Behandlung, medikamentöse 59–71
Behandlung, nichtpharmakologische
    73–101
    – Fazit 101
    – Stellung 75
    – Übersicht 74
Behandlungsansätze, psychosoziale
    79–83, 83–101
    – Fazit 101
Behandlungsleitfaden 31–34
behavioural and psychological
    symptoms of dementia/BPSD 19
behaviours that challenge s. Verhalten,
    herausforderndes
Benzodiazepine 62, 64 f., 68
Betreuungsmodell, biopsychosoziales 14,
    147, 179
Bewegungstherapie 80, 87

C

Carbamazepin 62
Challenge-Demcare 177
Challenging Behaviour Scale/CBS 47
Chlorpromazin 62
Cholinesterase-Hemmer 62, 66
Citalopram 62, 65
Cohen-Mansfield Agitation Inventory/
    CMAI 47
Cohen-Mansfield-Bedürfnismodell 113
conceptualisation of dementia/CoD 107

D

Dementia Care Mapping/DCM 48 f., 94,
    177, 221
Demenz 17–21
Demografie 179
Depression 29
Diazepam 62
Dienstleistungsangebot s. NCBT
Donezepil 62

E

Einführung 17–21
Eisbergvergleich 27
Enthemmung, sexuelle 30, 41
Entkleiden, unpassendes 43
Erhebungsraster 52
Erhebungsskalen 48

F

Faktoren, biologische 36
Faktoren, psychische 38
Faktoren, soziale 38
Fallstudien 147–169
    – Betsy 165
    – Fazit 169
    – Gordon 149
    – Isabel 161
    – John 154
    – NCBT-Interventionen 169
Formen, aggressive/nicht aggressive 25,
    28
    Formen, aktive/passive 28
Forschung 182–188

G
Gabapentin 62
Galantamin 62
Gesundheit, psychische 38

H
Haloperidol 62
Handlungen, repetitive 30
Hintergrundinformationen 36–39
Hochzeitstortenmodell 77

I J
Interaktionsförderung 77
Interventionen, bedürfnisorientierte 99
Interventionen, formulierungsgelenkte 94
Interventionen, auf Gesundheitsfachpersonen fokussierte 97, 179
Interventionen, personenzentrierte 97

James-Konzeptualisierung 115

K
Kitwood-Fünf-Elemente-Modell 107
Klassifikationen 26–31
Kommunikationsstrategien 76–77
Kuniks-Modell 112
Kunsttherapie 91

L
Lavendelöl 90
LCAPS-Richtlinien 101 ff., 127
Lorazepam 62
Lügen 185

M
Medikamente, psychotrope 59–71
  – Allgemeines 60
  –, auslösende/verstärkende 37
  – Diskussion 67
  – Fazit 71
  – Verschreibungspraxis 68
Memantin 62, 67
Messinstrumente 47–57
Mirtazapin 62
Modelle, theoretische 106–124
  – Erklärung von Demenz 106
  – Erklärung emotionaler Dynamiken 116
  – Erklärung von Verhalten, herausforderndem 110
  – Fazit 124
  – Konzeptualisierung von Demenz 107
Multiaktivitätsprogramme 93
Musiktherapie 81, 91

N
NCBT-Dienstleistungsentwicklung 173–188
  – Beschreibung 178
  – Fazit 188
  – Forschung 182
  – Reform 174
  – Tätigkeitenraster 181
NCBT-Klassifikation 28–31
NCBT-Team-Arbeitsweise 125–145
  – Ansatz-Protokoll 126
  – Assessment, funktionales 138
  – Assessment/Prozess-/Sturkturmerkmale 132
  – Behandlungsplanung 141
  – Fazit 145
  – Formulierungen 135
  – Formulierung zur Vereinheitlichung 137
  – Hintergrundfaktoren 138
  – Informationsaustausch u. Übereinkunft 136
Neuroleptika 59, 62 f.
Neuropsychiatric Inventory/NPI 47
Newcastle Challenging Behaviour Team s. NCBT
Newcastle-Modell 117
Nitrazapam 62

O
Olanzapin 62

P
PEARL 177
Persönlichkeit, prämorbide 38
Pflegepraktiken, verbesserte 76
Pflegepraxis, beeinflussende 38

Polypharmazie 37, 60
Präventionsstrategien 85–93
–, herkömmliche 85
–, komplementäre 90
Promazin 62
Psychotherapie 82, 95
Puppentherapie 92, 184 f.

Q
Quetiapin 62, 68

R
Realitätsorientierung 80, 85
Reminiszenztherapie 80, 86
Risperidon 59, 62, 68
Rivastigmin 62

S
Schreien 40
Sedativa 62, 64 f.
Sertralin 62
Skalen 48
Snoezelen 80, 90
Sonas apc 93
SPECAL 93 f.
Spielzeug 92
Stimulationstherapie, kognitive 80 f., 85, 90
Stokes-Modell 110
Strategien z. Umgang m. Verhaltenssymptomen 82
Studien 182–188

T
Tanztherapie, psychomotorische 89
Täuschungen 185
Teamarbeitsweise s. NCBT
Temazepam 62
Therapie, psychomotorische 80, 87
Toilettenstudie 182 ff.

Trazodon 62, 68
TREA-Klassifikation 26, 114
Triaden, kognitive 116

U
Überzeugungen 46
Umgebungsanpassung/-gestaltung 79, 81
Umgebungsfaktoren 38
Umhergehen, zielgerichtetes/zielloses 44
Unzufriedenheit 30
Ursachen 35–47
Ursachen, biopsychosoziale 39–45

V
Validationstherapie 80, 87
Valproinsäure 62
Veränderungen, metabolische 37
Verhalten, herausforderndes 19
 – Definition 23
 – Fazit 34
 – Umgang mit 31
 – Wesen 24
Verhalten, neugieriges 29
Verhaltensbeobachtungsbogen 51
Verhaltensgründe 35–47
Verhaltenstherapie 95, 98
VIPS 177
Vokalisierung, repetitive 30
Vorlicer-Hurley-Modell 113

W
Wahrnehmungsdefizite 37
Weglaufen 45
Werkzeugkisten-Ansätze 93
WHELD 177
Wohlbefinden 84
Wut 29

Z
Zitronenöl 90